脳科学で解く心の病

うつ病・認知症・依存症から
芸術と創造性まで

THE DISORDERED MIND
WHAT UNUSUAL BRAINS TELL US ABOUT OURSELVES

エリック・R・カンデル 著
大岩（須田）ゆり 訳
須田年生 医学監修

築地書館

常に変わらぬ誠実な仲間でありもっとも力強い批評者、
そしてずっと私のひらめきの源泉であるデニスに捧げる

THE DISORDERED MIND
by Eric R. Kandel

Japanese translation published by arrangement with ER Kandel Inc.
c/o The Wylie Agency (UK) Ltd
through The English Agency (Japan) Ltd.

Japanese translation by Yuri Oiwa-Suda
Medical Supervision by Toshio Suda
Published in Japan by Tsukiji Shokan Publishing Co., Ltd., Tokyo

心は氷山のようなものだ。海上に浮かんでいるのは全体の七分の一にすぎない。

——ジークムント・フロイト

まえがき

私は生涯、脳の働きと、人類が行動する際の動機について理解しようと努めてきた。ヒトラーがウィーンを占領した直後に国外へ逃避したという少年時代の体験から、人類の実存に関連する大きな謎の一つに心を奪われるようになった。地球上でもっとも発展し、洗練された文化をもつ社会が、どのようにして突然、悪に向かって突き進むことができたのだろうか？　倫理的なジレンマに直面した人は、どのように選択をするのだろうか？　分裂した自己は、専門知識を備えた人々との相互作用によって癒やされるのだろうか？　私はこういった難問に取り組み、解答を得たいと願って、精神科医の道を選んだ。

しかし、心の問題がいかに難解であるかを認識するにつれ、科学的な研究でもっと明確な答えが得られる問題に目を向けるようになった。非常に単純な動物の、ごく少数の神経細胞（ニューロン）に焦点をあてて研究し、やがて学習や記憶の基本的なプロセスのいくつかを発見した。私自身、研究を大いに楽しんできたし、他の人からも十分に評価してもらった。ただし、宇宙でもっとも複雑な存在である人類の心の探求において、私の発見はほんの小さな進展をもたらしたにすぎないことは認識している。

心についての探求は、人類の誕生以来、哲学者や詩人、医師たちを魅了してきた。デルフォイのアポロン神殿の入り口には、「己を知れ」という言葉が刻まれている。ソクラテスやプラトンが最初に心の本質を考察して以来、あらゆる時代の思想家たちは、人類を人類たらしめている思考や気持ち、行動、記憶、創造力を理解しようと真剣に取り組んできた。近代までは、心の探求は哲学の領域に限定されていた。それを如実に表したのは、一七世紀のフランスの哲学者ルネ・デカルトの、「我思う、故に我あり」という言葉だ。近世哲学の道しるべとなったデカルトの宣言の意味するところは、人類の心は身体とは別にあり、身体とは無関係に機能する、という点にある。[1]

一七世紀以降の重要な進展の一つは、現実はデカルトの宣言の逆であった、と認識されるようになったことだ。「我あり、故に我思う」のが実際なのだ。この認識の転換は二〇世紀後半に起こった。哲学者ジョン・サールやパトリシア・チャーチランドらが主導した哲学の学派が、心の科学である認知心理学と融合し、[2]さらには両者が脳の科学である脳神経科学と融合したことでもたらされた。その結果、心に関する新たな生物学的な研究方法が誕生した。それまでとは異なる、心についての新たな科学的研究が前提とするのは、ヒトの心の動きは脳の一連のプロセスから生じるという原則である。脳は驚くほど複雑なコンピューターだ。我々が外部世界をどのように知覚するのかを左右し、内的な経験を生成し、行動を制御する。

ヒトの身体的形態の進化に関する知的探求は、チャールズ・ダーウィンの一八五九年の洞察から始まった。新しい心の生物学は、ヒトの進化についての探求の最終段階に位置づけられる。ダーウィンは『種の起源』で、ヒトは全能の神によって創造された他の動物とは異なるユニークな存在ではなく、より単純な動物の祖先から進化した生物である、という見解を披露した。そして、ヒトの行動が本能に基づく行動と学習に基づく行動の組み合わせであるという点も、より単純な動物の祖先と共通していると指摘した。ダーウィンは、一八七二年の『人及び動物の表情について』[3]でこの考えをさらに精巧に練り上げ、より革新的で深淵な考えを提示した。人類の精神的な活動のプロセスも、身体の形態的な特徴と同じように、動物の祖先から進化したという。つまり、ヒトの心は霊的な存在ではなく、物理的な用語で説明することができるというのである。

私を含め、脳科学者はすぐに気がついた。身体的な危害や、群れの中での社会的な地位の低下といった状態に対して生じる恐怖や不安など、ある意味でヒトと似た感情（情動）をより単純な動物がみせるなら、動物でヒトの感情の性質を研究できるはずであると。その後、ダーウィンが予測したように、原始的な形態の意識も含め、ヒトの認知機能ですら動物の祖先から進化したことがモデル動物による研究で明らかになった。

精神的な活動のプロセスにおいて、ヒトがより単純な動物と共通する特徴をもっているために、ヒトの心の働きの根本について動物を使って研究できるのは幸運なことだ。なぜなら、ヒトの脳は驚くほど複雑だからだ。中でも自己についての認識はもっとも複雑で、またもっとも神秘的である。

自己認識は、自分は何者なのか、なぜ存在するのか、という疑問を抱かせる。人類の起源について語っているさまざまな創造神話は、宇宙のあり方や、その中で人類がどのように存在するのかをきちんと説明したい、という人類の欲求から生まれたものだ。自らの存在にまつわる疑問への答えを探し求める行為そのものが、我々を人類たらしめている重要な要素である。ニューロンの複雑な相互作用がどのように意識や自己認識を生じさせているのだろうか。これは、脳科学における最大の未解決の謎だ。

どのようにして脳内の物質から人類の本質的な性質が生じるのだろうか。脳内には八六〇億のニューロンがある。自己を意識し、驚くほど迅速かつ正確にコンピューターのような偉業を成し遂げられるのは、ニューロン同士が正確につながっており、コミュニケーションをとっているからだ。私の研究チームは、単純な海洋生物の一種、無脊椎動物のアメフラシを使った研究で、「シナプス」と呼ばれるニューロンとニューロンのつながりが、体験によって変化することを明らかにした。シナプスが変わることによってヒトは学習したり、周囲の環境の変化に適応したりすることができる。しかし、ニューロン間のつながりはけがや病気によっても変化する。さらに、成長の過程で、つながりが正常に発達しない、あるいは、つながりがまったく形成されないこともある。そういった事態に陥ると、脳の働きは混乱をきたす。

脳機能の混乱、つまり脳の障害についての研究は、精神が通常はどのように機能しているのかを解明するための新たな洞察を次々ともたらしている。とくに最近は、かつてないほどその傾向が著しい。複数のニューロンがシナプスを介して複雑につながり合った神経回路の研究が脳の障害を理解するのに役立つのと同じように、自閉スペクトラム症や統合失調症、うつ病、アルツハイマー病などに関する研究は、社会的な交流や思考、気持ち、行動、記憶、創造性といった活動に関与する神経回路を解明するのに有用な知見を与えてくれる。コンピューターの部品が壊れたときにその部品のになう本来の機能が明らかになるように、脳の神経回路も、衰弱したり正しく回路が形成されなかったりするときに、その機能が劇的に明白になる。

脳内の精神的活動を生みだすプロセスの混乱は、自閉スペクトラム症やうつ病、双極性障害（躁うつ病）、統合失調症、アルツハイマー病、パーキンソン病、そして心的外傷後ストレス障害（ＰＴＳＤ）といった、人類を苦しめる精神疾患の原因となる。本書は、そういった脳の混乱がどのように生じるのかを探求する。脳の障害が生じるプロセスを理解することは、脳の健全な機能についての理解を深めるために欠かせない。新しい治療法を見つけるためにも不可欠である。その点も、取り上げる。

また、正常な範囲内での脳の機能の違い、たとえば発達の途上で生物学的な性別（セックス）や社会的な性別（ジェンダー）が決まっていく際に脳内ではどのような差異が生じているのかを調べることが、脳の機能をより深く解明するためにいかに重要であるかについても示す。

そして最後に、心や精神的活動についての生物学的研究は、創造性や意識に関する謎も解き明かし始めていることを描く。とくに、驚くべき創造性を発揮する統合失調症や双極性障害の人について触れ、彼らの創造性は、誰もがもつ脳と心、行動の関係に由来することを明らかにする。意識や、意識の障害についての最近の研究は、意識が脳の単一で不変の機能ではないと示唆している。異なる環境では異なる意識状態が生じる。それだけでなく、過去の科学者が発見し、ジークムント・フロイトが強調したように、意識下の知覚や思考、行動は、無意識の精神的プロセスによって形成されている。

大局的にみれば、心についての生物学的研究は、脳に関する理解を深め、脳の障害に対する新しい治療法の開発への期待をもたらすだけにとどまらない。心に関する生物学の進展は、新たなヒューマニズム創生の可能性をひらく。自然界に焦点をあてる科学と、人類の経験にどのような意味があるのかという点に焦点をあてる人文科学の融合である。脳機能の差異についての生物学的洞察に基づく、新しい科学的なヒューマニズムは、自己や第三者に対する見方を根源的に変化させるだろう。我々は自己意識により、すでに自分が独特の存在であると感じているが、今後は、生物学的にも個性を確認できるようになる。そして人間性について新たな洞察が生まれ、他の人とも共通している人間性と、一人ひとりが独自にもつ人間性の両方をより深く理解し、それぞれの真価を認めることができるようになるだろう。

目次

第3章　感情と自己の統一感──うつ病と双極性障害　77

第4章　思考、決断、実行する能力──統合失調症　113

第5章　自己の貯蔵庫である記憶──認知症　142

第11章　**今も残る脳の大いなる謎——意識**　297

第1章　脳障害からわかる人類の本質

自己に関する謎は、時代を超えて哲学者たちを魅了してきた。人類の本質についての謎は、一人ひとりが周囲の世界をどのように経験しているのかを反映している。あらゆる科学にとっての最大の挑戦は、こういった謎が、脳内の物理的な物質からどのように生じるのかを解明することである。何百億ものニューロンによって送り出されるシグナルは、どのように意識や愛、言語、そして芸術を生みだすのだろうか？　とてつもなく複雑につながったニューロンの網の目は、どのように自己の感覚をもたらすのだろうか？　自己は、成熟するにつれ発達する一方で、多くの人生経験を経ても驚くほど一定している。そんな自己のアイデンティティはどのように生じるのだろうか？

謎を解決する方法の一つは、質問を変えて問い直してみることである。「外傷や疾患によって脳が正常に機能しないとき、自己の感覚はどうなるのか？」。けがや病気によって自己が断片化されたり、自己を喪失してしまったりした状態については、医師が記述し、詩人が嘆きの詩を詠《うた》ってきた。もう少し新しい時代には、脳神経科学者が、脳が傷ついたときに自己が崩壊していく過程を研究している。よく知られているのは、一九世紀の鉄道労働者、フィネアス・ゲージだ。脳の前部に鉄棒が突き刺さった後、彼の人格は大きく変わった。けがの前からゲージを知っていた人々は「ゲージはもはやゲージではない」と言った。

外傷などで傷ついた異常な状態から正常な状態について探るという方法は、個人についても一般人口についても、「正常な行動」が存在することを暗黙の前提としている。歴史的にみて、異なる社会においては、「正常」と「異常」を区別する境界線の引かれる位置が異なる。精神的に異なる人々は、ときには「天才」や「聖人」とみなされることもあるが、それよりは「逸脱者」や「憑依者《ひょうい》」として扱われ、恐ろしい残虐行為や差別の対象となってきたことの方が多かった。現代の精神医学は、精神障害を記述し、分類しようと試みている。その中では、かつては障害とされていたものが正常に分類され直すなど、ヒトのさまざまな行動は、正常と障害を分ける境界線をまたぎ、移動してきた。いかに境界線が曖昧で変わりやすいのかがよくわかる。

正常とみなされるものから異常とみなされるものまで、すべての行動の多様性は、脳の個人差によって生じている。自身の個性を感じるあらゆる活動や気持ち、思考は、脳から生まれている。桃を味わったり、難しい決断をしたり、憂うつになったり、絵画を鑑賞して喜びに満ちた感情が湧き上がったりするのも、すべて脳の生物学的な仕組みが働いているからだ。脳があなたをあなたという存在にしているのである。

あなたはおそらく自分の経験している世界は、現実そのものだと確信をもっているだろう。見て、香りをかいで、味わっている桃は、あなたの知覚した通りに存在していると信じているだろう。客観的な現実に基づいた知覚や行動をするために、あなたは五感に頼って正確な情報を得ようとする。しかし、それは部分的にしか真実を表していない。五感は行動をとるのに必要な情報を提供するが、客観的な現実を脳に提示するわけではない。むしろ、脳が現実を構築するのに必要な情報を提供している。

さまざまな感覚はそれぞれ、脳の異なるシステムから生じている。各システムは、外部世界の特定の状況を検出し、解釈するように精巧に調整されている。五感からもたらされる情報は、かすかな音やわずかな触感、微小な動きもとらえるように設計された細胞によって収集される。その情報は、特定の感覚に専門化した脳の領域へ、専用の経路を通って運ばれる。脳はその感覚を分析し、関連する感情や過去の経験の記憶も取り込んで、外部世界像を構築する。この自己生成された現実は、一部は無意識であり、一部は意識上にのぼり、思考や行動を左右する。

脳内に表象される外部世界像は通常、多くの人で似たり寄ったりである。なぜならヒトの脳は、同じ働き方をするように進化してきたからだ。同じ精神的プロセスは同じ神経回路を基盤としている。たとえば言語の場合、言語表現をつかさどる神経回路は脳の特定の領域にあり、言語の理解をになう神経回路は別の領域に位置する。脳の発達の過程でこれらの神経回路が正常に形成されなかったり、損傷したりすると、言語に関する精神的プロセスが混乱し、他の人とは異なる世界を経験するようになる。そして、他の人とは異なる行動をとるようになる。

てんかんの大発作を目撃した、あるは深い抑うつの苦しみを目のあたりにしたという経験のある人ならわかるように、脳機能の障害は恐ろしく、そして悲劇的である。重い精神疾患の影響は、個人や家族にとって計り知れない。世界中に精神疾患で苦しむ人が多数いる。しかし、典型的な神経回路に起こる障害の一部は、恩恵をもたらし、個性を強調することがある。実際、驚くほど大勢の人が、一般的には障害とみなされる状態に苦しんでいるにもかかわらず、その状態を消し去るという選択をしない。自己の感覚は非常に強力で、しかもヒトにとって不可欠のものであるため、苦しみを引き起こす部分についてさえも手放すことをためらうのだ。このため、脳機能障害の治療は、自己という意識を損なわせてしまうことがしばしばある。治療薬は、意志や用心深さ、そして思考過程を鈍らせることがある。

脳の障害は、通常の脳について理解する手がかりを提供してくれる。患者の観察や脳神経科学の研究、遺伝学的研究によって科学者や臨床医が脳の障害について学べば学ぶほど、脳の神経回路が力強く機能しているときの心の働きについて理解が深まり、神経回路の一部が機能しなくなった場合の効果的な治療法を開発できる可能性が高まる。通常とは異なる心の状態について知れば知るほど、個人としても社会としても、異なる考え方をする人々を理解して共感することができるようになり、非難したり拒絶したりすることが少なくなるだろう。

脳神経科学と精神医学のパイオニア

一八〇〇年ごろまで、剖検で明らかにわかる脳の損傷が原因となった脳機能障害だけが医学的な障害だと考えられていた。これらは神経学的障害と呼ばれた。思考や気持ち、気分の障害や薬物依存症などは、外見的には脳の損傷と関連があるようにみえない。そのため、人格の欠陥とみなされた。こういった「弱い心をもった」人の治療は、「強く鍛える」ことが目標にされていた。精神科病院に隔離し、鎖で壁につなぎ、自由をはく奪し、ときには拷問も加えた。当然のことながらこの方法には医学的な効果がなく、心理的には破壊的だった。

フランスの医師フィリップ・ピネルは一七九〇年ごろ、「精神医学」と呼ばれる分野を正式に創設した。ピネルは、精神的な障害は道徳の乱れが原因ではなく、医学的な疾患であり、精神医学を医学の一分野とみなすべきだと主張した。パリの大きな精神科病院、サルペトリエール病院の患者たちを鎖から解き放ち、現代の精神療法の先駆けとなる、人道的で、心理学に基づいた治療を導入した。

ピネルは、遺伝的な素因をもち、過度な社会的ストレスや心理的ストレスにさらされている人々が精神的な障害に襲われる、と主張した。この見解は、現在の精神疾患についての認識に非常に近い。

ピネルの見解は、患者の治療を人道化するという意味では精神医学分野に倫理的に大きな影響を与えたものの、その後、二〇世紀初頭になるまで、精神障害についての理解は深まらなかった。大きな進展があったのは、二〇世紀初頭、ドイツの偉大な精神科医エミール・クレペリンにより、現代の科学的な精神医学が創設されてからである。クレペリンの影響はいくら強調しても強調しすぎるということはない。本書でも、脳神経科学と精神医学の歴史を織りなして記述する中で、折に触れてクレペリンの業績を紹介する。

クレペリンはフロイトと同時代の人物である。ただし、フロイトが精神疾患は脳と関連はあるものの、もっぱら体験からもたらされる、とくに幼少期のトラウマとなるような体験が原因だと信じていたのに対し、クレペリンは異なる見解をもっていた。クレペリンは、すべての精神疾患には生物学的な原因があり、遺伝学的な背景があると考えた。そして、精神疾患は他の領域の疾患と同じように、初期症状や経時的な臨床経過、長期的な予後を観察することで、一つひとつ識別できると論じた。その信念に基づき、今日も使われている現代的な精神疾患の分類システムを確立した。

クレペリンが精神疾患を生物学的に考察するようになったのには、二人の医師、ピエール・ポール・ブローカとカール・ウェルニッケの影響が大きい。ブローカとウェルニッケは、脳の障害について研究することで、健全な状態について多くの洞察を得ることができる、と最初に示した。特定の神経学的な障害は脳の特定の領域に原因があることを発見した。この発見により、通常の行動に伴う精神的な機能

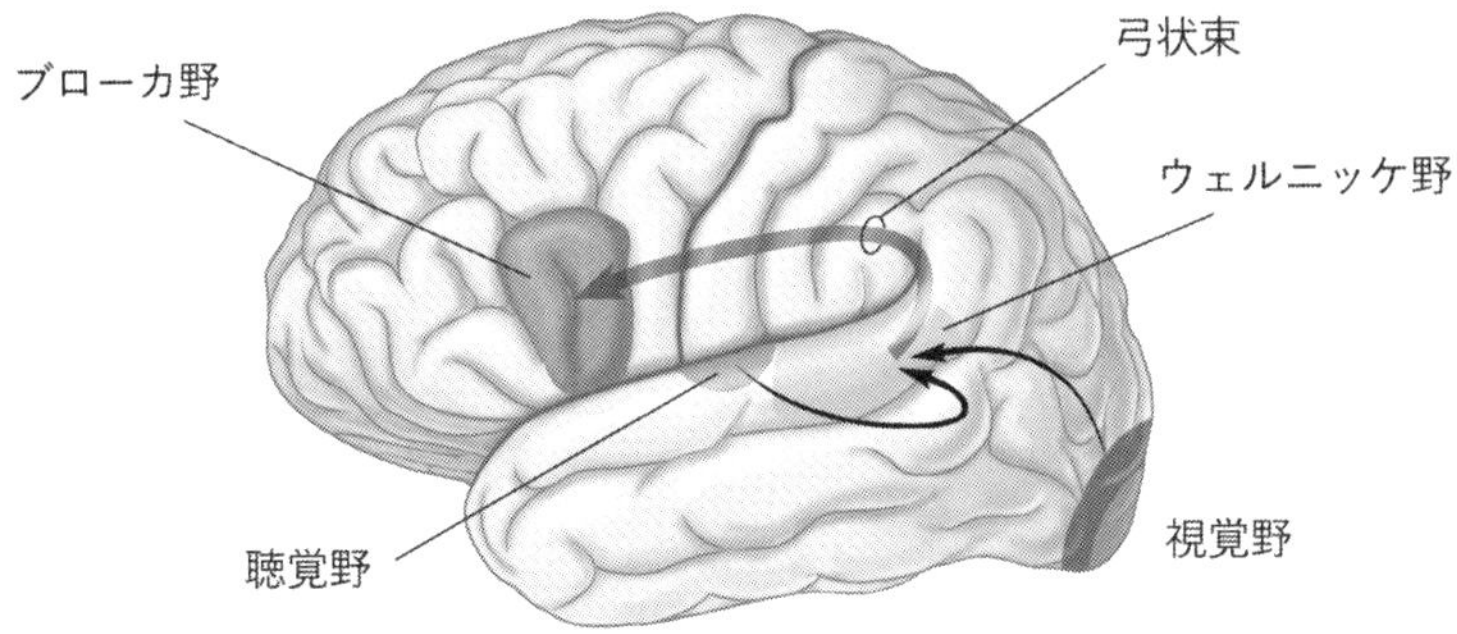

図1-1　言葉を理解する領域（ウェルニッケ野）と表現する領域（ブローカ野）の解剖学的な経路。2つの領域は、弓状束でつながっている。

も、脳の一カ所あるいは複数の特定の領域で起きるものとして局在化できることがわかった。彼らはこうして現代の脳科学の基礎を築いた。

一八六〇年代初頭、ブローカは、梅毒に苦しんでいる患者の一人、ルボーニュという男性が、特異的な言語障害をもっていることに気がついた。言葉は完全に理解できるのに、自分の意思を伝えることができなかった。手紙に書かれた指示に従うことができたことからも、他の人が言うことを理解できるのは明らかだったが、話そうとすると、わけのわからないことをぶつぶつ言うことしかできなかった。声帯は麻痺しておらず、メロディを口ずさむことも楽にできた。しかし、言葉で自分の意思を表現することはできなかった。書くこともできなかった。

ルボーニュが死亡した後、ブローカは脳を調べ、彼の苦悩の原因の手がかりを探した。脳の左半球の前方部分に、病気かけがによって損傷したようにみえる領域があった。ブローカはその後、同じような言葉の問題を抱える患者八人に出会い、全員、脳の左側の同じ領域に損傷があるのを発見した。この領域は現在、「ブローカ野」（図1－1）と呼ばれている。ブローカはこの発見から、話す能力は脳の左半球に由来すると結論づけ、「我々は左半球で話す」と表現した(1)。

ウェルニッケは一八七五年、ルボーニュの抱えていた障害の鏡像のような障害を観察した。流れるように自由に言葉を話せるが、言葉を理解できない患者に出会ったのだ。ウェルニッケが「AをBの上に置いてください」と指示しても、その男性は自分に何が求められているのかまったく理解できなかった。ウェルニッケは、言語を理解する能力の障害が、脳の左半球の後部にある損傷に由来することを見つけた。その領域は現在、「ウェルニッケ野」と呼ばれている(図1−1)。

ウェルニッケは、言語を話したり理解したりするような複雑な精神的機能は、脳の単一の領域の活動に由来するのではなく、むしろ複数の相互につながった領域によって機能していると見抜いた。複数の神経回路が脳内で回路網を形成している。ウェルニッケは、言語の理解と表現は脳内で別々に処理されるものの、「弓状束」と呼ばれる神経線維の束でできている経路によって、お互いに接続していることを明らかにした。文字を読んで得た情報は目から視覚野に伝わり、耳で聞いて得た情報は耳から聴覚野に送られる。これら二つの大脳皮質領域からの情報は、ウェルニッケ野でまとまり、言語を理解するための神経符号(神経コード)に変換される。その後ようやく情報はブローカ野に到達し、自己表現が可能になる(図1−1)。

ウェルニッケは、いつの日か誰かがウェルニッケ野とブローカ野が接続していないことが原因で生じる言語障害を見つけるだろうと予測し、それは現実となった。二つの領域をつなぐ弓状束に損傷がある人は、言葉を理解し、言葉で表現することもできるが、両方の機能がそれぞれ独自に働く。それは、やや大統領の記者会見に似ているかもしれない。情報が入り、情報が出ていくが、両者には論理的なつながりがない。

科学者は現在、言語以外の複雑な認知的技能も、脳の複数の領域が相互につながって機能することで可能になっていると考えている。

言語処理の神経回路はブローカとウェルニッケが考えた以上にもっと複雑であることがわかったが、それでも彼らの発見は、現代の神経言語学や神経障害に対する理解の基盤となった。彼らが強調した脳内の位置、局在の重要性は、神経疾患の診断と治療に重要な進展をもたらした。また、神経疾患によって引き起こされる典型的な脳内の損傷は容易に目で確認することができるため、疾患の特定が多くの精神疾患より簡単だ。精神疾患の場合、脳の損傷ははるかに微妙でわかりにくい。

脳内の機能の局在性についての探求は、カナダの著名な脳神経外科医ワイルダー・ペンフィールドにより、一九三〇年代から四〇年代にかけて大きく進展した。彼は、頭部外傷を受けた後に脳内にできた瘢痕《はんこん》組織によって引き起こされる、てんかんで苦しむ患者を手術で治療していた。多くの患者は発作の前に、前兆と言える、特殊な感覚を感じていた。ペンフィールドは手術の最中に、その前兆を誘発しようとした。成功すれば、患者の発作を軽減するために除去すべき脳の部位をより正確に、より狭い範囲に絞って知ることができるからだ。そうすれば、手術によって言語や運動などの機能を損なうリスクも減らすことができる。

脳内には痛みを感じる受容体がないため手術は局所麻酔で行われ、ペンフィールドの患者たちは手術中もずっと意識があった。脳のさまざまな領域を刺激された際に、何を感じるのか伝えることができた。数年間で四〇〇回近い手術を行い、その過程でペンフィールドは、脳内のどの部位が触覚や視覚、聴覚、身体の特定の部分の動きに関与しているのかをマッピングした。彼が作成した、感覚機能と運動機能の脳内地図は、今日でも使われている。

驚くべきことに、ペンフィールドが耳のすぐ上にある脳の「側頭葉」を刺激すると、患者は突然、「記憶のような何かが戻ってきます。音や歌、交響曲の一部が聞こえます」と言ったり、「母が昔、歌ってくれた子守歌が聞こえます」と言ったりした。ペンフィールドは当初、記憶という複雑で謎の多い精神的プロセスを、脳の物理的な特定の領域の機能として位置づけることが可能であろうかと疑問に思った。しかし最終的には、彼自身や他の研究者によって、それが可能であると明らかになった。

ニューロン――脳の構成要素

ブローカとウェルニッケの発見は、脳のどこに特定の精神的機能が局在しているのかを明らかにしたが、どのように機能しているのかについては説明しきれなかった。脳の生物学的な性質は何か、脳はどのように機能しているのか、といった基本的な問いに答えることはできなかった。

当時すでに、身体は個別の細胞で構成されていることはわかっていた。しかし、脳は他の部位とは異なって見えた。科学者が顕微鏡で脳組織を観察しても、始まりも終わりもない錯綜《さくそう》した状態にしか見えなかった。多くの科学者は、連続して相互につながった複数の組織が、一つの網のようになって神経系を構成しているのではないかと考えていた。彼らは、個別の神経細胞というものが存在するかどうか確信をもてなかった。

イタリアの医師カミッロ・ゴルジは一八七三年、脳についての理解を大きく革新する発見をした。脳組織に硝酸銀やクロム酸カリウムを注入すると、神経細胞のごく一部が染料を取り込み、周囲とは明ら

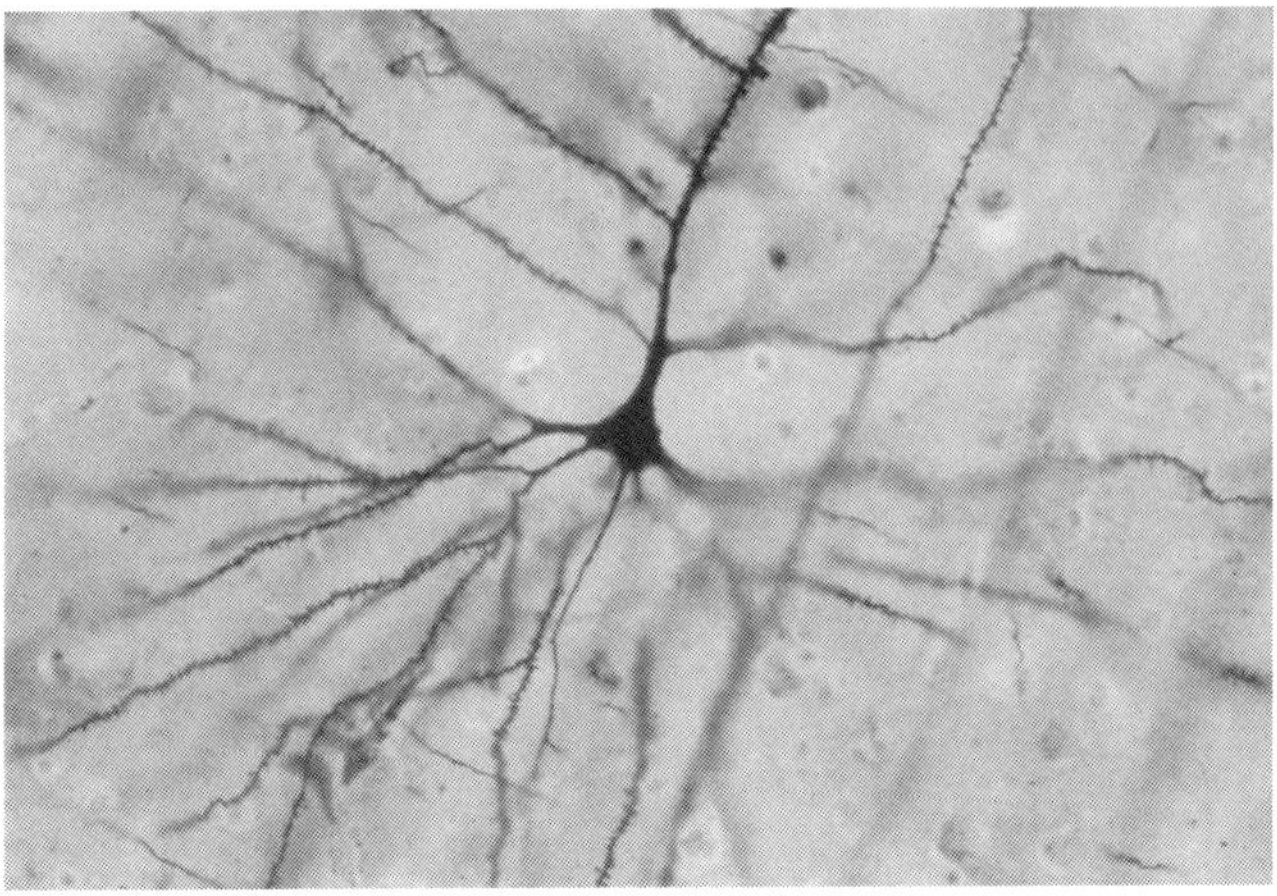

図1-2　ゴルジが開発した、硝酸銀やクロム酸カリウムを使った染色法で黒く染まったニューロン。

かに異なる黒い色に変わることを見つけたのである。なぜそうなるのかはいまだにわかっていない。不透明だった神経組織の塊から、個々のニューロンの繊細で優雅な構造が突如、鮮明に浮かび上がった（図1－2）。

ゴルジの発見を最初に利用した科学者は、若いスペイン人のサンティアゴ・ラモン・イ・カハールだった。一八〇〇年代後半、カハールは生まれたばかりの動物の脳組織を染めた。これは賢明な選択だった。発達初期の脳はニューロンが少なく、形状も単純なので、成熟した脳のニューロンよりも観察や調査が容易だからである。未熟な脳にゴルジの染色法を使うことで、カハールはニューロンを単離し、一つずつ研究することができた。さらに、個々のニューロンを同定しながら、それらを一度にまとめて研究することもできた。

カハールは、樹齢の長い巨木の生い茂って広がる林冠に似たニューロンや、こぢんまりと房状にまとまったニューロン、さらには脳内の見えない領域へ

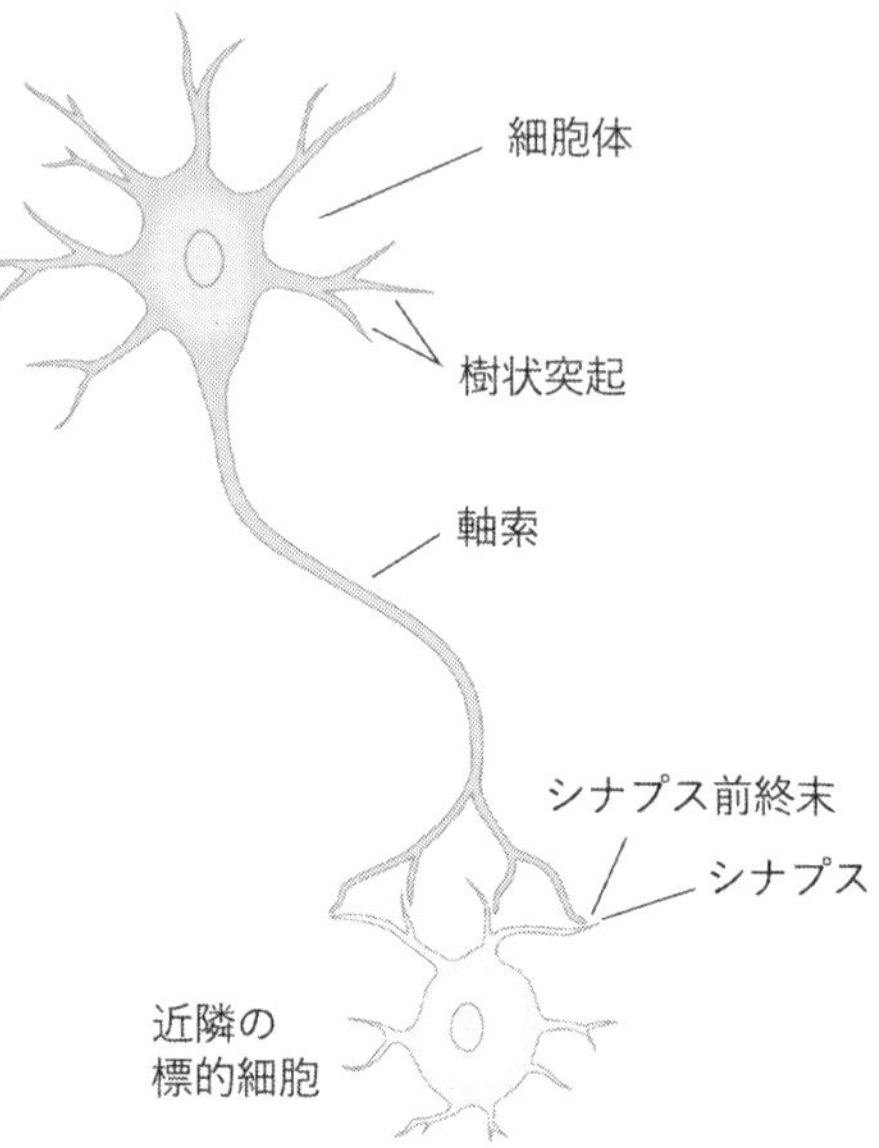

図1-3　ニューロンの構造

と枝を弧状に伸ばすニューロンなどを観察した。どれも、身体の脳以外の部位にある、単純で明確な形状の細胞とはまったく異なっていた。驚くべき多様性にもかかわらず、カハールは各ニューロンが四つの主要な解剖学的構成要素を共通してもっていると看破した（図1－3）。細胞体、樹状突起、軸索、およびシナプス前終末である。シナプス前終末は、「シナプス」と呼ばれる部分まで伸びている。

　ニューロンの主要な構成要素は細胞体である。遺伝子の保管庫である「核」と細胞質の大部分を含んでいる。細胞体から伸びる多数の細い突起は、木の細い枝のように見える樹状突起である。樹状突起は他の神経細胞から情報を受け取る。一方、細胞体から伸びる一本の太い突起は軸索だ。一メートル以上の長さになることもある。軸索は他の細胞に情報を伝達する。

　軸索の末端には、特殊な構造をしたシナプス前終末がある。これは、情報を伝える相手、標的細胞の樹状突起と一緒にシナプスを形成し、シナプス間隙《かんげき》と呼ばれる小さな隙間を介して情報を伝達する。標的細胞は、近隣のニューロンや脳の別の領域のニューロンのこともあれば、脳以外の身体、たとえば手足などにある筋肉細胞のこともある。

カハールは最終的に、神経細胞のさまざまな性質を四つの原則にまとめた。これは現在、「ニューロン・ドクトリン（ニューロン説）」と呼ばれている（図1－4）。

第一原則いわく、ニューロンは脳の基礎となる構成要素であり、脳内のシグナル（信号）伝達の基本単位である。第二原則いわく、複数のニューロンが情報を交換し、相互作用しあう部位は、シナプスにおいてのみである。この法則に沿ってニューロンは、細胞間で情報を伝達するための複雑なネットワーク、つまり神経回路を形成する。

第三原則いわく、ニューロンは特定のニューロンと特定の部位でのみ接続する。接続の特異性により、知覚や行動、思考といった複雑な機能を支える驚くべき精密な神経回路の性質がうまく説明できる。最初の三つの原則から導かれた第四原則いわく、情報は一方向にしか流れない。情報は樹状突起から細胞体、そして軸索へと流れ、軸索からシナプスへと伝達される。現在、この脳内の情報の流れは「動的極性の原則」と呼ばれている。

顕微鏡によるニューロンの観察から、脳内の神経系がどのように働いているのかを想像したカハールの科学的直感は、並はずれた偉業である。一九〇六年、彼とゴルジはノーベル生理学医学賞を受賞した。ゴルジは脳神経細胞の染色法の開発に対して、カハールはそれを用いてニューロンの構造と機能を明らかにした業績に対してである。驚くことに、カハールの洞察は一九〇〇年から現在にいたるまで、多くの科学者から支持され続けている。

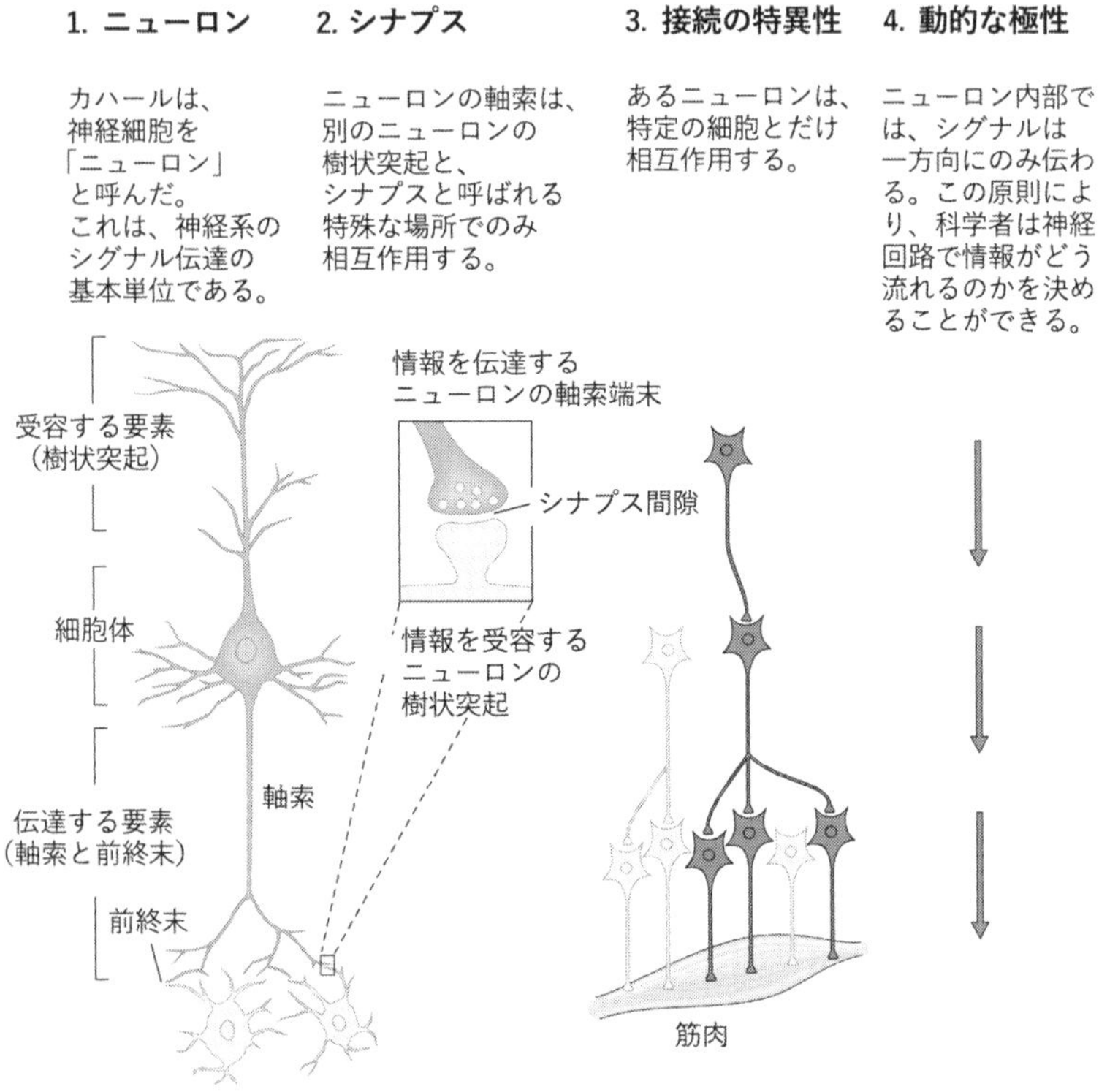
1. ニューロン
カハールは、神経細胞を「ニューロン」と呼んだ。これは、神経系のシグナル伝達の基本単位である。
2. シナプス
ニューロンの軸索は、別のニューロンの樹状突起と、シナプスと呼ばれる特殊な場所でのみ相互作用する。
3. 接続の特異性
あるニューロンは、特定の細胞とだけ相互作用する。
4. 動的な極性
ニューロン内部では、シグナルは一方向にのみ伝わる。この原則により、科学者は神経回路で情報がどう流れるのかを決めることができる。
受容する要素
（樹状突起）
細胞体
伝達する要素
（軸索と前終末）
軸索
前終末
情報を伝達する
ニューロンの軸索端末
シナプス間隙
情報を受容する
ニューロンの
樹状突起
筋肉

図 1-4　カハールのニューロン・ドクトリンの４原則

ニューロンの秘密の言語

ニューロンが情報を処理し、とるべき行動を指示するためには、他のニューロンや身体のさまざまな部位とコミュニケーションをとらなければならない。これは、脳が適切に機能するために絶対的に必要な条件である。ニューロン同士はどのように会話しているのだろうか？　それが明らかになり始めたのは、カハールたちのノーベル賞受賞から何年も後のことだった。

神経系に関する電気生理学研究のパイオニア、エドガー・エイドリアンは一九二八年、ウサギに麻酔をかけて手術をし、小さな神経がたくさん集まった束、つまり軸索の束の一つを首から体外に露出させた。二〜三本の軸索を残してすべて取り除き、残した軸索に電極を取りつけた。ウサギが呼吸するたびに電気活動の短い波動が生じた。電極にスピーカーを接続するやいなや、モールス信号に似た速い打電音が聞こえ始めた。この打電音は電気信号で、「活動電位」と呼ばれる神経伝達の基本単位である。エイドリアンはニューロンの言語を傍受したのだ。彼は一九三二年、ノーベル生理学医学賞を受賞した。

エイドリアンが聞いた活動電位は何から発生したのだろうか？　軸索も含めたニューロンの膜の内側は、外側に比べてわずかにマイナスの電荷を帯びている。この電荷は、細胞膜の内側と外側で、イオン、つまり電気を帯びた原子が不均等に分布することから生じる。イオンの不均等な分布により、ニューロンはいつでも放電できる電気を蓄えた状態になっている。まるで微小な電池のようである。

光子や音波、別のニューロンの活動など、外からニューロンに何らかの刺激がもたらされると、細胞膜の表面全体に存在する微小な門、「イオンチャネル」が開き、帯電したイオンが膜の両方向に急速に移動することができるようになる。イオンの自由な流れは、細胞膜の電気的極性を逆転させ、ニューロン内の電荷をマイナスからプラスへと切り替える。そしてニューロンは電気エネルギーを放出する。エネルギーの急速な放出により、ニューロンは活動電位を生成する。この電気信号は、ニューロンの細胞体から軸索の先端まで迅速に伝わる。科学者が「脳の特定の領域のニューロンが活動している」と言うとき、それはニューロンが活動電位を発火しているという意味だ。見る、触れる、聞く、考えるといったヒトのすべての行動は、ニューロンの一端からもう一端へと疾走する、この小さな活動電位から始まる。

エイドリアンは次に、ヒキガエルの視神経の一本の軸索の電気信号を記録した。その信号を増幅して電気信号の波形を二次元のグラフで表すことのできる、「オシロスコープ」を開発したのである。ごく初期段階のオシロスコープではあったが、これを使い、ある特定のニューロンの活動電位は、いつも一定の大きさと形状、活動持続時間を維持していることを発見した。常に同じ電圧の突起が記録されるのである。

また、刺激に対するニューロンの反応は、全反応か無反応のどちらかしかないこともわかった。ニューロンは最大の活動電位を発生させるか、まったく発火しないかのいずれかであった。いったん反応が始まると、活動電位は、信号を受け取った細胞の樹状突起から細胞体へ、さらには軸索を通ってシナプスまで確実に伝わる。キリンのような動物を考えると、この一連の反応はかなりの離れ業である。キリンは、脊髄から足の先の筋肉まで数メートルもある軸索をもっている。

活動電位が全か無かの反応であることから、二つの興味深い疑問が生じる。第一は、感覚刺激に反応するニューロンは、刺激の強度の違いをどのように伝えるのだろうか？　軽く触れたのか強打されたのか、薄暗い光かまぶしいほどに明るい光か、そういった違いをどのように区別するのだろうか。第二は、視覚や触感、味覚、聴覚、嗅覚といった異なる感覚からもたらされる情報を伝えるニューロンは、異なるシグナルを使っているのだろうか？

エイドリアンは、ニューロンは活動電位の強度や持続時間を変えるのではなく、頻度を変えることで刺激の強さを伝えていることを見出した。ニューロンは、弱い刺激のときにはわずかな活動電位しか発火させず、強い刺激のときはより頻繁に発火させる。また、活動電位の持続時間を調べることで、刺激が続いている時間を測定することもできた（図1－5）。

さらにエイドリアンは、目や皮膚、舌、耳のニューロンの活動電位を記録し、差異があるかどうかを調べた。どこのニューロンか、あるいはどのような種類の刺激による情報を伝えているのか、という違いにかかわらず、発せられる電気信号は類似していた。視覚や触覚、味覚、聴覚を区別しているのは、シグナルを伝達する神経経路とその目的地だった。感覚情報は、それぞれの種類に応じた神経経路を通り、各感覚に対応する脳内の領域に運ばれるのである。

神経回路内の一つのニューロンの活動電位は、どのように次のニューロンの活動電位を発火させるのだろうか。イギリスの若い科学者、ヘンリー・デールとウィリアム・フェルドバーグは、活動電位が信号を送る側の細胞（シナプス前細胞）の軸索の先端に達すると、驚くべきことが起こるのを発見した。シナプス前細胞は、シナプス間隙に化学物質を勢いよく放出するのである。この化学物質は現在、「神経伝達物質」として知られており、シナプス間隙を横切って、シグナルを伝える標的の細胞（シナプス後細胞）の樹状突起上の受容体に結合する。

各ニューロンは、標的細胞と数千のシナプスで接続しており、情報を送る。同時に、他のニューロンからも数千のシナプス接続を通じて情報を受け取る。シグナルを受信する側のニューロンは、多数のシ

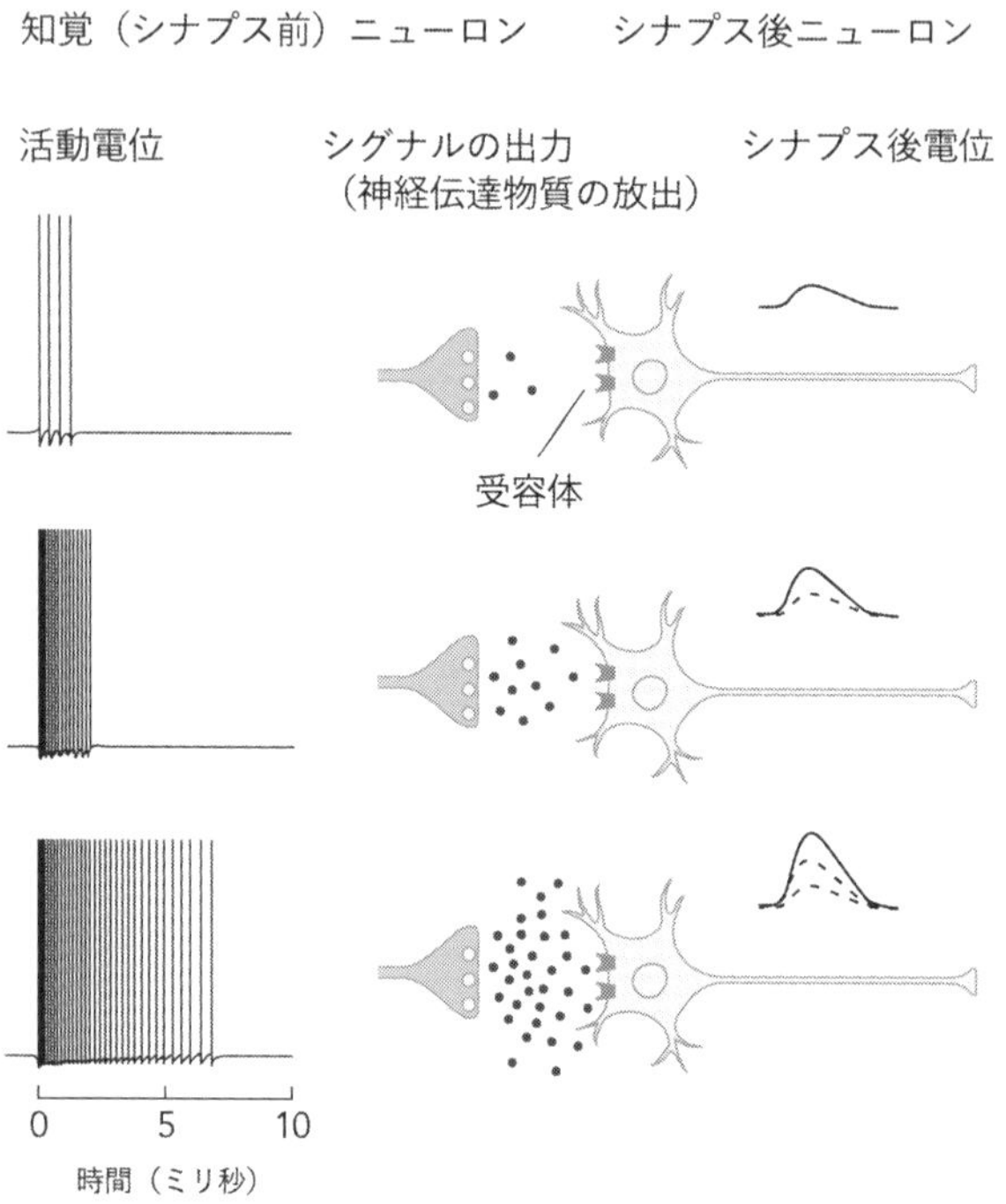

図 1-5　ニューロンの活動電位の頻度と持続時間が、そこから下流に向かって伝達される化学的シグナルの強さを決める。

ナプス接続を通して受け取ったすべてのシグナルを合算し、シグナルが十分に強ければ、新たな活動電位を発火する。それは、新たな全か無かの電気信号として、その受信細胞と接続するすべての標的細胞に伝達される。このプロセスが繰り返されることで、ニューロンは他のニューロンや筋肉細胞にほぼ瞬時に情報をリレーすることができる。

コンピューターの計算のようなこの神経細胞の情報伝達プロセスは、単独でみるとそれほど印象的ではないかもしれない。しかし、何百、何千ものニューロンが回路を形成し、脳のある部分から別の部分へとシグナルを伝達することで、知覚や運動、思考、感情が生じている。コンピューターの計算に似た脳のこの性質は、脳の障害を分析するための方向性と論理を提供してくれる。神経回路の誤作動を分析することで、神経の電気回路が知覚や記憶、意識を生みだす仕組みを解明する手がかりが得られ、脳の謎の探求につながる。脳の障害についての研究は、脳内で生じている一連のプロセスがどのように心をつくりだし、経験や行動を生みだしているのかを探る方法を提供してくれる。

精神医学と脳神経科学の隔たり

脳科学は一九世紀に大きな進展を遂げ、現代の脳神経科学の基礎を築いた。しかし、精神科医や依存症の研究者は脳の解剖学に焦点をあてなかった。なぜだろうか。

精神障害や依存症は長らく、神経学的障害とは根本的に異質であるとみなされてきた。病理学者が患者の脳を剖検して調べ、明らかな損傷が見つかる場合のみ、たとえば脳卒中や頭部外傷、梅毒などの脳の感染症といった症例でのみ、その障害は生物学的、あるいは神経学的だと分類されてきた。目で見て明らかな解剖学的損傷が見つからなかった場合、障害は機能的、または精神的と分類された。統合失調症やうつ病、双極性障害、および不安障害といったほとんどの精神障害では、脳内に明らかに死んだ細胞があったり空隙があったりといった目に見える損傷が生じていない、という事実に病理学者たちは突きあたった。明らかな損傷が見いだせないため、病理学者は、これらの障害は身体ではなく心の障害であるか、もしくは検出が難しいほど脳内の障害が微細であると考えた。

精神障害や依存症は脳に明らかな損傷がないため、行動の問題であり、個人のコントロール下にあると考えられていた。ピネルが遺憾に感じた、道徳的で非医学的な見解である。精神科医たちはこの見解により、精神障害や依存症を引き起こす「精神のレベル」は、社会的要因や機能的要因が作用するレベルであり、神経障害の原因となる生物学的要因が作用するレベルとは異なると結論づけた。当時の社会の標準であった異性に対する愛情や魅惑、行動から逸脱した行為も、精神障害などと同じようにみなされた。

多くの精神科医は脳と心は別の存在だと考えていた。このため、精神科医や依存症研究者は、患者の感情や行動の問題と、脳の神経回路の機能不全や変化との関連性を探ろうとはしなかった。したがって精神科医は数十年にわたり、神経細胞の電気回路の研究が、ヒトの行動や意識の複雑さを説明するのにどのように役立つのかを見いだすことができなかった。実際のところ、一九九〇年代後半まで、精神疾患を器質的かあるいは機能的かで分類するのが一般的であり、今でも一部の人はまだこの時代遅れの用語を使用している。この事実は、デカルトの心身二元論を捨て去るのがいかに難しいかを証明している。それは、我々が実体験で感じることのできる状態と近いからである。

脳障害に対する現代の研究手法

二〇世紀後半に登場した新しい心の生物学は、すべての精神的プロセスは脳の働きによって媒介されているという前提に立っている。ゴルフボールを打つ際の無意識に行うプロセスから、ピアノ協奏曲を作曲するような複雑で創造的なプロセス、さらには他の人とコミュニケーションをとるといった社会的プロセスまで、すべての精神的プロセスが脳の働きによるのである。その結果、精神科医は現在、心の働きは脳内で行われる一連の機能であり、すべての精神障害や依存症は脳の障害であると考えるようになった。

心の科学に関するこの現代的な見解は、三つの科学的な進展によってもたらされた。第一の進展は、統合失調症や双極性障害などの精神障害における、遺伝子の役割を立証し、これらの精神障害は、生物学的な性質に基づくと示したことだ。精神障害や依存症に関する遺伝学の出現によって実現した。この領域のパイオニアは、ドイツ生まれの精神科医であり、一九三六年にアメリカに移住して米コロンビア大学で研究したフランツ・カルマンである。

第二の進展は、脳内を画像化するイメージング技術だ。この技術により、さまざまな精神障害が脳内の特定のシステムと関連していることがわかり始めている。現在は、うつ病患者の脳内の複数の特定領域が異常に機能しているのを検知することができる。また、薬物が脳に及ぼす作用を観察することも可能になっている。薬物療法や精神療法によって、患者の脳内にどのような変化が生じるのかを調べることすらできるようになっている。

第三の進展は、疾患のモデル動物の開発である。科学者は動物の遺伝子を操作してモデル動物をつくり、観察する。モデル動物は精神疾患の研究に非常に重要である。遺伝子や環境、あるいは両者の相互作用が脳の発達や学習、行動をどのように混乱させるか、多くの洞察を与えてくれる。モデル動物、とくにマウスは、自然界にいる野生のマウスでも過去の体験から恐怖や不安を感じることがあるので、恐怖や不安に関する研究に有用である。ヒトでうつ病や統合失調症の発症に寄与するとされている遺伝子の変異を脳の遺伝子に挿入することで、マウスをうつ病や統合失調症の研究にも利用できる。

まず、精神障害の遺伝学を概観し、次に脳機能のイメージング、そして最後にモデル動物について取り上げる。

遺伝学

脳は驚異的な器官であるが、同時に身体の一つの臓器でもある。したがって、すべての生物組織と同じように、遺伝子によって構築され、統制されている。遺伝子はＤＮＡの特異な部分で、二つの顕著な特性がある。まず細胞に、生物個体を新たにつくるのに必要な指示を与える。そして、その指示は、世代を超えて継承されていく。身体のほぼすべての細胞に同じ遺伝子セットが備わっており、それは子孫にも受け継がれる。

ヒトは約二万一〇〇〇の遺伝子をもっている。各遺伝子には、それぞれ特定のたんぱく質をつくるための指示、つまり特定のたんぱく質の遺伝暗号が備わっている。体内のすべての細胞の構造や機能だけでなく、それ以外のさまざまな生物学的な特徴はすべて、たんぱく質によって決まる。遺伝子のおよそ半分が脳で発現している。遺伝子が「発現する」というのは、いわば遺伝子のスイッチが入った状態で、たんぱく質の合成を指示している状態であることを意味する。

遺伝子は通常、確実に複製されるが、されないと、突然変異が生じる。遺伝子の変異は、生物にとって有益なこともある。一方、その遺伝子が指示してつくられるたんぱく質が過剰にできたり、まったくつくられなくなったり、うまく機能しなくなったりする場合もある。その結果、細胞の構造と機能が損なわれ、疾患につながることがある。

ヒトは一種類の遺伝子を一対もっている。一つは母親由来、もう一つは父親由来である。ペアの遺伝子は二三組の染色体の上に正確な順序で配置されている。その結果、科学者は特定の染色体上の位置、すなわち遺伝子座によって、遺伝子を特定することができる。

同じ遺伝子の母親由来のものと父親由来のものは、それぞれ「対立遺伝子」と呼ばれる。ある遺伝子の二つの対立遺伝子は通常、わずかに異なる。遺伝子は、遺伝暗号を構成するＤＮＡの四種類の分子、核酸塩基の特定の配列からなる。母親から受け継いだ遺伝子の核酸塩基配列は、父親から受け継いだ遺伝子の核酸塩基配列とまったく同じわけではない。しかも、親から自分に遺伝子が引き継がれる際に偶然、違いが生じることがあり、親から受け継いだ核酸塩基配列は、親の配列の正確なコピーでもない。

こういった違いが、外見や行動の違いにつながる。

さまざまな多様性が個性を感じさせてくれているにもかかわらず、全遺伝子の構成、つまり「ゲノム」を見ると、九九％以上は全人類、共通している。違いは、親から受け継いだ一つ、あるいは複数の遺伝子における、偶然の変異に起因する（ただし、まれな例外もある。それについては第2章で触れる）。

体内のほぼすべての細胞に、すべての細胞に対する指示となる全遺伝子が備わっているのに、ある細胞は腎臓の細胞になり、別の細胞は心臓の一部になるのはどうしてだろうか？　また、どのようにして

表1　自閉スペクトラム症などの精神障害の発症率
発症した人の一卵性双生児のきょうだいや、それ以外のきょうだいが同じ疾患を発症する確率と、一般人口における発症率。

精神障害名	一卵性双生児	それ以外のきょうだい	一般人口
自閉スペクトラム症	90%	20%	1〜3%
双極性障害	70%	5〜10%	1%
うつ病	40%	<8%	6〜8%
統合失調症	50%	10%	1%

ある細胞は脳で記憶をになう海馬のニューロンになり、別の細胞は運動の制御に関与する脊髄の運動ニューロンになるのだろうか？　細胞に特定のアイデンティティを与える仕組みは、まず、細胞がまだ「前駆細胞」と呼ばれる状態のときに始まる。前駆細胞内で、特定の遺伝子群が活性化され、特定の細胞へと変化していく。どの特定の遺伝子群が活性化されるかは、細胞内の分子同士の相互作用や、隣接した細胞との相互作用、あるいは外部の環境にも影響を受ける。遺伝子の数は有限だが、異なる遺伝子を異なる時期にオンにしたりオフにしたりすることで、ほぼ無限の複雑さを生みだすことができる。

脳の障害を完全に理解するために、科学者は関係する遺伝子を特定し、遺伝子の変化がどのように環境と相互作用し、障害が引き起こされるのかを解明しようとしている。何が悪影響をもたらしたのかが根本的にわかれば、障害の予防や症状の改善方法を考えることができるようになる。

一九四〇年代にカルマンが行った調査に始まり、さまざまな家族の遺伝学的研究が行われ、精神障害における遺伝的な影響の大きさが明らかになった（表1）。遺伝的「影響」と表現するのは、精神障害における遺伝は複雑だからだ。統合失調症や双極性障害を引き起こす単一の遺伝子は存在しない。カルマンが見つけたのは、統合失調症のある人は統合失調症のない人よりも、親やきょうだいに統合失調症の人がいる可能性がかなり高い、ということである。遺伝の影響についてもっと説得力のあるカルマンの発見は、統合失調症や双極性障害がある一卵性双生児の一人は、二卵性双生児の場合よりも、もう一人も同じ障害をもつ可能性がはるかに高いということだった。一卵性双生児はすべての遺伝子を共有し、二卵性双生児は遺伝子の半分だけを共有する。双生児が共有している環境要因よりも、明らかに遺伝子の方が、これらの精神障害の発症に大きく寄与していることがわかった。

双子の研究から、自閉スペクトラム症でも遺伝的要因が大きく寄与していることがわかっている。一卵性双生児の一方が自閉スペクトラム症の場合、もう一方も九〇%の確率で自閉スペクトラム症を発症する。同じ家族内の一卵性双生児以外のきょうだい同士、たとえば二卵性双生児の場合は、発症する可能性はかなり低くなる。一般人口における発症率はさらに低い（表1）。

家族歴を調べることで、さまざまな医学的障害における遺伝子の役割について多くのことがわかった。これまでの知見に基づいて、遺伝性疾患を単純型と複雑型の二つのグループに分けることができる（図1－6Aおよび1－6B）。

単純型遺伝性疾患であるハンチントン病は、一つの遺伝子の一つの変異によって引き起こされる。その変異をもつ人はいずれ発症する。一卵性双生児の一人がハンチントン病であれば、やがてもう一人も発症する。一方、複雑型遺伝性疾患である双極性障害やうつ病が発症するかどうかは、複数の遺伝子同士の相互作用や、環境との相互作用に左右される。双極性障害が複雑型であることは、一卵性双生児の片方が発症しても、もう片方は発症しない場合もあることからわかる。これは、環境要因が重要な役割を果たしていることを意味する。遺伝子と環境の両方が関与している場合、まずは大規模な研究をして、

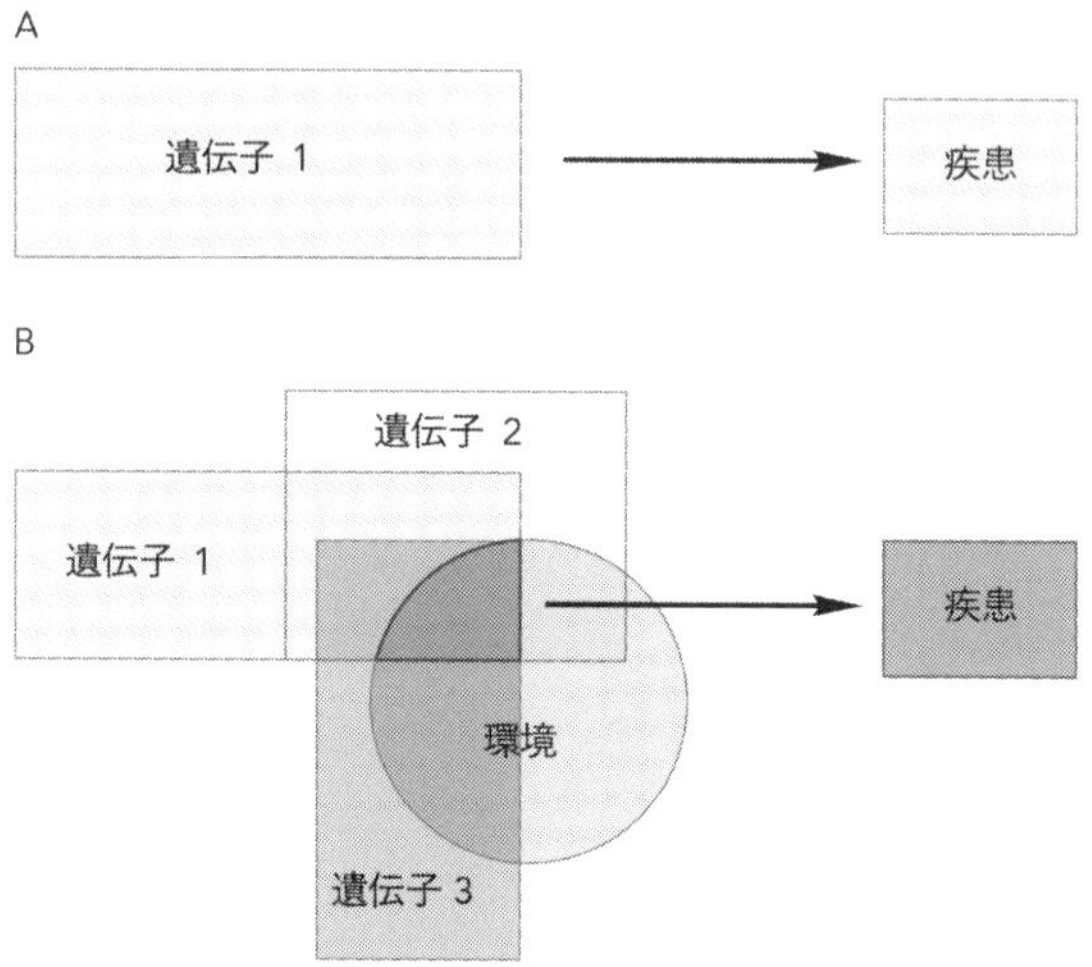

図1-6　単純型遺伝性疾患は、1つの遺伝子の変異によって起こる（A）。一方、複雑型遺伝性疾患は、複数の遺伝子と環境要因が関係する（B）。

たとえばうつ病や躁病と相関関係がありそうな候補遺伝子を特定し、それから環境の影響について解明を試みる方が容易だと考えられる。

脳イメージング

一九七〇年代まで、生きているヒトの脳を調べる手段は限られていた。たとえばX線は、頭蓋骨の骨の構造は映しだすが、脳そのものは何も見えない。血管造影法では脳内の血流しか見えず、「気脳撮影」では、脳脊髄液で満たされた空洞、脳室しかわからない。脳科学者は長年、こういったあまり洗練されていない放射線を利用したイメージングと解剖によって、うつ病や統合失調症の患者を調べてきたが、脳内で損傷を見つけることはできなかった。しかし一九七〇年代になり、脳についての理解を劇的に変える二種類の画像化技術が登場した。「構造イメージング」と「機能イメージング」である。

構造イメージングは、脳の解剖学的な構造を観察する。コンピューター断層撮影（CT）は、異なる角度から撮影された一連のX線画像を組み合わせて断面図を作成する。CTスキャンは、脳の異なる部位の密度の違いを可視化するのに使われる。たとえば、脳の白質を構成する軸索の束や、大脳皮質や灰白質を構成するニューロンの細胞体や樹状突起の密度などである。

磁気共鳴断層撮影（MRI）は、CTとはかなり異なる技術を使う。さまざまな身体の組織の磁場に対する反応の違いを利用する。CTよりも細部のわかる画像が撮影できる。たとえば、MRIにより、統合失調症の患者は脳の側脳室が大きくなっている一方、大脳皮質は薄くなっており、海馬は小さくなっていることが明らかになった。

機能イメージングは構造イメージングよりもさらに一歩進み、時間という次元も勘案できる。機能イメージングにより科学者は、芸術作品を観たり、聴いたり、考えたり、思い出したりといったさまざまな認知的な活動を行っている人の脳内での動きを観察することができるようになった。機能的磁気共鳴断層撮影（fMRI、機能的MRI）は、脳内の部位ごとの赤血球の酸素濃度の変化を検出する。脳のある領域が活性化すると、そこでは酸素がより多く消費される。酸素の需要に応えるために、その部位への血流が増加し、その部位における赤血球の酸素濃度も高くなる。科学者は機能的MRIを用いて、さまざまな精神的活動を行っている最中に活性化する脳の部位を表す、脳の地図を作成することができるようになった。

機能イメージングは、シーモア・ケティと同僚たちの研究から進化した。一九四五年、生きているヒトの脳の血流を測定できる、最初の効果的な方法を開発した。ケティたちは、いまやこの領域の古典となった一連の研究で、覚醒している人と眠っている人の脳の血流を測定することに成功し、機能イメージングを用いた後続の研究の基礎を築いた。脳イメージングのパイオニアであるマーカス・ライクルは、これまでに得られたヒトの脳内の血液循環と代謝に関する知見において、ケティの貢献はきわめて重要であると述べている。

ケティは次に、正常な脳と障害のある脳の機能を比較した。そして、脳の状態が驚くほど変わっても脳全体の血流は変化しないことを発見した。深く眠っていても完全に覚醒していても、暗算をしている最中でも、統合失調症の結果として精神的に混乱した状態でも、脳内の血液循環に変化はみられなかった。このことから彼は、脳全体の血流を測定するだけでは、脳の特定の領域で起こっている重要な変化をとらえられないのかもしれないと疑うようになった。そして、脳の局所的な血流を測定する方法を探り始めた。

ケティは一九五五年、ルイス・ソコロフやルイス・ローランド、ウォルター・フレイガング、ウィリアム・ランドーとともに、猫の脳の異なる二八領域の局所的な血流を視覚化する方法を考案した[2]。彼らは、視覚的な刺激は、視覚的な情報の処理に特化した大脳皮質の特定の領域である「視覚野」を含む、視覚系を構成する部位でのみ血流を増加させるという驚くべき発見をした。これは、血流の変化は脳の活動と直接的に関係しており、おそらく脳の代謝とも関連があるだろうことを示した、最初の科学的な根拠である。ソコロフは一九七七年、脳内の領域ごとに代謝の活動を測定する技術を開発し、その技術を使って特定の機能を脳のどの部位がになっているのかを明らかにした。そうすることで、他の研究者が、脳内に局在化している異なる機能について調べる道をひらいた[3]。

ソコロフの発見は、陽電子放射断層撮影（ＰＥＴ）や単一光子放射断層撮影（ＳＰＥＣＴ）というイメージング法の基盤を築いた。これらの技術により、思考している最中のヒトの脳の機能を視覚化することが可能になった。PETは、脳が機能している最中に脳内で生じている化学反応に関する研究を大きく進展させた。PETは異なる種類のニューロンが使う特定の神経伝達物質に目印をつけて観察することができるため、神経伝達物質が作用する標的細胞の表面にある受容体も識別できるからだ。

構造イメージングと機能イメージングの技術は、科学者が脳を観察する新しい方法を提供する。今や、脳のどの領域、あるいは領域内のどの神経回路が適切に機能していないかを観察することも可能である。イメージングから得られる情報はきわめて重要である。なぜなら現在、精神障害は神経回路の障害であると考えられているからだ。

モデル動物

疾患のモデル動物は二つの方法でつくることができる。一つは、その疾患の発症と関係があると思われるヒトの遺伝子に相当する動物の遺伝子を特定し、改変を加えて、どのような影響が生じるかを観察する方法である。もう一つは、ヒトの遺伝子を動物のゲノムに挿入し、動物に対してヒトの場合と同じような作用をもたらすかどうかを調べる方法だ。

線虫やハエ、マウスなどのモデル動物は、脳障害を理解する上で不可欠である。たとえばモデル動物は、複数の精神障害の主要な原因であるストレスの背景にある、恐怖感に関係する神経回路について多くの洞察をもたらしてくれる。自閉スペクトラム症の発症に寄与するとされているヒトの遺伝子を挿入したモデル動物を使えば、その遺伝子が発現している最中に、さまざまな状況下で動物の社会的な行動がどのように変化するのかを観察できる。

マウスは、脳障害のモデル動物としてきわめて優れている。科学者はモデルマウスにより、遺伝子のまれな構造変異が自閉スペクトラム症や統合失調症における異常な脳の活動にどのようにつながるか、重要な洞察を得ることができた。さらに、遺伝子改変マウスは統合失調症における認知機能の障害を研究する上でも非常に有用である。モデルマウスは、環境のリスク要因をモデル化するためにも使うことができる。妊娠中のメスのマウスにストレスを与えたり、感染症にかからせるなどして免疫システムを活性化させたりした後に、生まれてきたマウスの脳の発達と機能にどのような影響が生じているのかを調べることで、胎仔《たいし》に対する胎内のリスク要因を特定することもできる。モデル動物を使って制御された条件下で行う実験により、遺伝子と脳、環境、そして行動の間の関連性を明らかにすることができる。

精神障害と神経障害の隔たりを埋める

神経障害の生物学的な原因を理解することで、健全な脳の機能、つまり脳がどのようにして心を生みだすかについての洞察が大きく深まった。たとえばブローカとウェルニッケの失語症の研究から言語について、アルツハイマー病から記憶について、前頭側頭型認知症から創造性について、パーキンソン病から運動について、そして脊髄損傷から思考と行動の関連について、多くの知見が得られた。

異なる症状を引き起こすいくつかの疾患が、同じような原因で起こることもわかり始めている。共通した分子メカニズムがあるのだ。後の章でみるように、主に記憶に影響を及ぼすアルツハイマー病や、主に運動に影響するパーキンソン病、運動と気分、認知に影響をもたらすハンチントン病はすべて、たんぱく質が折りたたまれる際の欠陥が関与して起こると考えられている。これら三つの障害は、異常な折りたたみが異なるたんぱく質や脳の異なる領域に影響を及ぼすために、異なる症状がでる。他の疾患においても共通の分子メカニズムが見つかるに違いない。

すべての精神疾患は、いくつかのニューロンとそれらが属する神経回路で構成される、脳の神経回路網の一部の活動が過剰になったり、不活発になったり、あるいはニューロン間のコミュニケーションがうまくできない状態になったりして発症すると考えられる。こういった機能不全の生じる原因が、観察できないような微小な脳の損傷なのか、シナプス接続の重大な変化なのか、あるいは脳の発達の過程でニューロン同士が誤って接続してしまったからなのかはわからない。しかし、すべての精神障害が、ニューロンとシナプスの機能の変化によって引き起こされることはわかっている。精神療法に効果があるのは、脳の機能に作用し、脳内に物理的な変化をもたらすからであることもわかっている。

現在ではこのように、精神障害は神経障害と同じように脳の異常が原因で生じる、と明らかになっている。

精神障害と神経障害の違いは何か？　現時点でわかっているもっとも顕著な違いは、患者が経験する症状である。神経障害では、通常とは異なる行動をとったり、行動がぎこちなくなったりすることが多い。たとえば頭や腕に異常な動きが生じたり、身体の動きをうまく制御できなくなったりする傾向がある。一方、主な精神障害は、日常的な行動が過剰になるのが特徴である。我々はみな気落ちすることがあるが、うつ病ではその気持ちが激しく増強される。物事がうまくいくと我々はみな幸福感を感じるが、双極性障害の躁状態ではその気分が過剰になる。通常の恐怖感や快楽の追求が、重度の不安状態や依存症に転化することがある。統合失調症の幻覚や妄想についても、我々は夢の中で似たような体験をすることがある。

神経障害も精神障害も、機能の低下が関与している場合がある。パーキンソン病では運動を制御する能力の損失がみられ、アルツハイマー病では記憶が損なわれ、自閉スペクトラム症では社会的な刺激に対応する能力が損なわれ、統合失調症では認知機能の低下がみられる。

精神障害と神経障害の二つ目の明らかな違いは、脳の物理的損傷をどれだけ容易に見ることができるかという点にある。神経障害による損傷は、しばしば剖検や構造イメージングではっきりと可視化できる。精神障害による損傷は見つけにくいことが多いが、画像技術の解像度を上げることで、脳内の変化を検知することが可能になり始めている。たとえば前述した通り、統合失調症の患者の脳では三つの構造変化が特定されている。脳室の拡大と大脳皮質の薄さ、海馬の縮小だ。機能イメージング技術の進展のおかげで、今ではうつ病やその他の精神障害に特徴的な脳の活動の変化も観察することができる。より見つけにくいニューロンの損傷を検知できる技術が開発されれば、精神障害のあるすべての人々の脳で何らかの損傷を見つけることができるようになるだろう。

三番目の明確な違いは、脳内の位置情報だ。神経学は伝統的に解剖学に重点を置いてきたため、精神障害に比べて、障害に関与する神経回路網についてはるかに多くの知見がある。また、精神障害の根底にある神経回路網は、神経障害よりも複雑である。統合失調症で不調をきたす思考や計画、動機づけといった精神的プロセスや、うつ病などで不調をきたす気分や感情といった精神的プロセスに関与している脳の領域はどこか？　つい最近、研究が始まったばかりである。

少なくとも一部の精神障害は、脳の恒久的な構造変化とは関係がないようにみえる。したがって、明らかな脳の物理的損傷に起因する障害よりも回復しやすいと考えられる。たとえば、うつ病の治療に成功した患者では、脳の特定の領域が活性化されていた状態が収まったという報告もある。また、多発性硬化症の患者の一部に対して現在すでに行われているように、より新しい治療法が登場すれば、神経障害によって引き起こされた脳の物理的な損傷も、やがて回復させることができるようになるかもしれない。

脳と心の研究が進むにつれ、神経疾患と精神疾患の間には実際はそれほど大きな違いのないことが次々と明らかになってきている。研究が進めば、さらに多くの類似点が見つかるだろう。神経障害と精神障害が一つに収斂《しゅうれん》していくことで、新しい科学的ヒューマニズムの創生がもたらされる。そして、ヒトの脳の機能や個人的な経験、行動が、いかに遺伝子と環境の相互作用に基づいているのかを解明する機会を与えてくれる。

第2章　人類のもつ強力な社会性——自閉スペクトラム症

我々は生来、強力な社会性を備えもった存在である。人類が進化の過程で自然界に適応してこられた主要な成功要因は、社会的なネットワークを形成する能力にある。他のどの種類の動物よりも、人類はお互いに依存しあって生活し、生存している。その結果、ヒトは孤立した状態では正常に発達できない。子どもは生まれつき、大人になって遭遇する世界を解釈するのに必要な能力は備わっているが、成長するにつれて必要になってくる、言語などの重要な技能を習得するには、第三者から学ぶしかない。幼児期に感覚的な刺激や社会的な刺激を受けることができないと、脳の構造が損なわれる恐れがある。同じように、年をとってからも脳の健康を維持するには、社会的な交流とそれによってお互いに刺激しあう、社会的相互作用が必要である。

自閉スペクトラム症の研究を通して、社会性と関連する脳の機能、つまり他者との交流に特化した脳の領域や脳内プロセスについて、どのような性質があり、それがどれほど重要であるか、多くのことがわかった。自閉スペクトラム症は、脳の社会性に関与する部分の発達が標準的ではないために生じる、複雑な障害である。子どもの発達過程における比較的早期の重要な段階、三歳になる前に症状が現れる。自閉スペクトラム症の子どもは、社会的な技能やコミュニケーション技能を自発的に発達させることができないため、内なる世界に引きこもり、第三者と社会的に交流しようとしない。

自閉スペクトラム症には、軽症から重症までの幅広い範囲の症状が含まれる。共通しているのは他者とつながりをもつのが困難であるという特徴である。自閉スペクトラム症の人は、他の人との社会的相互作用やコミュニケーションをとる能力が損なわれている。それは言葉を介した場合でも、非言語的な手段の場合でも同じである。また、関心をもつ対象が限定的だ。第三者との社会的相互作用が難しいことから、本人の社会的な行動に深刻な影響がもたらされる。

本章では、他者の精神状態や感情の状態をよみとる能力を含めた、社会性と関連した脳の機能、つまり「社会脳」について、自閉スペクトラム症が何を教えてくれたのかを紹介する。また、自閉スペクトラム症を理解する上でいかに認知心理学が寄与したかについても触れる。さらに、自閉スペクトラム症の研究から得られた、社会脳に関与する神経回路網についての洞察も解説する。自閉スペクトラム症の原因はまだ解明されていないが、遺伝子が主導的な役割を果たしていると考えられている。新たな遺伝子関連研究の進展により、複数の遺伝子に起きた突然変異が、発達過程における重要な生物学的プロセスを妨げ、結果として自閉スペクトラム症が引き起こされることが明らかになっている。本章の最後では、モデル動物の社会行動から何がわかったかについても触れる。

自閉スペクトラム症と社会脳

ペンシルベニア大学のデイヴィッド・プレマックとガイ・ウッドルフは一九七八年、チンパンジーの研究に基づいて、ヒトは「心の理論」をもっていると提唱した。心の理論とは、他の人の精神状態を推

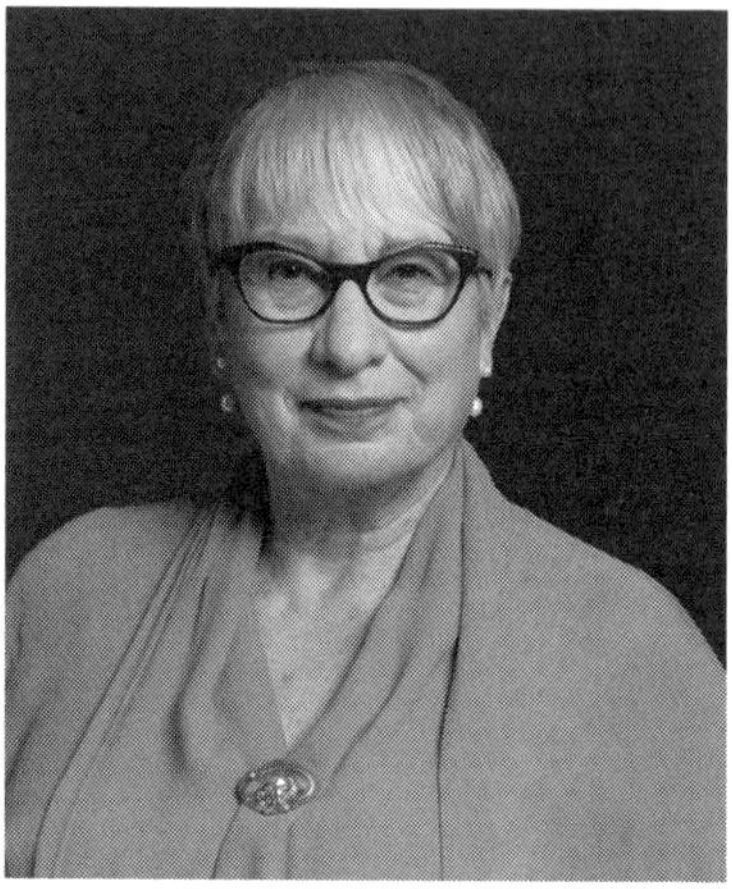

図2-1　ウタ・フリス

測することができる能力のことである。[1] ヒトは、誰もがそれぞれ自分の心をもち、自分の信念や抱負、欲望、意思をもっている、ということを理解する能力がある。先天的に備わったこの理解力は、感情の共有とは異なる。幼い子どもでも、親が笑えば笑うし、親がしかめっ面《つら》をすればしかめっ面をする。しかし、他の人が自分とは異なる考えをもっている可能性があることに気づけるようになるには、より複雑な技能が必要で、通常の発達過程では三歳か四歳ごろにならないとそれはできない。

他の人の精神状態を推しはかる能力は、社会的な学習や、他の人との交流をする上できわめて重要だ。それによって、他の人の行動を予測することができる。たとえば、会話をしている最中には、相手の会話がどこに向かっているのかを感じとることができるし、話し相手もあなたがどの方向に話をもっていこうとしているのかを悟ることができる。相手が冗談を言っている場合、発言を文字通りには解釈しない。相手が真剣に話している場合とは異なり、相手は言っていることとは異なる行動をとるだろうとわかる。ユニバーシティ・カレッジ・ロンドンのウタ・フリスとサイモン・バロン＝コーエン、アラン・レスリーは一九八五年、心の理論の概念を適用して自閉スペクトラム症の人を分析した。[2] フリス（図２－１）は次のように説明する。

心はどのように機能しているのか？「心が脳によってつくられる」というのはどういう意味な

のか？　――実験心理学の学生だったころから、私はこれらの疑問に熱烈な関心をもっていました。答えを探るのに最適な学問は病理学だと思いました。

私は臨床心理学者になる訓練を受けるために、ロンドンの精神医学研究所に入りました。そこで初めて自閉スペクトラム症の子どもに出会い、魅了されました。他の子どもに比べて奇妙な行動をとるのはなぜなのか、私たちが当たり前だと思っている日々のコミュニケーションと無縁なのは何が原因なのかを知りたいと思いました。今でもまだ知りたいと思っています！　自閉スペクトラム症という謎の根底にあるものを解明するには、一人の研究者の一生涯の研究だけでは不十分です……。

中には優れた言語能力をもっている人もいるのに、なぜ自閉スペクトラム症の人は会話に参加するのが困難なのか、私は知りたいと思いました。ちょうどそのころ、動物行動学や哲学、発達心理学といった異分野の研究の成果を統合して、心の理論という概念が創出されつつありました。私や当時の同僚、アラン・レスリー、サイモン・バロン＝コーエンは、心の理論は、自閉スペクトラム症の研究と非常に関連が深く、社会的な技能が損なわれている理由を解明するカギになるのではないかと感じました。そして実際、そうなりました。

私たちは一九八〇年代に系統的な行動実験を始めました。自閉スペクトラム症の人は、自発的には心の理論にあてはまるような精神的活動をしないことがわかりました。つまり自発的には、第三者の行動を理解するために、その人の心理的な動機や精神的な状態に思いをいたらせようとはしないのです。脳イメージング技術が利用可能になってすぐ、自閉スペクトラム症の成人の脳内を観察し、心の理論が働く際の脳内のシステムを明らかにしました。この研究は今も続いています[3]。

自閉スペクトラム症に関する研究は、社会的な行動や社会的な相互作用、共感をもたらす生物学的な基盤について多くの知見をもたらしてきた。生物学的な動きが社会的な相互作用になることがある。他の人に向かって歩くときや、手を差し出して挨拶をするときなどだ。二〇〇八年、当時はカーネギーメロン大学に所属していて後にイェール大学に移ったケビン・ペルフリーは、自閉スペクトラム症の子どもたちが、生物学的な身体の動きを識別するのに苦労していることを発見した[4]。

自閉スペクトラム症の子どもと、そうではなく、神経学的な発達が標準的（定型発達、ニューロティピカル）な子どもたちを対象に、生物学的な動きと非生物学的な動きを見せ、その間の脳の二領域の活動を調べた。一つの領域は、MTまたはV5として知られる視覚に関係した小さな領域で、あらゆる動きに敏感に反応する。もう一つの領域は「上側頭溝」と呼ばれ、定型発達の成人においては、生物学的な動きにより強く反応する。ペルフリーが子どもたちに生物学的な動きとして見せたのは、人間やヒト型ロボットが歩く様子だ。非生物学的な動きとして見せたのは、ばらばらに分解した機械や、お祖父《じい》さんの時計の動きである。どちらのグループの子どもたちも、あらゆる動きに敏感なMT／V5領域は、両方の種類の動きにほぼ同じように反応した。しかし、自閉スペクトラム症ではない子どもたちの上側頭溝が、生物学的な動きに対してより強く反応したのに対し、自閉スペクトラム症の子どもたちの上側頭溝は、生物学的な動きにも非生物学的な動きにも同じように反応した（図２－２）。

たとえば、ある人が水の入ったグラスに手を伸ばしているのを見て、この人は喉が渇いているのだろうと推測できる能力によって、心の理論に不可欠な、他の人の意図を認識することができる。言い換えれば、生物学的な動きを識別し、それが起きている文脈を推測し、両者を統合してその動きの意味する

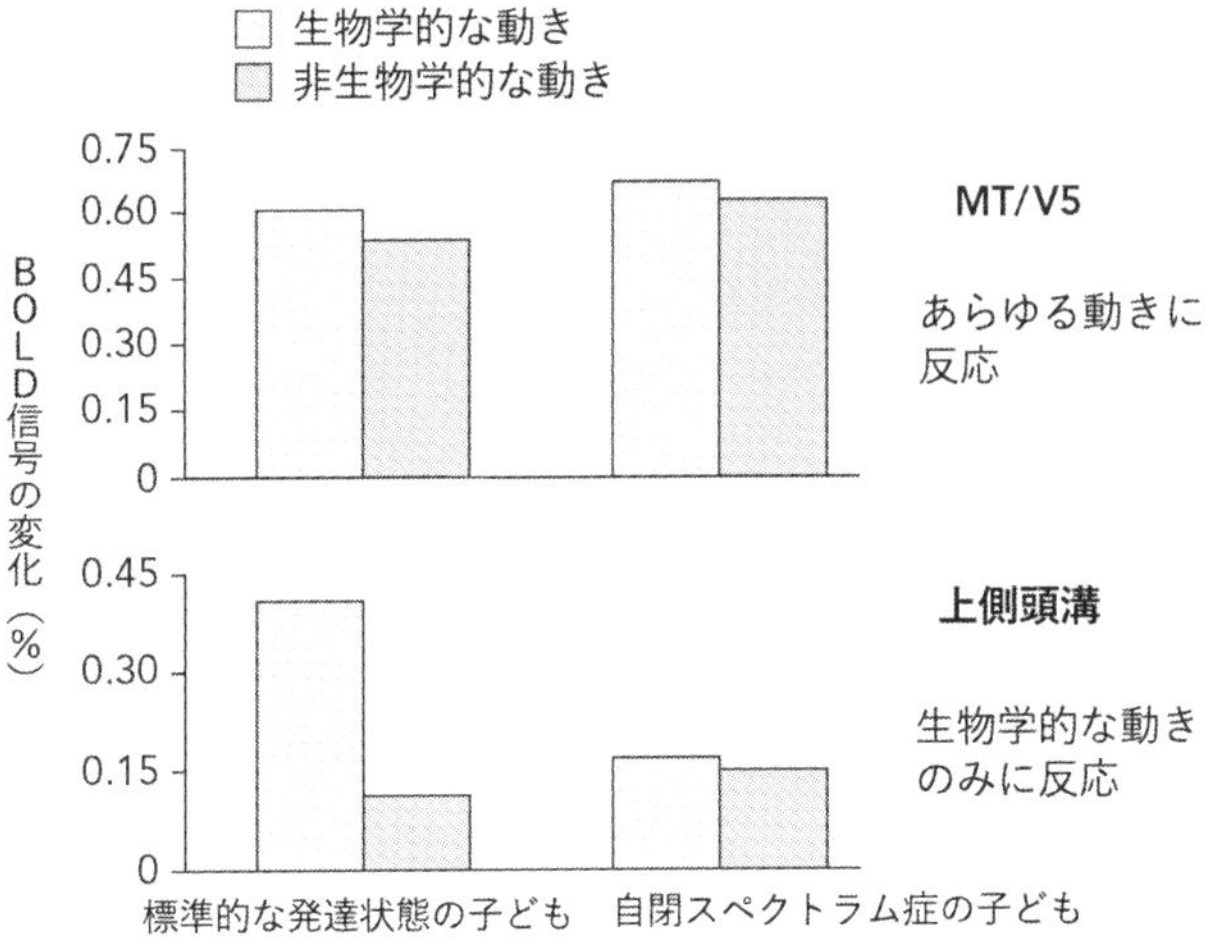

図2-2　脳の２領域における生物学的な動きと非生物学的な動きに対する反応。標準的な発達状態（定型発達）の子どもと自閉スペクトラム症の子どもの比較。「MT/V5」は後頭葉の一部。

ところを解釈する能力である。自閉スペクトラム症の人にとって社会的相互作用をすることが難しい理由の一つは、握手をするために手を伸ばすといった、社会的に意味のある生物学的な動きのもつ意味をよみとる能力が限定的だからである。

自閉スペクトラム症の人は、他の人の表情をよむのも苦手である。他の人を見る際、目を見るのを避け、代わりに口を見る傾向がある（図２－３）。一方、自閉スペクトラム症ではない人は他の人を見る際、逆に主に目を見る。なぜなら、その人が何を願っているか、意図しているか、信じているか、といったことを理解する上で、まなざしから重要な手がかりが得られるからだ。「願う」「意図する」「信じる」という言葉は精神状態を表現している。精神状態は実際には直接的には観察できないが、ほとんどの人は他の人の精神状態をあたかも直接、観察できているかのように

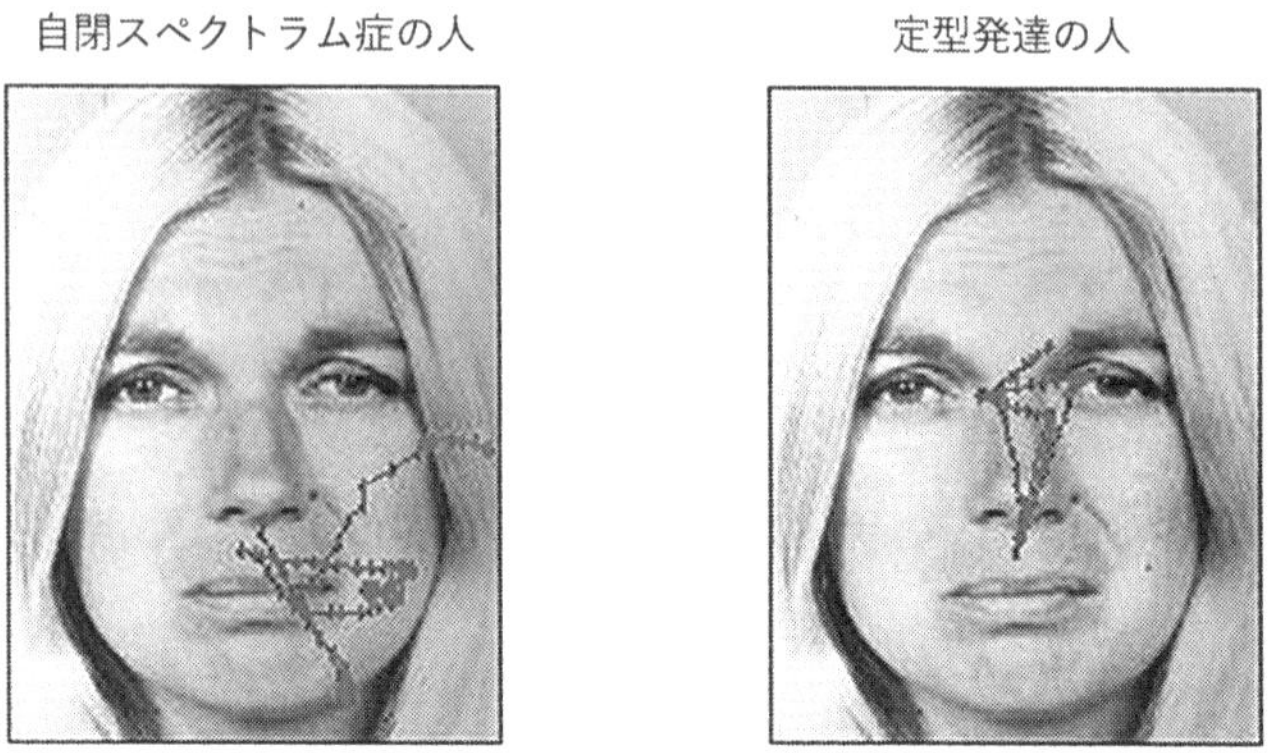

図 2-3　目の動きのパターン。自閉スペクトラム症の人と定型発達の人の比較

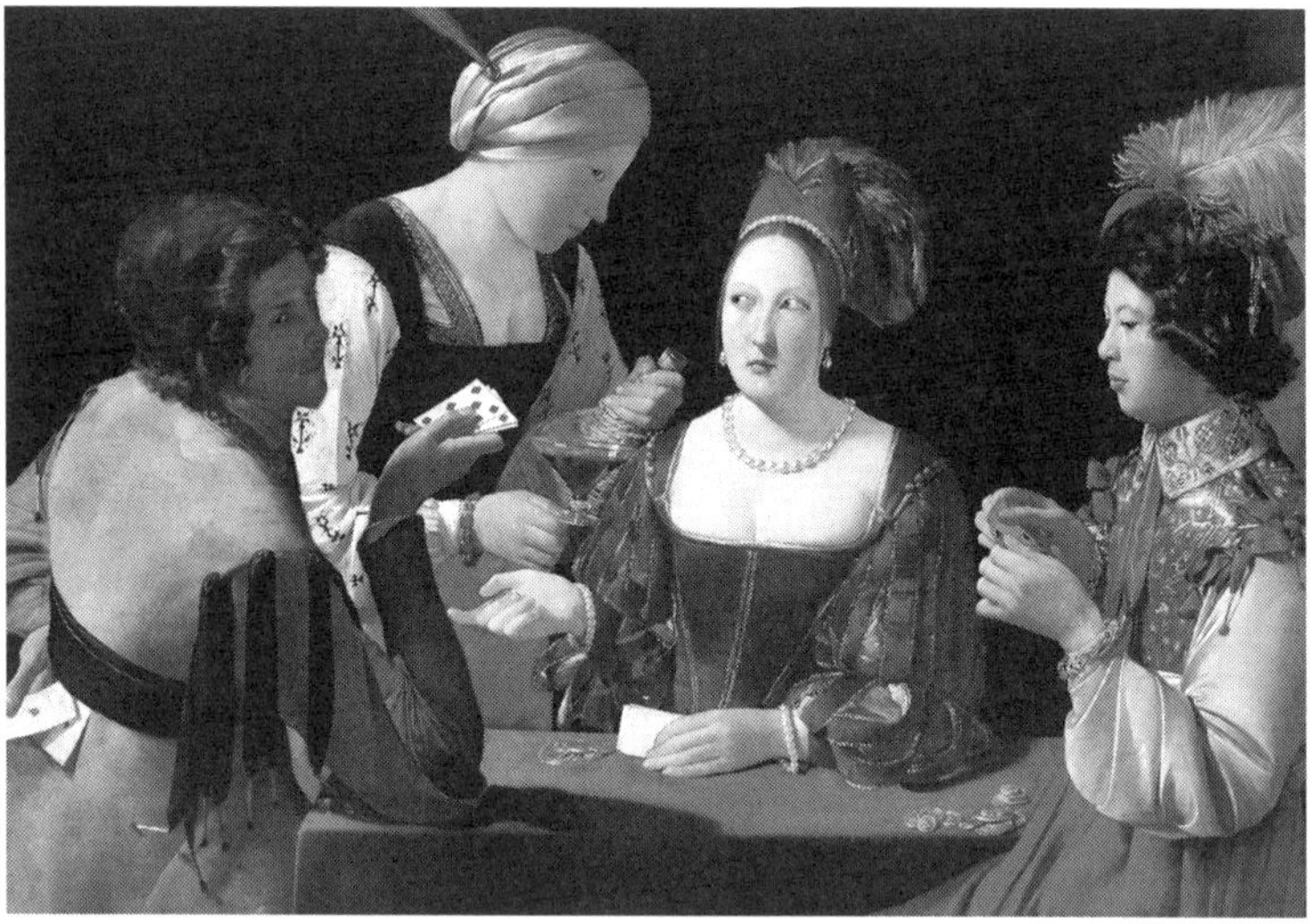

図 2-4　ジョルジュ・ド・ラ・トゥール「ダイヤのエースを持ついかさま師」1635 年ごろ、ルーブル美術館（パリ）

振る舞い、まるで他の人の心がよめているように行動する。

ジョルジュ・ド・ラ・トゥールの素晴らしい絵画「ダイヤのエースを持ついかさま師」を見てみよう。この絵から何がわかるだろうか。おそらく、座っている女性の奇妙な目つきに注意を引かれるだろう。明らかに彼女の右側に立っている女性と意思疎通をはかっている。立っている女性は、絵の左側にいるプレーヤーの手にあるカードを目撃したのだ。彼はいかさま師で、ダイヤのエースを背中に隠している。この絵画の鑑賞者にもそれが見える。絵の右側のプレーヤーは、目の前の金貨の山から掛け金をだまし取られるであろう、裕福な若者だ。

ほぼ四世紀前に描かれたこの場面を、自信をもって解釈できるのはなぜだろうか？　また、描かれた人物のまなざしや、指が示している方向、背中に隠されたカードといった絵画の中の手がかりによって、鑑賞者は意図した通りに状況を解釈するであろう、と画家が確信していたのはなぜだろうか？　それが可能なのは、心の理論から派生した、優れた技能をヒトがもっているからである。ヒトは常にこの技能を使って他の人の行動を解釈し、次の行動を予測している。

自閉スペクトラム症で起こる主な混乱の原因は、他の人のまなざしと意図との関係性を理解するのが困難な点にある。自閉スペクトラム症のこういった性質をもたらす遺伝子やシナプス、神経回路といった生物学的な基盤について解明するには、まだ長い道のりが必要だ。しかし、認知心理学によって、自閉スペクトラム症の認知機能については多くの知見がもたらされている。さらにはそこから、心の理論に関係する脳内の認知システムについても多くのことがわかってきている。

社会脳の神経回路網

カリフォルニア大学医学大学院のレスリー・ブラザーズは一九九〇年、自閉スペクトラム症の研究によって得られた、心の理論に関する洞察を利用して、「社会的相互作用の理論」を提唱した。[5] 社会的相互作用には、社会性をもつ情報を処理し、心の理論を導きだすような、複数の脳の領域間のネットワークが必要であると主張した。そして、このネットワークを表現するために、「社会脳」という言葉を造語した。社会脳を構成する領域には、顔認識に関与する「下側頭皮質」や感情をつかさどる「扁桃体」、生物学的動きと密接に関係する「上側頭溝」、共感をになう「ミラーニューロン系」、心の理論にかかわる「側頭−頭頂接合部」が含まれている（図2−5および2−6）。

認知心理学によって特定された、社会脳を構成する複数の脳の領域は、どのように連携して働き、行動に影響を与えているのか。脳科学はまだそれを解明し始めたばかりである。米国立精神保健研究所のスティーブン・ゴッツと同僚は、機能イメージングを使い、自閉スペクトラム症の人の脳内では社会脳を構成する神経回路がうまくつながっていないことを確認した。具体的には、社会脳のうち三つの領域間の接続が途絶していた。社会的行動の感情的な側面に関与する領域と、言語とコミュニケーションに関係する領域、そして知覚と運動の相互作用をになう領域である。通常、これら三つの領域の活動パターンはお互いに調和がとれているが、自閉スペクトラム症の人の場合は違う。三つの領域同士も、社会脳をになう他の領域とも同調していない。[6]

とくに興味深いのは、自閉スペクトラム症の子どもにおける脳の成長と発達のタイミングに関する解剖学的な発見だ。二歳未満では、自閉スペクトラム症ではない子どもに比べて頭囲が大きいことがよく

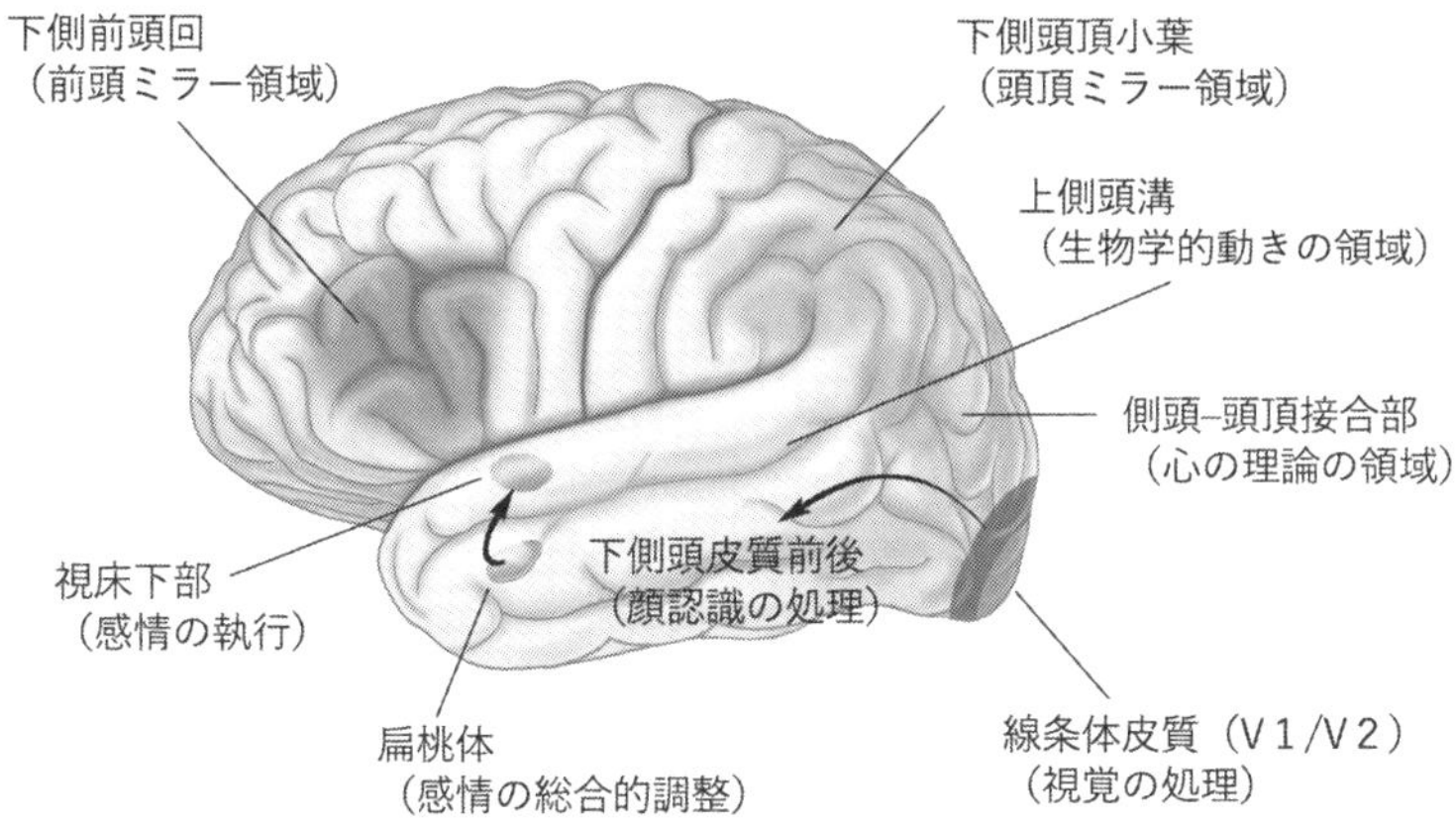

図 2-5 「社会脳」を構成する脳の領域間ネットワーク。

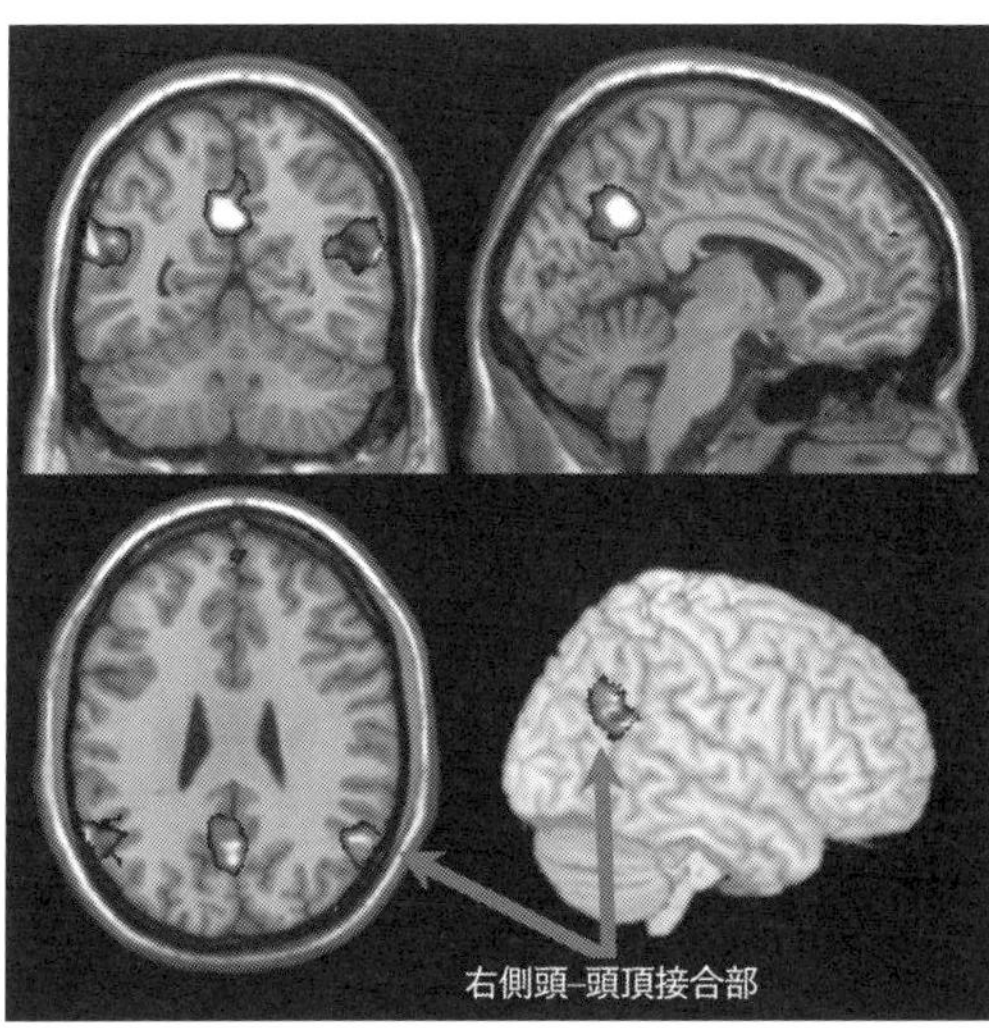

図 2-6　心の理論：他の人の思考や信念、願望などについて推測している最中には、側頭–頭頂接合部の脳神経の活動が必要とされる。

ある。さらに、自閉スペクトラム症の子どもの脳の一部の領域、とくに注意力や意思決定をになう前頭葉や、感情に関与している扁桃体といった部位は、乳幼児期に早熟することがある。[7]
これは重要な点である。なぜなら、脳の一部の領域だけ発達する速度が異なると、そこと接続している他の領域の成長パターンが大きく混乱する可能性があるからだ。

自閉スペクトラム症の発見

自閉スペクトラム症が一つの独立した疾患であると認識されたのは、一九四〇年代初頭である。アメリカで研究していたレオ・カナーとオーストリアで研究していたハンス・アスペルガーが、それぞれ独自に別の障害として報告した。それまでは、この障害のある子どもは精神遅滞（知的障害）あるいは行動障害と診断されていた。

カナーとアスペルガーはまったく接点がなかったにもかかわらず自分たちが研究していた疾患について同じような記述をしただけでなく、驚くべきことに同じ名称、「自閉症」と命名した。これは、「統合失調症」という疾患名をつくりだしたスイスの偉大な精神科医、オイゲン・ブロイラーが最初に臨床文献の中で紹介した言葉である。ブロイラーは統合失調症の特徴的な症状のうち、社会的な活動におけるぎこちなさやよそよそしさ、そして基本的に独りで生活を送るといった点を表現する際に、「自閉的」という言葉を使った。

カナーはオーストリアに生まれ、ドイツのベルリンで教育を受けた。一九二四年にアメリカに移住し、サウスダコタ州ヤンクトンの州立精神科病院に勤めた。その後、ジョンズ・ホプキンス大学に移り、一九三〇年、児童精神科クリニックを創設した。一九四三年、子ども一一人について記述した、今や古典となった論文「情動的交流の自閉的障害」を発表した[8]。そのうちの一人、ドナルドは、独りでいるときがもっとも幸せだった。カナーは、ドナルドについての自身の観察を記す前にまず、父親が書いた息子についての描写を紹介した。「彼は自分の殻に引きこもり、自分自身の中で生きているようです……周りのすべてに無関心で……。二歳のときには、ブロックや鍋など丸い物体をくるくる回すことに熱中しました。また、頭を左右に振るのがくせになりました」。

ドナルドと他の一〇人の子どもたちについての観察に基づき、カナーは自閉症の古典的かつ重要な三つの特徴を鮮やかに描写した。①心底からの孤立、独りでいることへの強い好み、②物事が同じであり続け、変化しないことへの願望、③周囲とは分離した小島のような創造的能力、の三点である。

アスペルガーはウィーンの郊外で生まれた。ウィーン大学で医学の学位を取得し、同大学の小児科クリニックで働いた。そこで、自閉的な性質は、すべての患者で同じような症状をもたらすわけではないことに気がついた。症状の違いは非常に広範であった。一部の知的活動を行う能力が平均以下で、言語を使うのにも大きな困難を抱えている人から、非常に賢明で、言語に問題のない人までいた。さらにアスペルガーは、自閉スペクトラム症の症状は持続し、子どもだけでなく大人にも患者がいることを発見した。

アスペルガーが診察していた子どもたちは、比較的軽症の自閉スペクトラム症だった。非常に高い知的機能をもつ子もいた。たとえば、後にノーベル文学賞を受賞したエルフリーデ・イェリネクもアスペルガーの患者だった。最近まで、高次な機能をもつ自閉スペクトラム症の子どもや大人は「アスペルガー症候群」と診断されていたが、今日では、アスペルガー症候群は自閉スペクトラム症の一部に分類されるようになった。

自閉スペクトラム症とともに生きる

自閉スペクトラム症の子どもをもつ親も困難を抱える。自閉スペクトラム症科学財団の会長で、娘が自閉スペクトラム症であるアリソン・シンガーはこう表現した。「毎日が挑戦であり、奮闘でもあります。金銭的にも消耗するし、感情的にも疲れ果てます。休みなしに毎日二四時間、意思疎通がうまくいかない人の世話をしなければならないんです。私はほとんどの場合、彼女が何を言おうとしているのかを推測しなければなりません」。

シンガーは次のように説明している。

自閉スペクトラム症の子どもとの生活は、ありのままの彼女を愛することと、常に「もっと」と求めることとの間のバランスをとろうとして日々、努力するに尽きます。もっと、というのは、もっと話をしてほしい、もっと社会的な交流をしてほしい、地域に、彼女がメルトダウンを起こすことなく行けるレストランなどの場所がもっと欲しい、といった意味です。

娘には、自閉スペクトラム症に典型的な初期の警告的な兆候がたくさんみられました。赤ちゃんのとき、バブバブと喃語《なんご》を発することは一度もありませんでした。社会的な意味をもつ身振り手振りもしませんでした。バイバイ、と手を振ることも、同意や拒否の意味で首を振ることもありませんでした。癇癪《かんしゃく》を起こすと、とてつもない状態になりました。遊び場やプレイグループに連れて行っても、他の子どもと目を合わせるのに苦労していました。他の子どもたちにはまったく関心がありませんでした。単語は少し話しましたが、すべて本やビデオから学んだ単語で、それらを意味のある方法で、コミュニケーションをとるために使うことはありませんでした。単語をただ何度も何度も繰り返して言っていただけでした。

おもちゃでの遊び方も通常とはかなり違いました。色別に分けたり、大きさ順に並べたり。おもちゃの製造業者が意図した通りの方法で遊ぶことは一度もありませんでした。そんな子どもを見て、おもちゃを使って何か「創造的な方法」で遊んでいるなんてだまされてはだめですよ。おもちゃは、製造業者が意図した通りに使われるべきなんです。

娘はいま一九歳六カ月です。年齢を重ねるにつれ、症状のいくつかはより根深くなり、より固定化していますが、改善している側面もあります。自閉スペクトラム症は発達障害であり、年長になるにつれ、ほとんどの子どもたちは改善をみせます。一部は集中的な治療の成果ですが、単に成長して成熟するだけで改善するものもあります[9]。

感情的に不安定な子どもの診察を専門としていたウィーン生まれの心理学者、ブルーノ・ベッテルハイムは一九六〇年代、自閉スペクトラム症の原因を説明する中で、「冷蔵庫マザー」という、多くの人に不幸をもたらした用語を広めた。ベッテルハイムは、自閉スペクトラム症には生物学的な基盤がないと主張した。母親が、望まなかった子どもに対して愛情を注がない結果、自閉スペクトラム症が引き起こされると論じた。大勢の親に大きな苦悩をもたらしたベッテルハイムのこの主張は現在、間違っていたとして完全に否定されている。

シンガーは、研究によって自閉スペクトラム症の生物学的な基盤が明らかになったことを喜んでいる。

私たち自閉スペクトラム症の子どもの親は少なくとも現在は、自閉スペクトラム症の原因が親の不適切な養育であり、両親が子どもと適切に絆を結ぶことができない結果、子どもが自分自身の世界に避難している、という考え方に苦しむ必要がなくなりました。自閉スペクトラム症の子どもの両親は、あなたが理解している以上にとても子どもたちを愛しています。子どもたちが技能を身につけ、地域の活動に参加できるよう、可能なことはすべて、本当にすべてしているんです。

一九六〇年代に兄が自閉スペクトラム症と診断されたとき、母は「冷蔵庫マザー」と呼ばれました。冷たすぎて兄と絆が結べていない、兄が自閉スペクトラム症になったのは母の責任だと告げられたのです。そして医師から、次の子どもが生まれたら、もっと努力をするべきだと言われました。幸いなことにそんな時代は過去になりました。今は、自閉スペクトラム症は遺伝子と関係のある障害だということがわかっていて、症状を引き起こしている遺伝子について日々、新しい情報がもたらされています。原因を理解し、よりよい治療法を開発するための重要な研究が進行中です(10)。

ひとたび自閉スペクトラム症には生物学的な基盤があると明確になった後は、さらに理解を深めようと科学研究が次々と行われるようになった。たとえば、軽症の自閉スペクトラム症の人が社会的な交流をするときの言動は、相手の行動に隠された真の意図を推しはかって行われるのではなく、表面的な行動に対する直接的反応として行われていることがわかった。図2－4の絵画に描かれている若者が無邪気にカードゲームをしているように、自閉スペクトラム症の人は、他人の裏の意図やごまかしを見抜くのが難しい。重度の自閉スペクトラム症の人は、本質的に正直で率直である。他の人の考えや信念に順応しなくては、という圧力を感じない。一方、ある程度、高次な社会的機能をこなせる自閉スペクトラム症の人は、順応しなければという圧力は感じるが、そのために必要な生来的な感覚をもちあわせていない。社会生活を送るために必要な羅針盤をもちあわせていないことにより、軽症の自閉スペクトラム症の子どもはしばしば抑うつ状態になったり、不安を感じたりする。

「信じる」「望む」「意図する」といった精神状態について学んでも、社会的なコミュニケーションの問題が解消されるわけではない。困難さの程度が和らぐだけである。能力が高く、かなり適応している自閉スペクトラム症の人でさえ、他の人の精神状態をよみとき、解釈するのにはある程度、苦労する。だから時間がかかる。電子メールなどの文字によるコミュニケーションは、対面での会話よりは容易だ。それでも、自閉スペクトラム症のほとんどの人は、定型発達の人の世界に適応しようとする際にストレスや不安を感じており、それを過小評価するのは間違いである。

自閉スペクトラム症のエリン・マッキニーは、自分の経験してきたストレスを次のように描いている。

　自閉スペクトラム症によって私の生活は騒々しくなっています。これは私が見つけた一番ぴったりする形容詞です。すべてが増幅されるんです。聴覚についてだけ言っているのではありません。軽く触れられたときも、私には軽くとは感じられません。明るい光はさらに明るく感じます。電灯からもれるかすかな機械音は、私には雷の音のように聞こえます。幸せを感じるより、むしろ圧倒されてしまいます。悲しいと感じるよりも、やはり圧倒されてしまいます。一般的には、自閉スペクトラム症の人は共感を覚えないと認識されていますが、私を含む当事者の多くは、その逆が真実だと思います……自閉スペクトラム症は私の人生に多くのストレスをもたらします。すべてがより騒々しいと、ストレスが少し増えるのです(11)。

彼女が最初に自閉スペクトラム症と診断されたとき、マッキニーは「非常に葛藤を感じました」と言う。しかしすぐに、診断名がついたことに感謝するようになり、受け入れるための困難で絶え間なく続く努力を始めた。

常に限界ぎりぎりの状態で、緊張感をもって生活しています。そして時々、限界を超え、メルトダウンが起こります。でも、大丈夫です。大丈夫ではないかもしれませんが、大丈夫でなければならないのです。私には選択肢がないので……前に進まなければなりません。自分がメルトダウンに向かっているときにそれを察知し、方向性を変えることができるよう、一生懸命努力しています。自覚できるようになるまでには、多大な努力が必要でした。それでもまだ、常に事前に察知できるわけではありません。

……いつも同じことを同じ方法で行います。多くのものの数を数え、他の人が重要でないと思うようなことにたくさん気がつき、わずかな不備があるだけでストレスを感じます。何度も何度も途方にくれることがあります。特定の言い回しや画像、記憶、模様は、私を圧倒させることがあります。でもこういった性質を、できる限り有益に使おうとしています。それが、私が仕事で優れている理由の一つだと思います。私は仕事ができる方だと思います。他の人が見落としがちな細部やニュアンスに気がつくことができるからです。物事の様式や型を迅速に見つけることができます(12)。

マッキニーは自身の人生を振り返り、こう結論づけている。

自閉スペクトラム症が私の人生をより困難にしていることは疑いようがありませんが、同時に、美しくもしてくれています。すべてがより強烈になると、日常やありふれたこと、典型的なこと、普通のこと、それらが際立つようになるのです。私は他の人のことを語ることはできません。自閉スペクトラム症かどうかにかかわらず、私たちの経験はみな、一人ひとりユニークです。それにもかかわらず、美しさを見つけることは重要だと信じています。悪いことや醜いこと、失礼なこと、無知なこと、そして感情のメルトダウンがあることは避けようがないと理解しています。でも、良いことだってあります[13]。

自閉スペクトラム症の人の約一〇%は知能指数（ＩＱ）が低いが、多くの人は特別な才能をもっている。その才能は詩の創作から外国語の学習、音楽の演奏、絵画、計算、そしてカレンダーのあらゆる日の曜日を覚える能力まで多彩だ。実験心理学者のベアテ・ヘルメリンは自分の研究について記した著書『輝ける心の破片（Bright Splinters of the Mind）』で、研究者たちは、驚くような自閉スペクトラム症の天才たちに魅了させられ続けていると指摘した[14]。まれにみる天才は「サヴァン（savant）」と呼ばれる。よく知られた自閉スペクトラム症のサヴァンの一人は、ナディアだ。四歳から七歳までの間に多くの絵を描き、専門家も含めた大勢から賞賛され、三万年前の洞窟の壁画の美しさと比較されたこともあった。自閉スペクトラム症の人の創造力については第6章でより詳しく論じる。

自閉スペクトラム症における遺伝子の役割

自閉スペクトラム症において遺伝子がきわめて重要な役割を果たしていることは、科学研究によって以前からわかっていた。同じ遺伝子をもっている一卵性双生児の研究で、双子の片方が自閉スペクトラム症であれば、もう片方も発症する確率が最大九〇％に達すると明らかになっている。一卵性双生児において二人とも発症する割合がこれほど高い発達障害は他にはない。

この驚くべき発見により、自閉スペクトラム症に関与する脳のメカニズムを理解するのにもっとも早い道は、遺伝学的な背景に焦点をあてることだ、と多くの科学者が確信した。遺伝学的なメカニズムを把握し、何がリスク要因なのか理解したら、原因遺伝子が脳のどこで機能しているのかを解明する大きな手がかりになる。ただし、自閉スペクトラム症は一遺伝子が原因で起きている障害ではない。多くの種類の遺伝子がリスク要因として寄与していると考えられる。

同時に、環境要因を排除して考えることはできない。なぜなら、すべての反応は遺伝子と環境の相互作用によって形成されるからである。たとえ単一遺伝子の突然変異がある場合には例外なく発症する疾患でも、環境に強い影響を受ける。フェニルケトン尿症（ＰＫＵ）は、新生児が出生時に必ずスクリーニング検査を受ける、代謝に関連した単一遺伝子疾患だ。まれで、一万五〇〇〇人に一人くらいの頻度で生まれる。重度の認知機能障害が生じる可能性がある。食物のたんぱく質の成分であるアミノ酸のうち「フェニルアラニン」の分解に欠かせないたんぱく質の遺伝子の、父親由来と母親由来の双方に異常があると、ＰＫＵになる。異常のあるのが片方の遺伝子だけの場合は発症しない。体内でフェニルアラニンが分解されないと、血液中に蓄積して有害物質の生成につながり、通常の脳の発達を妨げる。しかし幸いなことに、PKUのリスクをもつ人は、たんぱく質の摂取量を制限するという、単純で驚くほど効果的な環境的な介入によって、精神遅滞が起こるのを完全に防ぐことができる。

劇的な技術の進展により、DNAを高い精度で短時間に解析できるようになり、遺伝子の働きについて、よりはっきりとした眺望を得られるようになってきた。DNAが一人ひとりでどのように異なり、一部の変異がどのように自閉スペクトラム症のような疾患の発症につながるのか。これらに関する知見は、DNA解析の技術革新により一変した。そして、「コピー数の変異」と「デノボ変異」という、以前は知られていなかった二種類の遺伝子の異常が明らかになった。両方とも、自閉スペクトラム症だけではなく、複数の遺伝子の変異が関係している統合失調症など他の複雑な疾患の発症とも関係している。

コピー数の変異

遺伝子の核酸塩基の配列（並び方）は、一人ひとりわずかに異なる。第1章で触れたように、核酸塩基はDNAを構成する分子である。一つの核酸塩基の違いのようなわずかな違いを「一塩基変異」と呼ぶ（図2－7）。約一〇年前、DNAで構成される「染色体」の構造にも大きな差異が見つかった。このようなまれな構造的な違いは「コピー数の変異」（図2－8）と呼ばれる。染色体から一部のDNAが欠けている「コピー数の欠失」や、染色体に一部のDNAが加わった「コピー数の重複」という変異がある。コピー数の変異は、染色体上にある遺伝子数を二〇～三〇減らしたり増やしたりする。いずれの場合も自閉スペクトラム症のリスクが高まる。

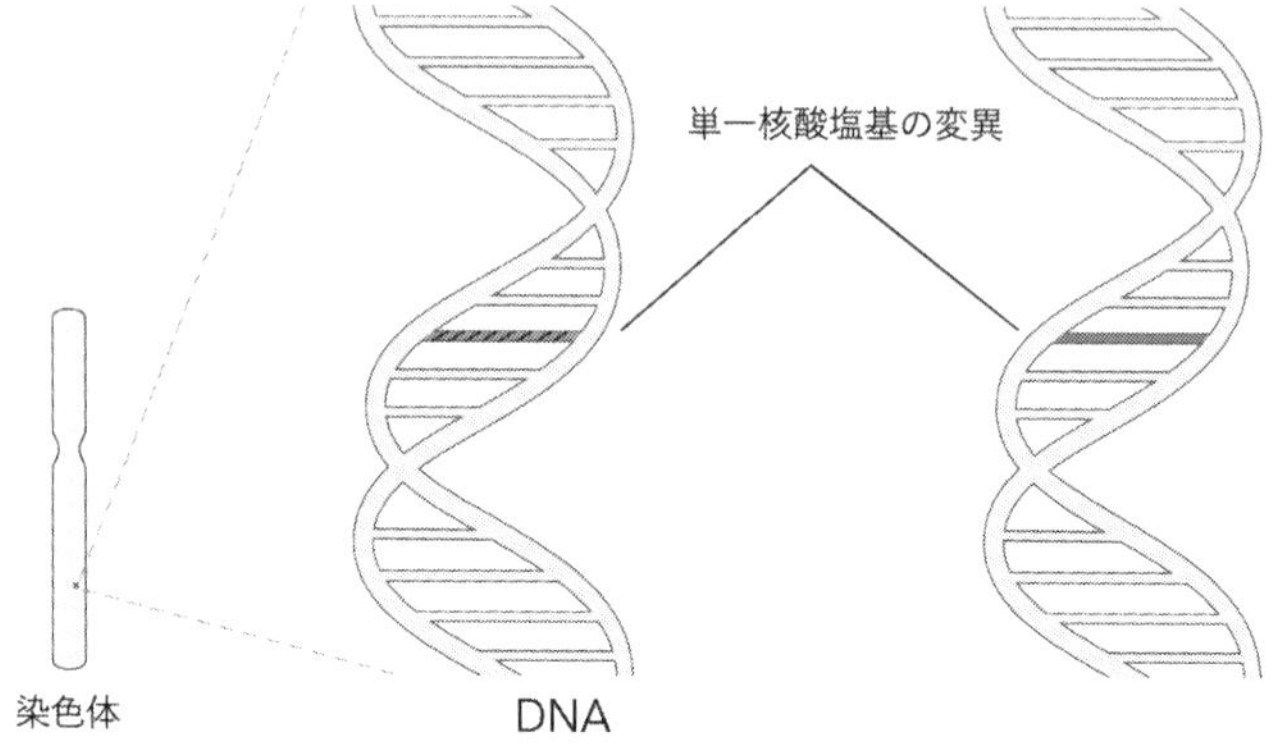

図 2-7　一塩基変異：1 つの核酸塩基の差のようなわずかな違い。

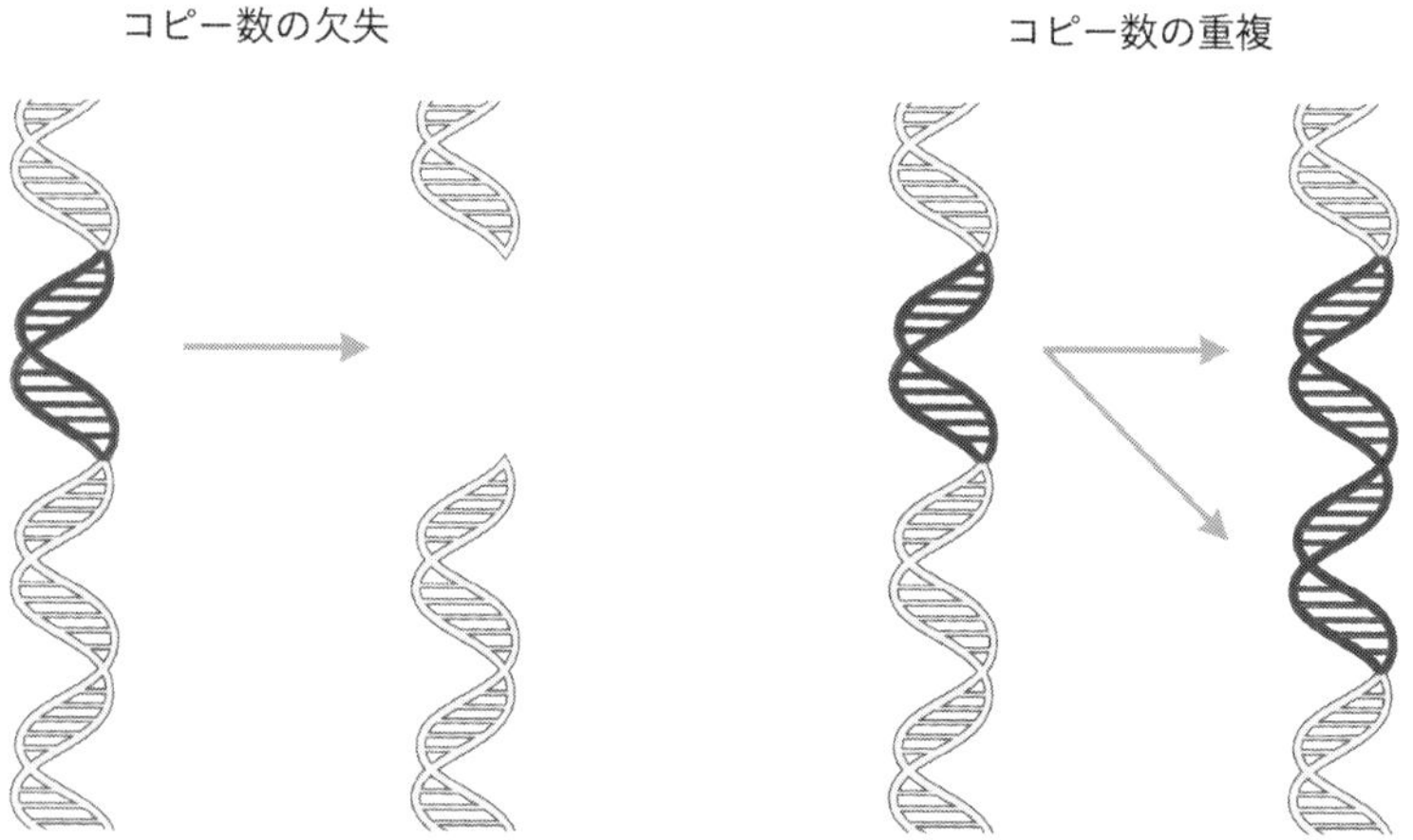

図 2-8　コピー数の変異：DNA の部分的な欠失や重複。

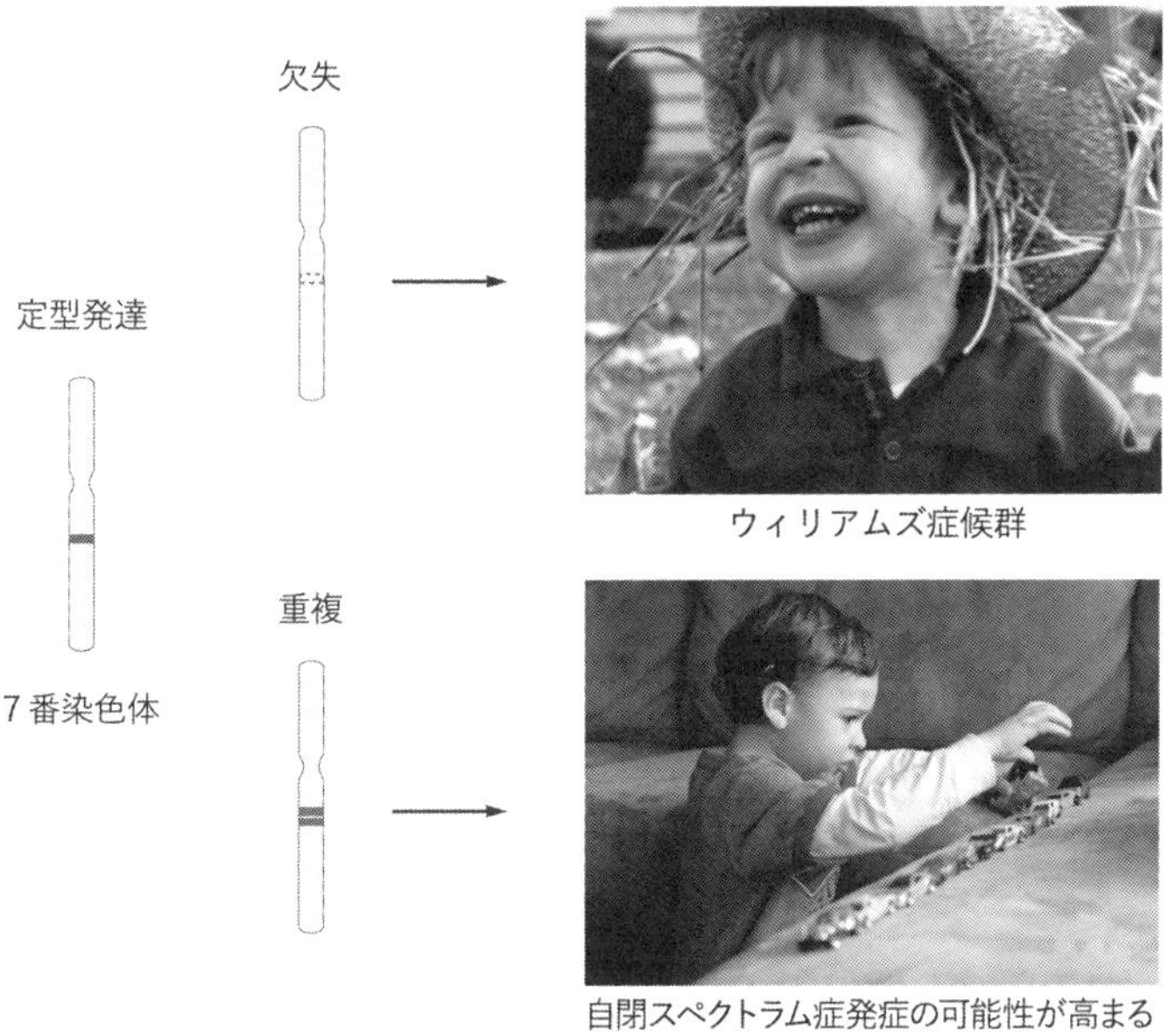

図2-9　コピー数の変異：7番染色体の特定の領域の欠失がウィリアムズ症候群を引き起こす。一方、その領域の重複は自閉スペクトラム症の発症の可能性を高める。

コピー数の変異の発見は、自閉スペクトラム症に関連する特定の遺伝子についての理解を深め、さらにはヒトの社会的な行動の背景にある遺伝子の働きについて明らかにした。7番染色体のコピー数の変異が一例である。カリフォルニア大学サンフランシスコ校のマシュー・ステイトは、7番染色体上にある一部の遺伝子が重複して余分なコピーが存在すると、自閉スペクトラム症を発症するリスクが大幅に高まることを発見した。一方、同じ領域が欠失すると、ウィリアムズ症候群になる[15]。

　ウィリアムズ症候群の症状は、実質的には自閉スペクトラム症の逆である。この遺伝性疾患の子どもたちはきわめて社交的だ（図2－9）。会話やコミュニケーションをしたいという欲求が、ほとんど抑制がきかないほど強い。非常に友好的で、見知らぬ人に対しても信頼を寄せる。自閉スペクトラム症では優れた絵を描く能力をもっている子どもがいるが、ウィリアムズ症候群の子どもは音楽の方が好きな傾向がある。同症候群の子どもは、視覚空間的な関係を理解するのが困難なことが多く、それが絵をうまく描けない一因だと考えられる。自閉スペクトラム症の子どもとは異なり、ウィリアムズ症候群の子どもは語学的な能力が優れており、顔の認識にも長けている。他の人の感情をよみとり、意図を推察するのにも問題がない。

米国立精神保健研究所の元所長トーマス・インセルは、社会的相互作用のように特定の機能を働かせる際に脳は特定の神経回路を使っているであろうことを、自閉スペクトラム症とウィリアムズ症候群の対照性が示唆している、と指摘する。社会的相互作用をになう脳内ネットワークに機能不全があると、脳はそれを補おうとして、社会的ネットワーク以外のネットワークを発達させ、それが、自閉スペクトラム症のサヴァンにみられるような、並外れた素晴らしい能力をもたらすのかもしれない[16]。

ヒトのゲノムにある約二万一〇〇〇個の遺伝子のうち、ごく一部、約二五個の遺伝子が、複雑な社会的行動にこれほど大きな影響を及ぼすという事実は驚くべきことだ。このような発見は、科学者に具体的な研究の目標を提供するだけでなく、治療法の開発のための新たな道をひらくだろう。

デノボ変異

技術の進展により明らかになった二つ目の遺伝子の異常は、「デノボ（新生）変異」である。最近、子どもがもつ突然変異のすべてが親のゲノムに存在するわけではないとわかった。成人男性の精子内で自然に突然変異が生じることがあるのだ。こういった自然発生する突然変異はデノボ変異、または新生変異と呼ばれ、父親から子どもに伝わる。イェール大学とワシントン大学、マサチューセッツ工科大学ブロード研究所、そしてコールドスプリングハーバー研究所の研究チームがほぼ同時に、デノボ変異が自閉スペクトラム症の発症リスクを著しく増加させていると報告した[17]。

さらに、デノボ変異の数は父親の年齢とともに増加することもわかった。アイスランドのバイオテクノロジー企業デコード・ジェネティクス社が主導した最近の研究で、全ゲノムを解析して判明した。全ゲノム解析は、たんぱく質の遺伝暗号がある遺伝子の部分だけでなく、それ以外の部分のＤＮＡ配列も解析する[18]。これは重要だ。なぜなら、ゲノムの遺伝子以外のＤＮＡは、かつては「ジャンク（がらくた）」だと考えられていたが、実際には遺伝子発現のオン・オフを切り替える働きがあり、複雑な疾患の発症において大きな役割を果たしている可能性のあることが最近の研究でわかってきたからだ。

デノボ変異が年齢とともに増加するのは、精子の前駆細胞が一五日ごとに分裂するからである。細胞分裂の際にＤＮＡが複製されるので、分裂が繰り返されるほどＤＮＡの複製回数が増え、エラーが起こる機会も増える。このため、年齢とともにエラーの数が大幅に増えるのだ。二〇歳の父親の精子には平均二五個のデノボ変異があるが、四〇歳の父親の精子には六五個のデノボ変異がある（図２－10）。デノボ変異のほとんどは無害だが、一部は違う。デノボ変異は、自閉スペクトラム症の発症に少なくとも一〇％寄与していると考えられている。自閉スペクトラム症の発症に関与する母親由来のデノボ変異はないとみられている。卵子は精子とは異なり、生涯を通じて分裂、増殖しないからだ。女性の卵細胞はすべて、生まれる前につくられる。

デノボ変異がとくに興味深いのは、自閉スペクトラム症の発症率が最近、大幅に増加しているからだ。増加の大きな原因は、五〇年前に比べてこの疾患がよく知られるようになり、診断されやすくなったこ

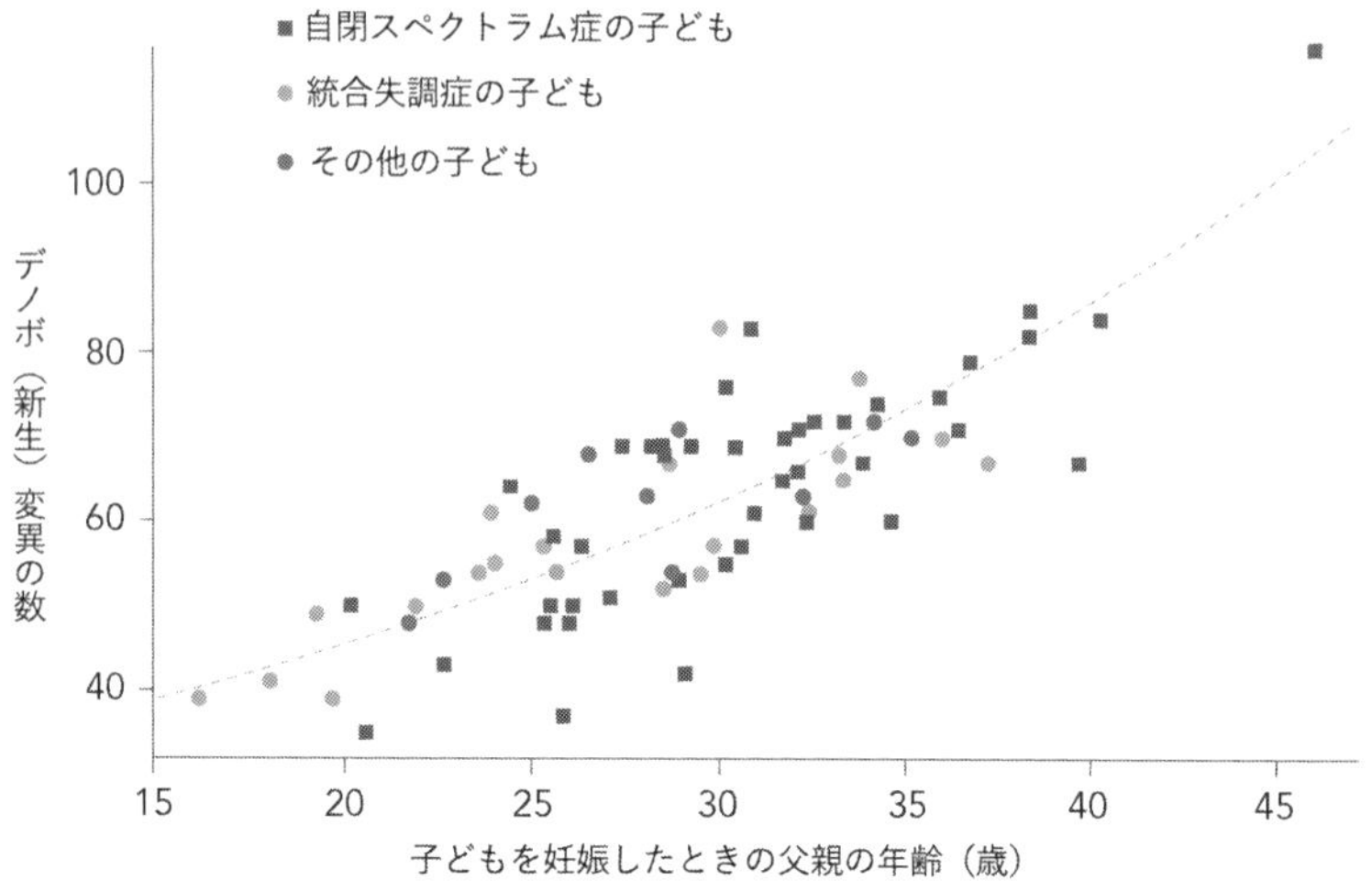

図 2-10　父親の影響：研究者はアイスランドの子ども 78 人と両親のゲノム解析をした。44 人は自閉スペクトラム症だった。父親の年齢が高い子どもほどデノボ変異を多くもつ傾向がみられた。その変異は両親のゲノムには存在しない。

とにあるだろう。しかし、原因の一部は、子どもをもつ年齢がより高齢化していることにもあるだろう。年齢の高い父親ほど精子にデノボ変異が多いため、結果として自閉スペクトラム症の発症リスクを高める変異を子どもにも伝えやすい傾向がある。

　年齢の高い父親の精子のデノボ変異は、統合失調症（図２－10）や双極性障害の発症にも寄与していることも明らかになっている。ブロイラーが一〇〇年前に観察したように、自閉スペクトラム症の特徴である、社会的相互作用における困難さの一部は、統合失調症の人にもみられる。統合失調症や双極性障害も単一の遺伝子によって引き起こされるわけではない。自閉スペクトラム症の原因だと考えられている一群の遺伝子は、統合失調症などと共通しているようにみえる。自閉スペクトラム症に寄与している可能性のある遺伝子の数は正確にはわかっていないが、少なくとも五〇種類はあり、最終的には数百種類という単位になるだろうと考えられる。

最後に、デノボ変異により、自閉スペクトラム症のもう一つの興味深い特徴も説明できるかもしれないという点も指摘しておきたい。この障害が消えることはないという事実だ。自閉スペクトラム症の成人は、非自閉スペクトラム症の人に比べると子どもをもつ可能性が低いにもかかわらず、毎年、自閉スペクトラム症と診断される子どもの数は減っていない。非自閉スペクトラム症の父親の精子におけるデノボ変異が、自閉スペクトラム症の発症が持続している一因なのかもしれない。

突然変異の標的となる神経回路

最近の研究で、思春期の自閉スペクトラム症の人の脳には、シナプスが過剰に存在していることが明らかになった[19]。通常、脳の過剰なシナプス、つまり使用されていないシナプスは除去される。これは「シナプス刈り込み」と呼ばれ、幼少期に始まり、思春期と若年成人期にピークを迎える。シナプスが過剰にあるということは、十分に刈り込まれなかったことを示唆している。その結果、スムーズに効率的に情報が伝わる神経回路ではなく、深くからまった神経接続が生じていると考えられる。興味深いことに、自閉スペクトラム症ではシナプス刈り込みが不十分であるのに対し、統合失調症では過剰なシナプス刈り込みが生じている。詳しくは第4章で紹介する。

発達の過程でニューロンがつながっていくプロセスは非常に複雑なので、間違いが起きる可能性のある過程がたくさんある。しかも、ヒトの遺伝子のほぼ半数が脳で活性化している。ニューロン間にシナプスが形成されるには、多数のたんぱく質が正常に機能する必要がある。前述したように、たんぱく質

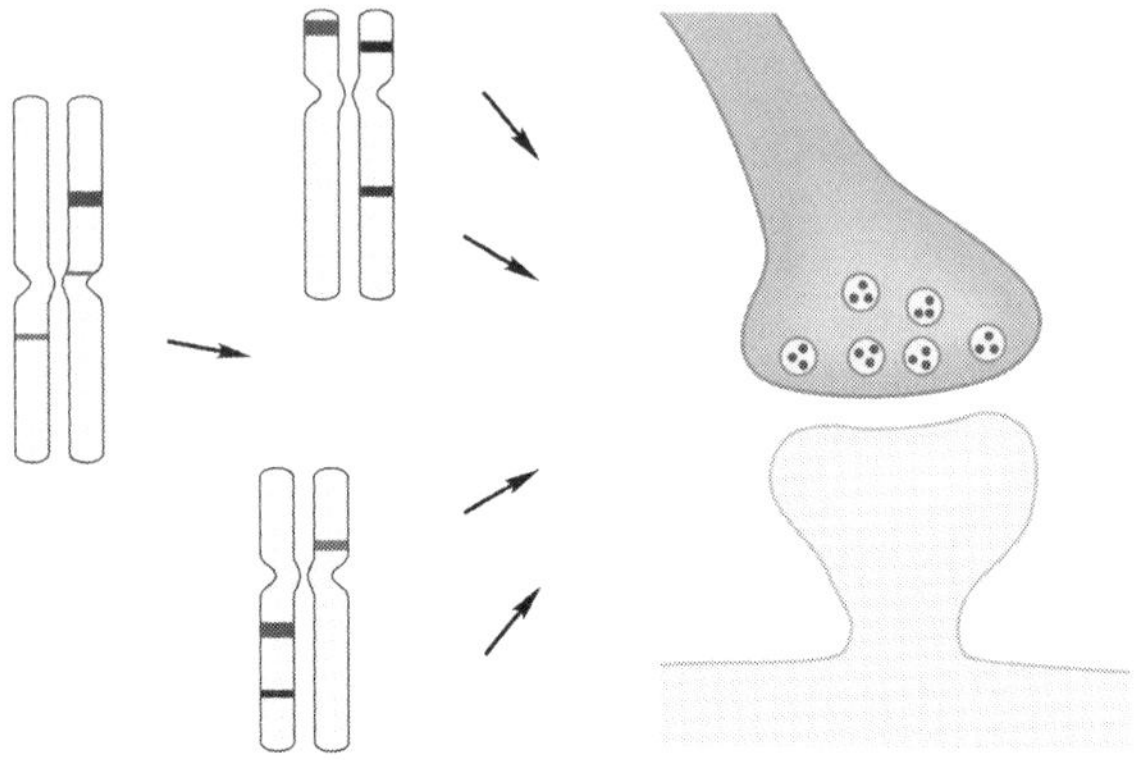

図2-11　ゲノムのさまざまな部位にある100個以上の遺伝子がシナプスの機能に関与している。このうちの1つ、あるいは複数の遺伝子の変異が、自閉スペクトラム症のような障害をもたらす。特定の遺伝子ではなく、シナプスを標的にした薬を開発することにより、こういった複雑な遺伝子関連障害を治療することができるかもしれない。

は遺伝子の指示に従って合成される。遺伝子の変異のために、シナプス形成に必要な種類のたんぱく質がそろわなかったり、たんぱく質が正常に機能しなかったりしたら、次のような一連の結果がもたらされる。シナプスが正常に機能せず、ニューロン同士が互いにコミュニケーションできず、神経回路が混乱する。

　自閉スペクトラム症の発症に寄与する遺伝子の突然変異は、二三対《つい》の染色体のあらゆる部位に存在する可能性がある。どの部位にあるのかにかかわらず、突然変異は社会脳における神経回路の機能不全を起こし、その結果、心の理論が働かないという結果をもたらす。

　一部の突然変異はシナプスの機能に重要な影響を与えている。実際のところ、他の部位よりも、シナプスのたんぱく質の遺伝子により頻繁にデノボ変異が起きている。この事実は、自閉スペクトラム症や他の発達障害を治療できるかもしれないという、わくわくするような可能性があることを示唆している。シナプスの機能不全を改善することで、この遺伝子関連障害を治療できるかもしれないのだ（図2－11）。これは考え方の根本的な転換である。生まれたときから不変だと考えられてきた発達障害の症状を変えることが可能である、あるいは少なくとも生涯を通じて治療が可能であると証明されるかもしれない。

モデル動物からわかる遺伝子と社会的行動の関係

ほとんどの動物は少なくとも生涯の一部を、同じ種類の動物の他の個体と群れをなして過ごす。ヒトが動物のこういった性質を理解していることは、「魚の群れ」「ガチョウの群れ」「ミツバチの巣」といった表現があることからもわかる。動物は明らかにお互いを認識し、コミュニケーションをとり、整合性のある行動をとる。自然学者E・O・ウィルソンは、非常に離れた種の動物でも、社会的行動の多くが似ていることに気づいた。そのような観察を生物学的に解釈すると、背景にある遺伝子関連の基盤が太古の昔から存在しており、異なる種の動物に同じような行動をさせていると考えられる。実際、ヒトの遺伝子のほとんどすべてを他の動物ももっている。

進化の過程を通じて、変わらずに維持されている社会的行動や遺伝子がある。このため、行動の遺伝的基盤を研究している科学者は、線虫やショウジョウバエといった、ヒトよりも単純な生物で実験することがよくある。ロックフェラー大学の遺伝学者コリ・バーグマンは、線虫の一種セノラブディティス・エレガンス（C・エレガンス）を使って研究している。バーグマンは財団「チャン・ザッカーバーグ・イニシアチブ」のサイエンス部門の責任者でもあった。C・エレガンスは、土壌に生息し、細菌を食べる。大半の個体は、仲間の他の線虫と一緒に過ごすことを好む。時折、一匹でうろうろすることもあるが、いつも群れに戻ってくる。この行動は、エサとは関係ない。エサはどこにでもあるからだ。繁殖にも関係ない。C・エレガンスは社会的であり、純粋に他の仲間と一緒に群れでいたいのだ。

ところが、一部のC・エレガンスは単独行動を好む。他の線虫とは離れてエサを食べる。社会性のある系統と単独行動を好む系統の違いは、一種類の遺伝子に自然に発生した、単一の核酸塩基の変異に起因する。[20]

線虫より複雑な動物でも、社会性があるか単独を好むかの違いは、単一の遺伝子の違いで生じている。前述したトーマス・インセルはエモリー大学に在籍中、ラットに似た齧歯《げっし》類プレーリーハタネズミにおけるホルモン「オキシトシン」の役割を調べた。[21] そして、このホルモンは母乳の生成を刺激し、母子間の絆など社会的な行動を調整していることを発見した。プレーリーハタネズミのオスとメスは、子育てのために持続的なペアになる。交尾中にメスの脳内でオキシトシンが放出され、オスの脳内では関連ホルモン「バソプレシン」が放出されることによって、このオスとメスの絆が形成される。バソプレシンはオスの父性的な行動にも影響をもたらしている。

オスのプレーリーハタネズミが特定のメスとペアをつくり、子育てを助けるのに対し、近縁種のヤマハタネズミのオスは不特定多数のメスと交尾し、父性的な行動はまったくみられない。二種間の違いは、オスの脳内にあるバソプレシンが結合する受容体の数、つまり脳内のバソプレシンの量と関係している。プレーリーハタネズミは、ペアの形成に関与している脳の領域にバソプレシンが高濃度にあるが、ヤマハタネズミでは濃度がそれほど高くない。脳の特定の領域におけるオキシトシンやバソプレシンの濃度の違いが、ペアの形成や、親子の絆に関する行動の違いを生んでいるのである。[22]

オキシトシンとバソプレシンがヒトでもペアの形成や子育てに重要な役割を果たしていることを示す

科学的な証拠が次々に見つかっている。オキシトシンは、視床下部で生成され、下垂体後葉から血液中に放出されるペプチドホルモンである。乳児が乳首を吸うのに反応して母乳がつくられる、一連の過程を調整している。さらに、くつろいだ気持ちや信頼感、共感、利他主義的な感情を高め、前向きな社会的相互作用を促進している。オレゴン州立大学のサリーナ・ロドリゲスは、オキシトシン生成量を左右する遺伝子の変異が、ヒトの共感を伴う行動に影響を与えていることを発見した。脳内でこのホルモンが少ない人は、他の人の顔の表情をよんだり、他の人の悩みを感じたりすることが難しい[23]。

他の研究では、オキシトシンが社会的認知に影響を与える可能性が示唆されている[24]。このホルモンを吸入すると、恐怖感を与える刺激に対して、反応が鈍るようだ。また、前向きなコミュニケーションを強化するとも考えられている。非常にまれなケースでは、オキシトシンを鼻から吸入させることで、自閉スペクトラム症の人の社会的な技能を向上させたことさえある。オキシトシンは信頼感や、リスクをとろうとする意欲も高める。これらは友情や愛情、家庭を築く上で必須である。

こういった研究から明らかなように、同じホルモン、つまり同じ遺伝子が、ヒトでも動物でも社会的な行動に影響をもたらしている。これらの遺伝子の変異は、自閉スペクトラム症の発症に関係している可能性がある。このため、モデル動物をつくることで、自閉スペクトラム症の生物学的基盤を研究することができる。カリフォルニア大学ロサンゼルス校のデイビッド・シュルツァーは、モデルマウスでシナプスの刈り込みを正常化させる薬を発見し、自閉スペクトラム症の症状に似た行動を減少させることに成功した[25]。動物を使った遺伝子関連研究はヒトでの研究と同じように、ヒトの社会脳という複雑なシステムがうまく機能しなくなる仕組みを理解する上で非常に価値がある。

今後の展望

自閉スペクトラム症の遺伝的基盤を探求している科学者たちは、暗闇の中で手探りだった状態から、大きな進展を遂げることのできる道具を手に入れるにいたった。過去数年間に登場した新しい技術、たとえば全ゲノムを迅速かつ安価に解析できる技術のおかげで、より多くの重要な関連遺伝子を特定できるに違いない。

この探求においては、次の四点に注目したい。第一に、何百もの異なる遺伝子が自閉スペクトラム症の発症に関係している可能性がある。すべての遺伝子が一人の発症に寄与しているとは限らないが、全人口でみれば、数百の関連遺伝子が存在する。第二に、ハンチントン病などの例外を除き、自閉スペクトラム症やうつ病、双極性障害、統合失調症を含むほとんどの脳の障害は、一種類の遺伝子の変異だけが原因ではない。第三に、自閉スペクトラム症に寄与する遺伝子を発見できれば、細胞レベルや、たんぱく質などの分子レベルで、何がうまく機能していないのかを理解する道筋をつけることができるようになる。自閉スペクトラム症の遺伝的基盤に関する研究におけるごく初期の発見から、シナプスの機能不全が明らかになった。

最後に、自閉スペクトラム症に寄与する遺伝子が特定されるにつれ、人類が社会的な存在であることを可能にし、社会脳を生みだしている遺伝子と神経経路について、より深く理解することができるようになる。また、遺伝子関連要因が環境要因とどのように相互作用し、特定の障害を生じさせるのかも解明できるであろう。

第3章　感情と自己の統一感――うつ病と双極性障害

　我々はさまざまな感情を経験する。「朝から虫の居所が悪かった」「彼は青息吐息だ」「彼女は新しい仕事に天にも昇る心地だ」など、感情を表現する言い回しがたくさんある。こういった言い回しでは、感情を、到来しては去る、一時的な心の状態として表現している。感情が変化するのはきわめて正常であり、むしろ望ましい。感情を意識することは、いきいきと生活し、人間社会の複雑な側面と折り合いをつけていく上で欠かせない。

　感情は通常、周囲の環境からもたらされる刺激に反応して一時的に生じる。特定の感情が持続して固定化された状態は、「気分」と呼ぶ。感情が日々の天気だとすると、気分は気候のようなものだ。世界各地で気候が大きく異なるように、個人の気分も多彩だ。安定した晴れやかな性質の人もいれば、暗いレンズを通して世界をみる人もいる。こうした外部世界との接し方の違いは、精神医学では「気質」と呼ばれ、我々の行動を織りなす。本章では、自己のもっとも深部にあり、もっとも個人的な感覚に根差している部分の基礎となる生物学について取り上げる。

　精神障害は、通常の行動が過剰に行われる状態だと考えられる。自分自身で異常な気分の持続や変化を経験したり、他の人がそういった状態になっているのを見たりすると、心配になる。気分障害は特定の感情が長く持続している状態である。人生観や行動に影響を与える極端な感情の状態である。たとえばうつ病は、憂うつや悲嘆の極端な形で、活動力や感情の欠如を伴う。一方、躁病は、高揚感と過剰な活動性が極端な形で現れている。双極性障害ではこれらの極端な状態が交互に現れる。

本章では、日常生活や自己の感覚において感情が果たす役割を考える。次に、うつ病や双極性障害の特徴から、我々自身についてどのようなことがわかるのかを検討する。また、脳科学の注目すべき進展から明らかになった、うつ病や双極性障害の原因や、有望な新しい治療法についても紹介する。気分障害の治療において精神療法がいかに重要か、単独で実施する場合と薬物療法と組み合わせて行う場合について検討する。最後に、気分障害の原因となっている遺伝子を取り上げる。これらの発見は、脳障害の研究が、健康な脳が感情を生みだす機能を解明する上で欠かせないものであることの証しである。

感情、気分、自己

我々の感情は、脳の側頭葉の深部にある扁桃体によって調整されている。扁桃体は、視床下部や前頭前皮質など脳の他の領域とつながっている。視床下部は、心拍数や血圧、睡眠のサイクルなど、感情的な反応と関連した身体の機能を調節する。このため視床下部は、幸福感や悲しみ、攻撃性、性的興奮、性交に伴う感情などを生みだす、感情の執行機関と言える。前頭前皮質は、意思決定や自己評価をになう、感情そのものや、感情が思考や記憶に与える影響を調節する。これらの領域のつながりは、気分障害のさまざまな精神的特徴や身体的症状を左右している。

感情は脳の早期警鐘システムの一部だ。太古の時代から身体に備わる、生き残るためのメカニズムと密接に関連している。チャールズ・ダーウィンが最初に指摘したように、感情は、ヒトだけでなく他の哺乳動物にも共通する、言語誕生以前からある社会的コミュニケーションの一部である。実際、ヒトは非常に優れた言語能力があるにもかかわらず、日々、感情を使ってお互いに願望を伝えているし、社会環境をチェックするのにも感情を使っている。危険が迫っている、何か好ましくないことが起きている、というシグナルが感情から送られると、我々は不安やイライラ、警戒心を感じ、しばしばその後に悲しい気持ちになる。対照的なのが恋に落ちたときなどに起こる肯定的な感情で、新しいエネルギーが湧き上がり、楽観的になり、素晴らしい感覚を与えてくれる。

脳は、移り変わる周辺の社会において、いい機会やストレスになりそうな要因がないかモニターしている。それに応じて感情は絶え間なく変化し、どのように対応すれば適切か、脳にシグナルを送る。感情による評価がなければ評価基準がなくなり、我々は外界を、単に行きあたりばったりの出来事が連続して起きている場だととらえるようになるだろう。そして、自己の感覚をもつことができなくなる。

気分障害は、自己の統一感に支障のでる脳の疾患だ。自己の統一感は、生命の維持に欠かせない感情をはじめ記憶や信念、行動の集合体であり、これによって我々一人ひとりが個性のある存在となっている。思考や気持ちが形成される上で、感情はまさに中心的な役割を果たしている。また同時に、誰もがふだんから日々、気分の変化を経験している。このため、気分障害を異常な状態であると認識したり、受け入れたりすることは非常に困難である。同じ理由から、気分障害のある人はしばしば社会的に汚名を着せられる。科学や医学の進展にもかかわらず、多くの人はまだ、気分障害を個人の弱さから生じるものだとか、個人の悪い行動だとみなす傾向がある。

気分障害と現代精神医学の起源

第1章で紹介したエミール・クレペリンは、現代の科学的な精神医学だけでなく、気分や思考、行動に対する薬剤の効果を研究する、精神薬理学の創始者でもある。一八八三年、『精神医学総論』の初版を出版し、後に大部の『精神医学教科書』に発展させた。一八九一年にはハイデルベルク大学で教鞭をとり始め、後にミュンヘン大学へ移った。クレペリンは、精神疾患は生物学的な疾患であり、遺伝的な基盤がある、と強く主張した。さらに、精神疾患の診断は、他の医学領域の疾患の診断と同じ基準に基づいて行うべきであると強調した。

つまり、クレペリンは自身に困難な課題を課したことになる。当時、精神疾患の診断を死後の剖検で確認することは不可能であった。脳には目立った痕跡がないからだ。脳のイメージング技術が登場するのはクレペリンの時代から一〇〇年後のことである。検査で調べられる生物学的指標（バイオマーカー）やイメージング技術がないため、クレペリンは患者の臨床的な観察に基づいて診断しなければならなかった。

観察によって診断するに際し、クレペリンは医学全般で用いられている三つの基準を採用した。症状、疾患の推移、最終的な帰結の三点である。

これらの基準を精神疾患に適用し、クレペリンは精神疾患を大きく二つのグループに分けた。思考障害と気分障害である。思考障害を「早発性痴呆（認知症）」、つまり若い人の認知症と呼んだ［訳者注／二〇〇四年一二月に厚生労働省が一般用語・行政用語を「認知症」とすると発表するまで、国内では「dementia」は主に「痴呆」「痴呆症」と訳されていた］。アルツハイマー病などの他の認知症と比較して、より若い年齢で始まるからだ。一方、気分障害を「躁うつ病」と呼んだ。抑うつ状態あるいは高揚した状態のいずれかの気持ちが症状として現れるからだ。現在、我々は若年性痴呆を「統合失調症」、躁うつ病を「双極性障害」と呼ぶ。躁状態がない、抑うつ状態だけの状態を「大うつ病」、あるいは「単極性うつ病」と呼ぶ。抑うつ障害の大半は単極性うつ病である。

クレペリンの観察に基づいた鑑別を基礎にして、統合失調症と双極性障害の診断は今日まで進化し続けている。しかし、最近の遺伝子研究により、いくつかの遺伝子は、両方の精神障害に寄与している可能性があるとわかった。その結果、統合失調症と双極性障害には共通した部分があるかもしれないと認識され始めている。これらの障害と自閉スペクトラム症の間にも重なる部分の存在する可能性がある。こういった認識は、クレペリンの古典的な研究から半世紀経って登場した。

思考障害と気分障害は人によって異なる影響をもたらすだけでなく、一人ひとり異なる経過をたどり、異なる帰結をもたらす。統合失調症は通常、認知能力の低下が最初の症状として登場する。若年成人になって初めて発症することが多い。症状が小康状態になることはあまりなく、多くの場合、症状は生涯続く。一方、対照的に、気分障害では一般的に断続的に症状がでる。症状のある時期と、次に症状がでるまでの間隔は、数カ月から数年までの幅がある。うつ病は通常、一〇代後半から二〇代前半に始まる。これに対して双極性障害は思春期の後期に始まることが多い。うつ病における、無症状の「寛解期」の平均期間は約三カ月であり、これは、初期段階では、うつ病に関与する脳の神経回路と脳機能の変化は可逆的であることを示している。しかし、年をとるにつれ、うつ病の有症状期間は長くなり、寛解期は短くなる。気分障害の人は多くの場合、寛解期には非常に元気に日常生活が送れるし、予後も統合失調症より良い。

気分障害は多くの脳の領域の神経回路に影響するため、活動エネルギーや睡眠のパターン、さらに思考に変化をもたらす。多くのうつ病患者は、入眠や睡眠の持続に苦労する。その一方で、不安を感じるよりも自分の世界にとじこもる傾向の強い患者は、一日中寝ていることがある。睡眠不足は、扁桃体の活動を増加させ、一部の双極性障害の人で、躁状態の症状を引き起こす引き金になることがある。

フィリップ・ピネルがサルペトリエール病院の患者を鎖から解放して以来、精神障害の治療法は断続的にしか改良されなかった。精神障害は医学的な疾患であり、遺伝的な要因が関与するというピネルの主張が、クレペリンによって具体的に前に進むまでに一〇〇年経過した。ピネルの患者に対する人道的な治療が精神療法として結実するまでにも、同じくらいの時間がかかった。以来、新しい形の精神療法や新しい薬物療法が開発されるようになってきた。また、それぞれの治療法がどのように作用し、相互作用をもたらしているのかについても、生物学的な理解が大きく深まってきた。治療において必須の要素は、精神障害が一生続くことを理解し、受け入れることである。気分障害をもつ人は常に、自分の気持ちと精神状態を意識する必要がある。

本章では、うつ病と双極性障害をそれぞれ個別に取り上げ、気分障害によって、我々の通常の気分の特徴についてどのようなことが明らかになったのかを紹介する。

うつ病

うつ病が疾患として最初に認識されたのは紀元前五世紀、ギリシャの医師ヒポクラテスによってである。ヒポクラテスは歴史上もっとも影響力のある医師の一人で、あまねく「西洋医学の父」とみなされている。ヒポクラテスの時代の医師は、病気が身体の特定の臓器に影響を与えるとは信じていなかった。代わりに、身体の四つの体液、「血」「粘液」「黄胆汁」「黒胆汁」の不均衡によってすべての病気が引き起こされると考えていた。したがってヒポクラテスは、うつ病は体内の黒胆汁が過剰にあるために起こると考えた。実際、古代ギリシャ語でうつ病を表す「メランコリア（melancholia）」は「黒胆汁」を意味する。

うつ病の臨床的な特徴は、人類の心の偉大な観察者であった作家ウィリアム・シェイクスピアによって最初に、そしておそらくもっともよく、まとめられた。『ハムレット』で、主人公はこう断言している。「私には、この世界の営みのすべてがわずらわしく、面白味がなく、退屈で、無益にみえる」。うつ病のもっとも一般的な症状は、持続的に悲しみや強い精神的苦痛を感じ、それに伴って無力感をもったり、自己評価が低くなったりすることである。こういった気持ちから、他の人と一緒にいるのを避けるようになり、ときには自殺を念慮したり試みたりすることもある。約二〇〇〇万人のアメリカ人を含め、世界人口の約五％が罹患している。一五歳から四五歳までの世代では、休学や休職の主要な原因である。

うつ病の人は、強い精神的な苦悩や孤独感を感じることがよくある。アメリカの小説家・随筆家ウィリアム・スタイロンは、うつ病体験についての回想録『見える暗闇――狂気についての回想』でこう書いている。「痛みは容赦ない。耐えられないのは、一カ月どころか一日、一時間、あるいは一分でも、病気が治癒することはないと予知してしまう状態である」(1)。

今日では、うつ病は黒い胆汁ではなく、脳の化学反応の変化によって引き起こされることがわかっている。しかし、その変化が起こる脳内のメカニズムは完全には解明されていない。科学研究は大きな進展を遂げつつあるが、うつ病は複雑な障害である。実際のところ、うつ病はおそらく一つの障害ではなく、異なる複数の生物学的なメカニズムによって引き起こされる、重症度にも違いのある、複数の異なる障害であろう。

うつ病とストレス

愛する人の死や失業、大きな異動、失恋など、精神的ストレスをもたらす人生の出来事が、うつ病発症のきっかけになることがある。同時に、うつ病がストレスを引き起こしたり、より強くしたりすることもある。コロンビア大学の臨床心理学教授であり、優れた作家でもあるアンドリュー・ソロモン（図３－１）は、大きなストレスをもたらしたいくつかの出来事に続いて、うつ病を発症したときの様子を次のように描写している。

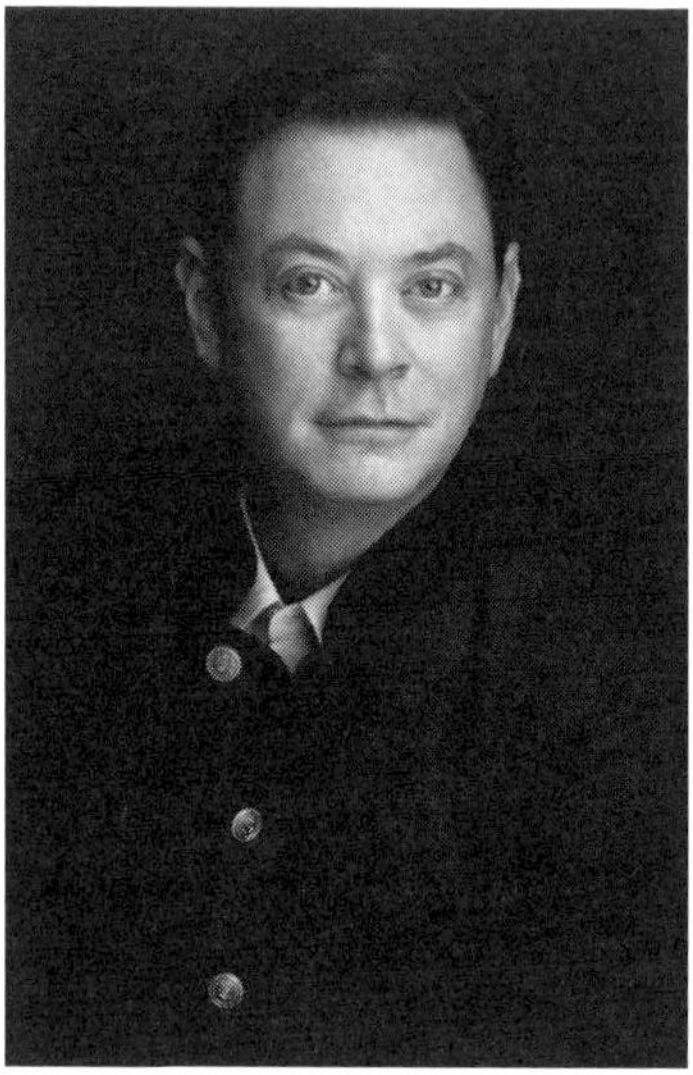
図3-1　アンドリュー・ソロモン

私は自分自身をかなり丈夫で、強く、どんなことにもそれなりに対処できる人間だと思っていました。そんなある時期、いくつかの個人的な喪失体験が続きました。母親が亡くなり、交際していた相手との関係が終わり、それ以外にもうまくいかないことがいろいろとありました。そういった危機的な状況をなんとか大きく傷つくこともなく乗り越えました。しかし、その二～三年後に突然、うんざりした気持ちになることが多いのに気がつきました……とくによく覚えているのは、帰宅後に電話の留守番メッセージを聞いているとき、友だちの声を聴いて嬉しく思うのではなく、「こんなに多くの人に返事の電話をしなくちゃならないのか」と思い、疲れを感じてしまったことです。そのころ私は初めての小説を出版し、かなり良い評価を受けました。しかし、ぜんぜん関心がもてませんでした。それまでの人生では小説を出版することがずっと夢で、それがようやく実現したにもかかわらず、何も感じられなかったのです。そんな状態がしばらく続きました……。

そして……何をするのにも、すべてが膨大な、圧倒的な努力をしないとできないように思い始めました。「そろそろランチを食べなくちゃ」と思ったときに、食べ物を出さなければならない、お皿に盛りつけ、切って、噛んで、飲み込まなくちゃいけない……と考えてしまうのです。自分がそう考えてしまうのはばかげていることだとはわかっていたのですが、そのような考えは非常に鮮明で、かつ身体的で、切迫しており、逃れることができませんでした。時間が経つにつれ、活動量が減り、他の人との交流も減り、考えることや感じることも減りました。

その後、不安がやってきました……うつ病におけるもっともひどい地獄は、不安に襲われた状況から決して抜けだすことができないだろうという感覚です。その感覚を軽減できれば、苦しい状態でも耐えられます。しかし、もし誰かが私に「来月一カ月間は、激しい不安状態でいなければならない」と言ったら、私は自殺するでしょう。激しい不安状態は、一秒でも耐えられないほど恐ろしい状態だからです。それは、常に恐怖を感じているのに、何を恐れているのかがわからないような感じです。滑ったりつまずいたりして地面に倒れる最中、地面にぶつかる前に地面の方が自分に向かって迫ってくるような感覚に似ています。その感覚は約一秒半続きます。私の最初のうつ病発作では、強い不安に襲われる時期が六カ月間続きました。まったく動けない状況でした……。

症状はどんどん悪化しました。ついにはある日、目を覚ましたとき、脳卒中を起こしたのではないかと思いました。ベッドに横たわったまま、人生でこれほどひどく感じたことがないほどだったので、誰かに電話をするべきだと思いました。ベッドの横のナイトテーブル上にある電話に目をやりましたが、手を伸ばしてダイヤルすることができませんでした。四～五時間、電話をじっと見つめたままベッドに横たわっていました。そして、やっと電話が鳴りました。私は受話器を取って答えることができました。「ひどい問題に直面しているんです」と言いました。こうしてようやく、抗うつ薬を処方してもらいに行き、本格的な治療を始めました。[2]

抑うつ状態とストレスは、体内で同じ生化学的な変化を引き起こすようである。どちらも、ホルモンの分泌などを制御している神経内分泌系である、「視床下部－下垂体－副腎系」を活性化させる。すると副腎から主要なストレスホルモンであるコルチゾールが放出される。コルチゾールによって知覚した脅威に対する警戒心が強まるので、短期間の放出は有益だ。しかし、重度のうつ病や慢性的なストレス状態で、コルチゾールの分泌が長期的に続く状態は有害である。うつ病や強いストレスを感じている人に、食欲や睡眠、活動力の変化が生じる原因となる。

コルチゾール濃度が過剰になると、記憶の保存に重要な脳の海馬と、生きる意欲を制御し、意思決定や記憶の保存に影響を与える前頭前皮質のニューロン同士のシナプス接続が破壊される。両領域のシナプス接続が衰弱すると、うつ病や慢性ストレス状態の症状としてよくみられるように、感情が平坦になったり、記憶力や集中力が低下したりする。うつ病の人の脳のイメージング研究から、前頭前皮質や海馬のニューロン間のシナプスの全体的な大きさや数が減少していることが明らかになっており、それは剖検でも確認されている。また、マウスやラットの研究からも、ストレス下に置かれると、海馬と前頭前皮質のシナプス接続が失われることがわかっている。

モデル動物による研究は、ストレスの背後にある、恐怖感をになう神経回路について貴重な洞察をもたらしてくれた。これまでの研究から、本能的な恐怖と学習した恐怖はともに扁桃体と視床下部を活性化させることがわかっている。扁桃体はどの感情を呼び起こすかを決定し、視床下部はそれを実行して実際にその感情を引き起こす。扁桃体が恐怖反応を呼び起こすと決めると、視床下部は交感神経系を活性化させ、心拍数や血圧を上昇させ、ストレスホルモンの分泌を促進し、性的あるいは攻撃的、防御的、逃避的な行動を制御する。

これらの発見は、コルチゾールの長期にわたる分泌とそれに伴うシナプス接続の損失が、双極性障害を含む、うつ状態の重要な要因であるという考え方と整合する。

うつ病に関与する神経回路

かつて、精神障害が脳のどの領域に起因するのかを調べるのは困難だった。しかし最近の脳イメージング技術、とくにＰＥＴや機能的ＭＲＩにより、うつ病に関連する神経回路のうち、少なくともいくつかの要素を特定することが可能になった。患者の神経回路を系統的に調べることにより、どの神経活動のパターンがうつ病によって変化するかが明らかになった。そして、抗うつ薬や精神療法が、変化した活動パターンにどのような影響を与えるのかも調べることができるようになった。さらに、最近の脳イメージング研究により、精神療法だけでいいのか、薬物療法も加えた方がいいのかを判断する指標となる、脳のバイオマーカーが同定された。

エモリー大学の脳神経学者ヘレン・メイバーグは、うつ病に関連する神経回路には数カ所の接続中継点があることを発見した。中でもとくに重要なのは、梁下《りょうか》帯状皮質という領域にある「25野」と「右前部島《とう》皮質」である。(3)

25野は、思考や運動の制御、そして衝動といった精神活動が一体になる領域である。「セロトニントランスポーター」と呼ばれるたんぱく質を生成するニューロンがたくさんある。このたんぱく質は、神経伝達物質セロトニンをシナプスから取り除く「セロトニンの再取り込み」をになう。この点は重要である。なぜなら、セロトニンは、気分を制御しているニューロンから分泌される、調節機能をもった神経伝達物質だからだ。この種の神経伝達物質は、単にある刺激を一つの神経細胞から次の神経細胞に伝えるだけでなく、神経回路全体やその領域の活動を調整する役割を果たしている。うつ病の人の脳内では、セロトニントランスポーターがとくに活発に働いていて、25野のセロトニン濃度を下げるのに部分的に関与している。

二つ目の重要な接続中継点である右前部島皮質は、自己の認識と社会的な経験に関する情報が一緒になる領域である。前部島皮質は、睡眠や食欲、性欲を調節している下垂体や扁桃体、海馬、前頭前皮質に接続している。右前部島皮質は、身体の生理学的な状態についての感覚情報を受け取り、その状態への反応としてどのような行動や意思決定をするか決めるのに必要となる感情を生成する。

うつ病と双極性障害の両方に関与していると考えられている別の脳の構造は、前帯状皮質の「脳回《のうかい》」である。大脳の表面には襞《ひだ》があるが、その隆起した部分が脳回だ。大脳の左半球と右半球をつなぐ神経線維の束を「脳梁」と呼ぶ。脳回は、脳梁と平行に走っている。前帯状皮質にある脳回、つまり前帯状回は、機能的に二つの領域に分かれている。一つの領域（吻側腹側部《ふんそくふくそくぶ》）は、情動に関連した脳の機能や、自律神経に関連した機能にかかわっていると考えられており、海馬や扁桃体、眼窩《がんか》前頭前皮質、前帯状回とつながっている。さらに、ドーパミンを介して報酬や快感を予測した行動を制御する上で重要な神経回路の一部である、「側坐核《そくざかく》」とも接続している。この部位については、第9章で詳しく触れる。前帯状回のもう一つの領域（尾側部）は、認知機能と行動の制御に関与していると考えられており、前頭前皮質の背側部《はいそくぶ》や二次運動野（皮質）、後帯状皮質とつながっている。

これらの領域は、気分障害のある人においては正常に機能していない。そのために感情や認知、行動などを巻き込んだ症状がでる。感情に関与する領域は、うつ病や、双極性障害の抑うつ状態において、一貫して過活動である。これから紹介するように、抗うつ薬治療が成功すると、これらの領域内の特定の部位、前帯状皮質膝下《しっか》部の活動が低下する。

思考と感情の断絶

メイバーグはうつ病患者の脳の25野における過剰な活動を見いだすと同時に、前頭前皮質の他の領域での活動低下も見つけた(4)。前頭前皮質は、集中力や意思決定、判断、そして将来の計画立案に関連した機能をになっているとされる。そして、扁桃体や視床下部、海馬、および島皮質に直接つながっている。逆に、これらの領域からも直接、25野に接続がある。日々、健康的に計画を立て、周辺世界に対応することができるのは、脳内のこれらの領域が、感情と思考を利用して、相互にコミュニケーションをとっているからだ。

脳のイメージングは、気分障害の症状に伴う、脳構造のいくつかの変化を明らかにした。たとえば、うつ病患者の扁桃体は増大していた。うつ病や双極性障害、不安障害の人は、扁桃体の活動が増加していることも明らかになった。研究者は、扁桃体の活動の増加は、うつ病患者が感じる絶望感や悲しみ、精神的な苦痛の原因となっている可能性があると示唆している。加えて、うつ病では、他の多くの精神障害と同じように、海馬のシナプスの数や大きさが減少している。うつ病が長引くと、海馬の容積が小さくなることもわかっている。うつ病の人が記憶に問題を抱えることがあるのは、これが一因と考えられる。

また、脳イメージングにより、うつ病では視床下部もうまく機能していないことが判明した。うつ病の人が、セックスへの欲求や食欲の喪失といった衝動の欠如を経験する原因の一部は、そこにあるかもしれない。島皮質は体性感覚に関与しているので、そこがうまく機能しないために、うつ病の人は生命力を失い、死んでしまったような感覚に陥ることがあるのかもしれない。

25野が過剰に活性化されるたびに、感情と関係のある神経回路の一部において、思考と関係する神経回路との連絡が文字通り断絶してしまう。それが自己のアイデンティティの喪失につながっている可能性があると、研究により報告されている。メイバーグがうつ病患者を対象に行った脳イメージング研究によって、神経回路のどこに断絶が生じているかが明らかになり、なぜ、うつ病では、自分ではどうしようもない身体感覚が生じるのかを説明できるようになってきた[5]。

うつ病の治療

うつ病の効果的な治療法を開発することが大切であるもっとも重要な理由は、自殺を防ぐためである。

アメリカで発生する年間四万三〇〇〇件の自殺の半数以上はうつ病が原因だ。うつ病を患う人の約一五%が自殺する。その比率は他の疾患の末期の人の自殺率よりもはるかに高い。アメリカにおける人口あたりの殺人率と等しく、交通事故による死亡率を上回っている。うつ病を患っている女性は男性の二倍いて、女性患者は男性患者の三倍の頻度で自殺を試みる。ただし、男性患者の方が実際に自殺で亡くなる可能性が三〜四倍高い。銃を使う、橋から飛び降りる、地下鉄の列車に身を投げる、といったより侵襲的で致命的な手段を選びがちだからである。

薬物療法

うつ病治療で最初に使われた薬は、偶然、発見された。その偶然は患者にとって幸運だっただけでなく、うつ病の背景にある生化学的な異常についての最初の洞察を提供することになった。

英ケンブリッジ大学生化学学部の大学院生だったメアリー・バーンハイムは一九二八年、「モノアミン」と呼ばれる神経伝達物質の一群を分解する酵素、モノアミン酸化酵素(MAO)を発見した[6]。前述のように神経伝達物質は、ニューロンが他のニューロンとコミュニケーションをとるために放出する化学的なメッセージであると言える。モノアミン酸化酵素の発見は、結核の治療に使われた「イプロニアジド」という薬の開発につながった。

ニューヨーク州スタテン島にあるシービュー病院の結核病棟で働く医師や看護師は一九五一年、イプロニアジドを服用している患者は、服用していない患者より、元気があって幸福そうにみえることを見出した。すぐに臨床試験が行われ、イプロニアジドに抑うつ症状を軽減する効果のあることがわかった。

そのすぐ直後に、もともと統合失調症の治療薬として開発された薬「イミプラミン」が、モノアミンが神経末端に「再取り込み」されるのを阻害することで、うつ症状を緩和することも発見された。再取り込みは、神経伝達物質を再利用し、シナプス間のシグナル伝達を停止させるプロセスである。

イプロニアジドとイミプラミンの抗うつ効果は、モノアミンがうつ病に何らかの形で関与していることを示唆している。しかし、どのように関与しているのだろうか？

複数の研究者により、モノアミン酸化酵素は、シナプスにある二つのモノアミン神経伝達物質、ノルアドレナリンとセロトニンを分解することがわかった。これらの神経伝達物質がシナプスに十分にないと、うつ症状が現れる。モノアミン神経伝達物質を分解するこの酵素の活性を薬によって阻害することで、より多くのノルアドレナリンとセロトニンがシナプスに残り、うつ症状を緩和できると考えられる。このようにして、モノアミン酸化酵素阻害薬がうつ病の治療法として誕生した。研究者たちはその後、イプロニアジドとイミプラミンは、うつ病やストレスによって機能が損なわれる海馬と前頭前皮質において、いったんは減少したシナプスの大きさや数を増大させることも発見した。

これら二種類の抗うつ薬の作用が解明されたことにより、うつ病の原因はノルアドレナリンやセロトニンの一部、あるいは両者の減少によるものだとする「モノアミン仮説」が生まれた。この仮説により、一九五〇年代に高血圧治療薬として使われ、一五％の人にうつ病を引き起こした薬物、レセルピンの謎が解けた。レセルピンは、脳内のノルアドレナリンやセロトニンを減少させていたのだ。

一九八〇年代、「選択的セロトニン再取り込み阻害薬（ＳＳＲＩ）」として知られるフルオキセチン（商品名／プロザック）などの薬物が登場したことにより、うつ病のモノアミン仮説は修正された。ＳＳＲＩは、セロトニンの再取り込みを阻害することで、シナプスのセロトニン濃度を増加させるが、ノルアドレナリンには作用しない。この発見により、うつ病はノルアドレナリンの減少ではなく、セロトニンの減少と関係がある、と科学者は結論づけた。

しかし時間が経つにつれ、うつ病を治療するには、単にシナプスに洪水のようにセロトニンを流し込むだけではだめであると認識されるようになった。セロトニンを増やしても、すべての患者の症状が改善するとは限らなかった。逆に、セロトニンを減らしても、必ずしもうつ病の症状が悪化しないこともあるし、必ずしも健康な人すべてにうつ病を引き起こすわけでもない。さらに、プロザックなどの抗うつ薬はうつ病患者のセロトニンを非常に素早く増加させるにもかかわらず、患者の気分やシナプス結合が改善するのには数週間はかかる。

モノアミン仮説は、最終的にはうつ病の背景にある生物学を完全には説明することができなかったものの、多くの脳研究が行われるきっかけとなった。そして、セロトニンが気分の調整において重要な役割を果たしていることが判明した。その意味で、モノアミン仮説は、多くのうつ病患者の生活を改善するのに貢献したと言える。

選択的セロトニン再取り込み阻害薬は、服用を始めてから効果がでるまでに約二週間かかる。その間は自殺の可能性が残ったままになる。また、同阻害薬にまったく反応しない人も少なくなかった。そのため、即効性のある新しい薬が必要であった。しかし、多大な研究開発が行われたにもかかわらず、即効性のある薬が登場するまでには二〇年かかった。

即効性のある薬は、もともとは動物の麻酔薬として使われていたケタミンだ。イェール大学のロナルド・デュマンとジョージ・アガジャニアンがケタミンの作用機序を発見した(7)。既存の治療に反応しない治療抵抗性うつ病の患者に対して投与すると、数時間以内で効果が現れる。さらに、一回の投与で効果が数日間続く。ケタミンには自殺念慮を減少させる効果もありそうだ。現在、双極性障害の抑うつ状態の期間の短期治療に使えないか研究されている。

ケタミンは、従来の抗うつ薬とは異なる作用機序をもっている。まず、セロトニンではなくグルタミン酸を標的にしている。この点が重要だと理解するためには、神経伝達物質が「媒介」と「調節」の二つのカテゴリーに分類できることを知る必要がある。媒介的な働きをする神経伝達物質は、ニューロンがシナプスにおいて放出すると、標的となるニューロンに直接、作用する。標的細胞を刺激して興奮させるか、抑制して反応を抑えるか、そのどちらかの作用がある。グルタミン酸はもっとも一般的な興奮性神経伝達物質であり、GABA（γ《ガンマ》－アミノ酪酸）はもっとも一般的な抑制性神経伝達物質である。一方、調節的な神経伝達物質は、興奮性神経伝達物質や抑制性神経伝達物質の作用を微調整する。ドーパミンやセロトニンは調節的な神経伝達物質である。

ケタミンは、標的神経細胞に直接作用する興奮性神経伝達物質グルタミン酸に影響を与えるので、シナプスでの反応を調節的に制御する神経伝達物質セロトニンに作用する薬よりも、抑うつ症状を早く軽減する。ケタミンはさらに、標的神経細胞の表面にある、グルタミン酸と結合する特定のグルタミン酸受容体をブロックする。このため、一つのニューロンから次のニューロンへのグルタミン酸の伝達が阻止される。グルタミン酸は、ケタミンによってブロックされた受容体には結合できないため、神経伝達物質として標的細胞に影響を与えることができなくなる。ケタミンの抗うつ効果が明らかになったことにより、うつ病についての考え方が根本的に変わった。

ケタミンの効果は、うつ病の発症にはそれまで知られていたのとは別のメカニズムがあることを明らかにした。うつ病は単にセロトニンとノルアドレナリンの不足だけではなく、ストレスによって過剰なコルチゾールが放出され、海馬や前頭前皮質のニューロンが損なわれることでも発症する。高濃度のコルチゾールによってグルタミン酸が増え、増加したグルタミン酸が海馬や前頭前皮質の神経細胞に悪影響を与えていることが判明した。

ケタミンを含めたほぼすべての抗うつ薬は、海馬と前頭前皮質のシナプスの成長を促進し、コルチゾールとグルタミン酸によって生じた損傷を埋め合わせる。それも、これらの薬剤に効果がある理由の一つだ。さらに、齧歯類の実験では、ケタミンはシナプスの成長を速やかに誘導し、慢性ストレスによって引き起こされた脳の特定領域の萎縮を回復させることがわかった。こういった効果から、うつ病治療薬としてのケタミンの発見は、過去半世紀のうつ病研究におけるもっとも重要な進展だとして称賛されている。しかしながら、ケタミンには吐き気や嘔吐、精神錯乱などの副作用があるため、長期的には服用できず、ＳＳＲＩに取って代わる薬剤にはなれない。むしろ、ケタミンは即効性があるため、セロトニンを増強させる薬の効果が現れるまでの約二週間、自殺のリスクを軽減するために使われている。

精神療法――話す治療

精神療法はほとんどの精神疾患の治療において不可欠だ。簡単に言えば、精神療法とは、患者と治療者が良好な関係を結んだ上で行われる、言葉でのやりとりである。さまざまな形態の精神療法があり、それぞれいくぶん異なる理論的基盤をもっているであろうが、重要な要素は共通している。精神療法は一世紀以上にわたって行われてきたが、それが脳にどのような影響を与えるのかが研究され始めたのは最近のことである。

精神療法として最初に登場したのは精神分析である。ウィーン大学医学部（現ウィーン医科大学）でフロイトの先輩だったヨーゼフ・ブロイアーが始めた。一八九五年、フロイトはブロイアーの研究に加わり、共同で論文を出した。神経学的には説明のつかない、身体の左側の麻痺に苦しんでいたアンナ・Oという患者についての論文だった[8]。ブロイアーはアンナに思い出や空想、夢について自由に思いついたまま話すように勧めた。その過程で、アンナはトラウマとなった出来事を思い出した。記憶がよみがえったことで、彼女の麻痺は和らいだ。このように思いついたままに自由に話をしてもらうプロセスを、ブロイアーは後に「自由連想法」と呼ぶようになった。

フロイトはアンナ・Oの治療に大きな感銘を受けた。自分の患者の治療にもブロイアーの技法をとり入れた。フロイトは、患者たちの空想や思い出から、精神疾患の原因は幼児期や幼少期にあると推測した。現代の精神分析学者三人、コロンビア大学医学部のスティーブン・ルースとワイル・コーネル医療センターのアーノルド・クーパー、ユニバーシティ・カレッジ・ロンドンのピーター・フォナギーは、フロイトの観察のうち次の三点が、精神分析において中心的な役割を果たすと指摘している[9]。

第一は、子どもは本能的に性的行動や攻撃的行動をするという点だ。ただし、幼少期から成人期にいたるまで、社会的に禁じられているために、こういった本能的な行動は抑制されている。言い換えれば、性的行動や攻撃的行動は成人期になって生じるわけではない。それらは幼少期から存在している。

第二に、子どもは、幼少期の欲求を禁じられることによる葛藤やトラウマとなるような体験を、無意識のうちに抑圧して我慢するという点だ。これらの抑圧された気持ちが、成人になったときに精神疾患を引き起こすことがある。精神分析の自由連想で、患者は抑圧されていた葛藤などを表面化させ、抑圧状態から解放する。その表面化された内容を治療者が解釈することが、患者の葛藤の解決や、症状の緩和の助けになると考えられる。

第三は、患者は、治療者との関係において、幼少期の関係者との関係を再現することがあるという点だ。この再現を「転移」と呼ぶ。転移と、治療者による転移の解釈は、治療プロセスにおいて中心的な役割を果たす。

精神分析は、自由連想と解釈に基づく新しい精神医学的研究方法の先駆けとなった。フロイトは、精神分析を行う治療者に、それまで誰も行わなかったような注意深さで患者の話を聞くように教えた。また、関連性がないように思われる非連続的で不明瞭な患者の連想をどう理解すればいいか、暫定的な方法も提唱した。

歴史的にみると、精神分析の目的は科学的だったが、その方法はあまり科学的ではなかった（第11章参照）。それどころか、フロイトや他の精神分析の創始者たちは、それほど真剣にこの精神療法の有効性を証明しようとはしてこなかった。変化が訪れたのは、一九七〇年代にペンシルベニア大学の精神分析家アーロン・ベックが、うつ病に関するフロイトの考えを検証し始めてからである。

フロイトは、抑うつ状態の人は愛する人に対しては反感をもつが、自分にとって重要な人物に対しては否定的な気持ちを抱くことができないと主張した。そのため、否定的な気持ちを抑圧し、無意識のうちにその感情を内側に向ける。その苦悶が、最終的には自分は無価値だと感じて低い自尊心しかもてないという、うつ病の特徴につながる、とフロイトは考えた。

しかしベックは、自分が診《み》ているうつ病患者は、実際には他の精神疾患の患者よりも反感をみせることが少ないのに気がついた。その代わり、常に自分を負け組とみなし、自分自身に対して非現実的なまでに高い期待をもち、ちょっとした失望感すらうまく処理できないことが多かった。この思考パターンは、実際の社会の中で自分自身をどのようにみるか、という認知機能の障害から生じていると考えることができる。

ベックは、患者がもつ否定的な信念や思考プロセスを特定し、それらをより前向きなものに置き換えられるよう患者を支援すれば、無意識の葛藤に対処することなく、うつ病の症状を和らげることができるのではないかと考えた。そして実際に、患者に対して本人がそれまでに成し遂げてきた成果や業績、成功体験の証拠を示して、自己否定感を変化させることができないか検証してみた。多くの患者は驚くような速さ、二〜三回の面談で、気持ちやさまざまな機能が改善した。

ベックはこの肯定的な結果に勇気づけられ、うつ病の背景にある患者の認知傾向や歪んだ思考方法を、短期間でかつ体系的に治療する精神療法を開発し、「認知行動療法」と命名した。複数の患者で効果があることを確認した後、他の医療従事者が同じ治療を行えるようマニュアルを作成した[10]。さらに、治療効果についても検証した。

効果を検証するための研究によると、軽症と中等症のうつ病においては、認知行動療法を行った場合、行わないよりも治療効果が高く、抗うつ薬だけの場合と比べると同等、またはそれ以上の効果があった。重症のうつ病に対しては抗うつ薬ほどの効果はなかったものの、認知行動療法と抗うつ薬には相乗効果があり、両方を行うと、片方だけの場合よりも効果があった[11]。

認知行動療法は、精神医学や精神分析学に大きな影響を与えた。精神療法のような複雑なプロセスも、治療効果を科学的に評価できることを示したからだ。その結果、精神療法は現在、実証的に評価されている。

精神科医はかつて、精神療法と薬物療法は異なる方法で作用すると考えていた。精神療法は心に働きかけ、薬剤は脳に働きかけるとみていた。しかし現在、現実はそうではないとわかっている。精神療法の治療者と患者の間の相互作用は、実際に脳を生物学的に変えることができる。この発見は驚くべきものではない。私自身の研究で、学習によってニューロン間の接続に解剖学的な変化が生じ、その解剖学的変化は、記憶の基盤になっていることがわかっている。精神療法は、結局は学習と記憶という一連のプロセスなのである。

したがって、精神療法は持続的な行動の変化をもたらすのと同じように、脳内にも変化をもたらしている。最近の研究によって、どの種類の精神療法がどのような患者にもっとも効果的であるのかもわかりつつある。

薬物療法と精神療法の組み合わせ

すべての薬物療法には副作用がある。それは、少しわずらわしく感じる程度のものから命にかかわるものまで、さまざまである。患者はしばしば副作用がいやで服薬を中断する。一方、効果が実証されている精神療法にはそのような副作用はない。したがって、多くのうつ病患者にとって最適の治療法は薬物療法と精神療法の組み合わせである。

ベックをはじめとする臨床研究者は一九九〇年代、薬物療法と精神療法の相乗効果を使って治療する方法を編みだした。薬剤が脳内の化学物質のバランスの回復を助けるのに対し、精神療法は一貫した、支援的で健全な治療者との関係を提供する。どちらも、精神疾患から回復し、充実した生産的な人生を送るために重要な要素である。

ジョンズ・ホプキンス大学医学部の気分障害センターの共同センター長ケイ・レッドフィールド・ジャミソンは、双極性障害患者でもあるが、上記の点に強く同意している。著書『躁うつ病を生きる――わたしはこの残酷で魅惑的な病気を愛せるか？』で、「（精神療法は）混乱した状態からいくらか分別を取り戻し、恐ろしい思考や気持ちを制御し、希望をもつことや、それまでの体験から学ぶことが可能であると思えるようにしてくれる。一方、薬からは、現実世界に戻れるほどの回復は得られない[12]」。アンドリュー・ソロモンも同意見だ。次のように書いている。

ひとたび本来の自分自身に近い状態に戻り始めたとき……何が自分のうつ発作を引き起こし、それをコントロールするにはどうすればいいのかを見つけなければなりませんでした。その作業は、精神分析の専門的訓練を受けたセラピストと一緒に行いました……抑うつ症状の後、とくに薬を使って精神的状態を変えた後には、もっとも根源的な次元で、自分自身が何者かを理解する必要があります……。

私は今、精神薬理学と精神分析の専門家の支援を受けています。彼らの仕事と、彼らと一緒に行った治療がなければ、今日の私はありませんでした。うつ病の生物学的な説明は、同じうつ病の症状を、化学と精神分析では異なる用語を使って記述している、という現実を見落としているようです。精神薬理学も精神分析的洞察もまだ十分には進展していません。双方の視点からうつ病に伴うさまざまな問題に取り組むことで、回復する方法だけでなく、回復に伴う人生をどのように生きればいいのかもわかってくるはずです[13]。

メイバーグは最近の研究で、うつ病患者に対し、認知行動療法か抗うつ薬治療のどちらかを行った。治療前に右前部島皮質の活動量が標準以下だった人は認知行動療法によく反応し、抗うつ薬にはあまり反応しなかった。一方、右前部島皮質の活動量が標準以上だった人は、抗うつ薬でよりよく回復し、認知行動療法ではあまり回復がみられなかった。この研究によりメイバーグは、うつ病患者の特定の治療に対する反応が右前部島皮質の活動量から予測できることを見いだした。[14]

これまで紹介してきた研究から、脳障害に関する生物学において重要な、四つの特徴がわかる。第一に、精神障害によって混乱した神経回路は複雑である。第二に、測定可能な脳障害のバイオマーカーを特定することができ、それによって精神療法と薬物療法の治療効果を予測できる。第三に、精神療法は生物学的な治療であり、脳内に検知可能で持続的な物理的変化を引き起こす。そして第四に、精神療法の効果は実証的に研究できる。

多くの精神療法士は、自分たちの治療の基盤を実証的に検証することに積極的ではなかった。一因は、人間の行動は科学的な用語で説明するには難しすぎると信じているからだ。しかし、認知行動療法は生物学的な治療であるというメイバーグの発見により、精神療法の効果を厳密に客観的な方法で評価する道がひらかれた。

脳刺激療法

うつ病を患う人の一部は、薬物療法にも精神療法にも反応しない。そのような人々の多くにとって、電気けいれん療法や脳深部刺激療法が有益であると証明されている。

電気けいれん療法は一九四〇年代から五〇年代には電気ショック療法とも呼ばれ、悪評がたった。麻酔もかけずに大量の電気を流し、痛みや骨折などの重篤な副作用が生じたからだ。しかし、今日の電気けいれん療法は痛みを伴わない。患者に全身麻酔をかけ、筋弛緩剤を投与した上で、小さな電流で短いけいれんを誘発するだけである。多くの患者は数週間のうちに六回から一二回の治療を受ける。電気けいれん療法になぜ効果があるのかはまだ正確にはわかっていないが、脳内の化学反応が変化することでうつ病の症状が緩和されるのだろうと考えられている。残念ながら、電気けいれん療法の効果はあまり長く持続しない。

エモリー大学のマーロン・デロングと、フランスのグルノーブルにあるジョセフ・フーリエ大学のアリム・ルイ・ベナビドは一九九〇年代、パーキンソン病の治療のために脳深部刺激療法を改良した。脳深部刺激療法では、外科医が患者の脳神経回路のうまく機能していない領域に電極を挿入すると同時に、身体の他の部位に、高周波の電気刺激を送る装置を埋め込む。これはペースメーカーが心拍数を調整する仕組みと似ている。脳深部刺激療法による刺激は、パーキンソン病の症状を引き起こす異常なシグナルを出す、ニューロンの発火を遮断する。

メイバーグはこういった治療法の進展に精通しており、脳の25野におけるニューロンの過剰な活動を減らすことができれば、うつ病の症状を緩和できる可能性があると考えた。まずはトロント大学、次にエモリー大学で、脳神経外科医チームの協力を得て、難治性うつ病患者二五人に対し、前部島皮質に電極を挿入して脳深部刺激療法を行った。彼女が手術室で患者の電極のスイッチをオンにすると、患者の気分が即座に変化した。患者は、うつ病特有の絶え間ない精神的苦悩を感じなくなったのだ。うつ病のその他の症状も次第に緩和されていった。患者はうつ病から回復し、長期的に安定した状態で過ごすことができた[15]。

双極性障害

双極性障害は、気分や思考、活動エネルギー、行動が極端に変化するのが特徴である。そのために通常はうつ状態と躁状態を交互に繰り返す。交互に気分が変化する点が、双極性障害とうつ病の違いである。

躁状態の発作では、高揚感や解放感、イライラ感といった気分の変化に加えて、活動が増えたり、次々とアイデアが湧いたり、衝動的になったり、睡眠時間が短くなったりという症状が特徴的だ。躁状態の最中には、薬物乱用や性的乱行、過剰な浪費、暴力といったリスクの高い行動に走ることがしばしばある。躁状態のときには、他の人との関係を損なうような言動をとることもある。法的に、あるいは仕事上、トラブルに巻き込まれることもある。躁状態の発作は、患者本人だけでなく周りの人々にとっても恐ろしい事態を招くことがある。

うつ病発作の経験者のうち約二五％が躁状態の発作も経験する。最初の躁状態の発作は通常、個人的な状況もしくは環境的な状況、あるいはその両方によって引き起こされる。発症のきっかけは、人生における大きなストレスを感じる出来事で、それは前向きな出来事のことも後ろ向きな場合もある。他の人との衝突や緊張関係、不十分な睡眠、過剰な刺激、そして他の疾患がきっかけとなることもある。躁状態の発作の後に、うつ状態の発作が続く。うつ状態の発作は、どの種類のうつ病でも再発するのが一般的ではあるが、双極性障害における再発頻度は他の場合の二倍だ。双極性障害は躁状態とうつ状態が交互に現れるため、躁状態の発作も同じ頻度で再発する。

最初の躁状態が現れるのは通常一七歳か一八歳で、その後、脳が変化する。ただし、どのように変化するのかはまだ解明されていない。脳が変化した後の二回目以降の発作では、より小さな出来事が発症のきっかけとなりうる。三～四回目以降の発作では、発症のきっかけが必要でなくなることもある。双極性障害の人は年齢を重ねるにつれて病気が進行し、発作の間隔が短くなることがある。とくに治療を中断した人はそうなりやすい。

双極性障害の患者はアメリカの全人口の約一％であり、三〇〇万人以上いる。うつ病は女性に多いが、双極性障害は男女とも同じ発症率である。双極性障害には複数の型がある。もっとも一般的なのは双極Ⅰ型障害および双極Ⅱ型障害だ。双極Ⅰ型障害の人は躁状態に陥り、ときには幻覚や妄想といった精神疾患に移行することもある。一方、双極性Ⅱ型障害では、より軽度の「軽躁状態」が起きる。「混合状態」と呼ばれる、躁状態とうつ状態の両方の症状を同時に経験する人もいる。

双極性障害の原因はまだ正確にはわかっていないが、遺伝学的な要因と生物化学的な要因、環境要因が複雑にからみあって起きていることはわかっている。誰しもみな、気分が変わる。興奮する出来事は幸福感をもたらし、不快な出来事は落ち込ませる。それでも、ほとんどの人は短時間で通常の状態に戻る。しかし、双極性障害のある人は、同じ出来事によって長期間、極端なうつ状態や躁状態に陥ってしまう可能性がある。双極性障害にはとくに二つの重要なリスク因子がある。第一は、遺伝学的な背景で、きょうだいや親が双極性障害の場合、リスクは高まる。第二は、大きなストレス状態が持続する期間の長さである。

双極性障害におけるうつ状態の発作は、うつ病と似ている。そのため、うつ病に関する生物学的研究で明らかになった知見は、双極性障害のうつ状態にもあてはまる。たとえば、ストレスの果たす重要な役割やうつ状態と密接に関係する神経回路、思考と感情の断絶、抗うつ薬の作用機序、精神療法の重要性などである。躁状態の背景にある分子生物学的なメカニズムの解明は、残念ながら、うつ状態に比べてあまり進んでいない。

双極性障害の治療

双極性障害の人、とくに躁状態にある人は、継続的な治療の必要性を感じられないことが多い。夜通し起きていても平気で、エネルギーにあふれ、頭の回転が速くて次々と素晴らしいと思えるアイデアが思い浮かんでいる状態の一八歳に、自分が病気であると納得させるのはとても難しい。しかし躁状態が進行するにつれ、その人は無秩序になり、極端な精神状態を示すようになり、自己破壊的になっていくことがある。

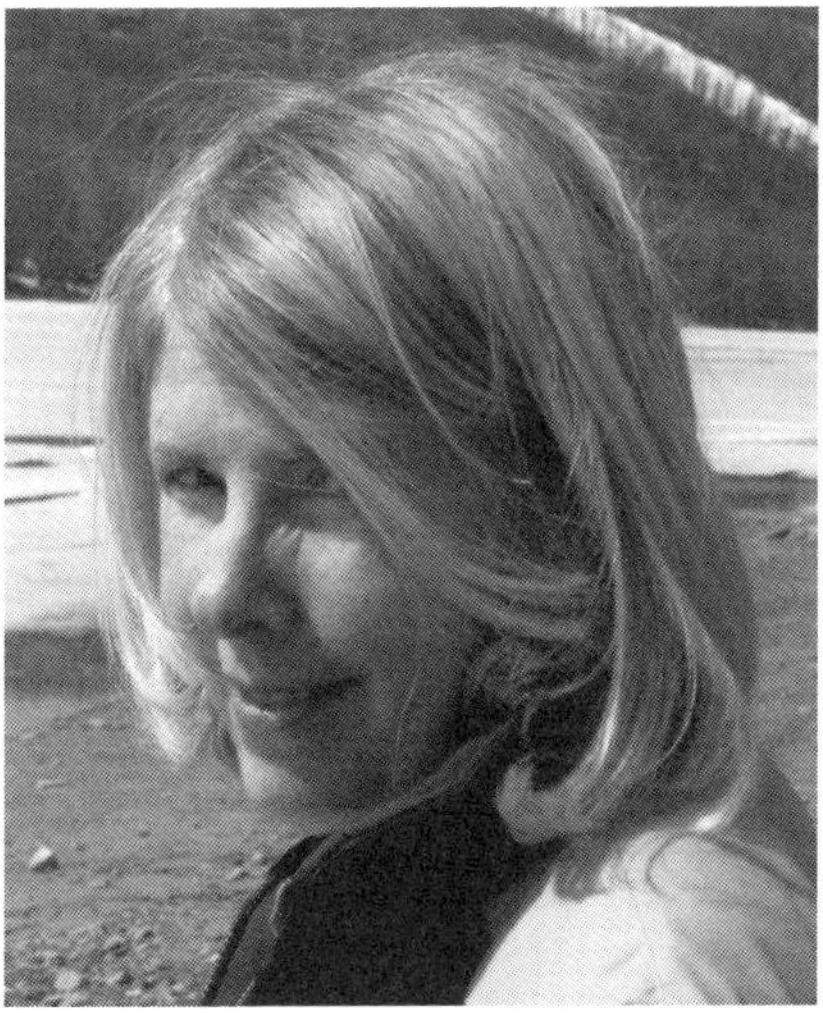

図3-2　ケイ・レッドフィールド・ジャミソン

前述したケイ・ジャミソン（図3－2）は、高校三年生だった一七歳のときに初めて自分が病気であることに気がついた。彼女は、自分の双極性障害と、治療における薬物療法と精神療法の相互作用について次のように説明している。

この種の狂気には、特別な苦悩や高揚感、孤独、そして恐怖が含まれています。高揚感があるときは、それはものすごいものです。アイデアや気持ちが流れ星のように速く、頻繁に浮かび、よりよく、より明るいものが登場するまでの間はそこにとどまります。臆病さがなくなり、適切な言葉やジェスチャーが突然、思い浮かび、自分が他の人を魅了できると確信します。面白味のない人からも面白さを見つけます。とても官能的になり、誘惑したい、誘惑されたいという欲求が抑えがたくなります。気楽さや積極性、力強さ、健康だという感覚、経済的に何でも可能だという感覚、幸福感で心の底まで満たされます。

しかし、ある時点で変わるんです。アイデアを思いつくのがあまりにも速すぎ、しかもたくさんありすぎて、明瞭だったものが圧倒的な混乱に変わります。記憶は失われます。ユーモアがあって魅力的にみえていた友人の顔が、恐怖や懸念を抱いているようにみえてきます。以前はスムーズに進んでいた物事が、すべてうまくいかなくなります。イライラし、怒り、恐怖を感じ、制御不能になり、心の中のもっとも暗い洞窟に完全にとらわれてしまいます。それまでは自分の中にそんな洞窟があるとは知らなかったのに。狂気は自ら「現実」をつくりあげるので、この状態は決して終わらないのです[16]。

脳イメージング研究では、健康な人と双極性障害の人の脳には広範にわたる違いがみられる。それは驚くべきことではない。一方、双極性障害とうつ病を区別するのが躁状態の発作だとしたら、双極性障害の人の脳には、躁状態を引き起こしたり、躁状態とうつ状態とを繰り返し起こしたりする、うつ病の人の脳とは異なる、もしくは追加の変化が見つけられるはずである。しかし、これまでのところ、説得力のある違いは見つかっていない。双極性障害に関する現時点で最良の洞察は、躁状態の治療にもっとも成功した薬、リチウムが脳にどのように作用するかを解明しようと試みる中で得られた。

紀元二世紀ごろのギリシャの医師ソラノスは、リチウムが高濃度に含まれているアルカリ性の水を使って躁状態の患者を治療した。リチウムの効果は一九四八年、オーストラリアの精神科医ジョン・ケイドによって再発見された。ケイドは、リチウムがモルモットを一時的に無気力にすることに気がついたのをきっかけに、一九四九年、リチウムを双極性障害の現代の治療薬として正式に登場させた。以来、リチウムは治療薬として使われ続けている。

他の精神疾患の治療薬とは異なり、リチウムは、酸と塩基との中和反応によって生じる化合物、塩《えん》であり、たんぱく質やペプチドではない。このため、ニューロンの表面にある受容体に結合しない。むしろ、外部刺激に応答して開く、ニューロンの細胞膜にある「ナトリウムイオンチャネル」を通って、ニューロンの内部に入る（第1章参照）。ナトリウムイオンチャネルが開くと、ナトリウムとリチウムの両方が細胞内に入る。ナトリウムはその後、細胞外に排出されるが、リチウムは残る。そこでリチウムは、神経伝達物質の働きに直接、あるいは間接的に影響を及ぼし、気分が変動するのを抑え、安定化させているのかもしれない。

すでにみてきたように、神経伝達物質はニューロンの膜上にある受容体に結合し、シグナルを伝える。すると、次のシグナル伝達システムが活性化され、受容体からニューロン内部の分子にシグナルが伝達される。リチウムは、この二番目のシグナル伝達システムの活性化を抑制し、伝達されるシグナルを減少させているのかもしれない。また、リチウムは、細胞内部にある神経伝達物質に対するニューロンの反応を弱めている可能性もある。つまり、リチウムは、外部刺激や内部刺激に対するニューロンの感受性を低減させることができるのかもしれず、それが双極性障害に対して効果的である理由なのかもしれない。加えて、リチウムは、調節的神経伝達物質であるセロトニンとドーパミン、さらには媒介的神経伝達物質であるGABAにも影響を与えている。このように、リチウムに効果があるのは、双極性障害の症状が起こる背景にある単一のメカニズムだけに作用しているのではなく、幅広い神経生物学的なメカニズムに作用しているからなのかもしれない。

リチウムが効果を発揮する理由としてもう一つ考えられるのは、過剰に活性化しているニューロンにおけるイオンの状態をリセットし、恒常的な状態に戻すからかもしれない。つまりリチウムは、刺激に対するニューロンの感受性を増加、あるいは低下させることで、ニューロンを休息状態に戻している可能性がある。その場合、リチウムはニューロンの膜表面の受容体に直接的に作用しているのかもしれないし、細胞内の二番目のシグナル伝達システムとの相互作用を通して間接的に作用しているのかもしれない。

リチウムによる治療で興味深い側面の一つは、効果が現れ始めるまでに数日かかり、また、治療を中止しても効果がすぐには消失しないことである。

現在、双極性障害の治療は、気分安定薬と精神療法の組み合わせで行われている。精神療法は、双極性障害の人が、うつ状態や躁状態の発作が引き起こされるきっかけとなる特定の感情や身体的状況を自分で把握するのを助け、ストレスを管理して減らすことの重要性を理解できるよう支援する。リチウムや非定型抗精神病薬、抗てんかん薬などの気分安定薬で抑えられない双極性障害によるうつ症状の発作の治療には、抗うつ薬が使われる。リチウムは多くの患者においては躁状態の発作の重症度を和らげ、頻度を減らすが、すべての患者に効果があるわけではない。しかもリチウムには不快な副作用がある。さらによい治療法を見つける必要がある。

気分障害と創造性

気分障害と創造性の関係、とくに双極性障害と創造性との関係は、古代ギリシャから現代にいたるまで歴史を通じて注目されてきた。たとえばフィンセント・ファン・ゴッホは、成人してからの人生の大部分をうつ病で苦しみ、三七歳で自殺した。最後の二年間は、重症のうつ状態と躁状態の発作に悩まされていたにもかかわらず、その間、もっとも重要な三〇〇作品を創作した。ゴッホは自然のありのままを伝えるためではなく、自分の気分を伝えるために独創的な色を使い、現代美術史に残る作品をつくりあげた。

現代の芸術家や作家についての研究から、高い頻度で双極性障害のある人のいることがわかっている。気分障害と創造性の関係については第6章でさらに考察する。

気分障害の遺伝学

気分障害を発症する可能性があるかどうかは、大部分が遺伝子によって決まる。第1章で紹介したように、疾患の発症原因が遺伝的要因にあるのか、成育環境によるのかは、別々に育てられた一卵性双生児の研究で一番よくわかる。一卵性双生児の片方が双極性障害を発症した場合、もう片方も発症する確率は七〇%であり、重症のうつ病の場合、それは五〇%である。

うつ病や双極性障害、統合失調症、自閉スペクトラム症などの複雑な脳の障害の発症には、発症リスクを高める、いくつかの共通した遺伝子変異が関係していることが最近の研究でわかった。したがって、双極性障害は、遺伝子関連の要因と発達における要因が、環境要因と相互作用して発症する。また、統合失調症と気分障害の両方の発症リスクを高める可能性がある遺伝子も二つ見つかっている。したがって、双極性障害も統合失調症も、単一の遺伝子の変異によって引き起こされるわけではない。多くの遺伝子が関与し、環境要因と複雑に相互作用していると考えられる。これらの遺伝子研究に加え、他の遺伝学的な知見についても第4章で詳しく触れる。

国際的な研究チームが最近、双極性障害のある二二六六人と、双極性障害ではない五〇二八人のゲノムを比較分析した。それ以前に行われた数千人の情報も統合し、全体として、双極性障害のある九七四七人と、双極性障害ではない一万四二七八人の遺伝情報についてデータベースを作成した。

研究チームは約二三〇〇万の異なるDNA領域を分析した。その結果、双極性障害の発症に関連すると思われる五つの領域が見つかった。[17]うち二領域には新しい関連遺伝子の候補が含まれており、それぞれ5番染色体と6番染色体にある。他の三領域は、以前から双極性障害と関連があると考えられており、この研究で関連性が確認された。とくに興味深い、新しく発見された遺伝子の一つは「ADCY2」だ。ニューロン間のシグナル伝達を促進する酵素の産生を調整している。この発見は、双極性障害では脳の特定の領域において情報伝達がうまくいかないという観察と整合性がある。

この研究チームが行ったように、双極性障害の発症リスクを高める遺伝子を特定することは、気分障害がどのように発症するのかを理解する上で重要である。発症の生物学的基盤がわかれば、より効果的でより正確に標的を絞った治療法の開発が可能になる。リスクの高い人を見つけ、早期介入することも可能になる。また、遺伝子と相互作用する環境要因の解明にもつながる。気分障害の生物学を理解することは、最終的には、感情的に健やかな日々を送る基盤となる、健全な気分をもたらす生物学的根拠を理解することにもつながる。

今後の展望

うつ病と双極性障害の遺伝子関連研究はまだ初期の段階にある。これらは非常に複雑な疾患である。感情や思考、記憶をそれぞれになう脳の構造間の接続が途絶される。これらの接続は自己の確立に必須である。このため、気分障害の人々は精神的にも身体的にもさまざまな症状を経験する。脳神経科学者は最近になってようやく、気分障害の人の脳内で何が起こっているのかをリアルタイムで観察することができるようになり、遺伝学と脳生理学、そして行動の相関関係を調べることが可能になってきた。

とはいえ、他の分野では、うつ病と双極性障害の研究は多くの進展を遂げてきた。とくにうつ病については多数の進展があった。たとえば、ニューロンの活動状態を変える脳深部刺激療法により、うつ病の発症と関連がある神経回路が発見された。感情と思考を担当する脳の構造同士が断絶していることもわかった。また、精神療法がもたらす生物学的な効果も判明した。こういった進展により、気分障害の治療法が改善された。

今日では、常に用心して経過をみながら、適切な治療とともに思いやりのある熟練した専門家の支援を受けることで、気分障害のあるほとんどの人が感情の均衡を取り戻し、日常生活を維持できている。家族や友人が患者の経験と疾患の科学的な性質の両方を理解することで、人間関係にひびが入るのを防いだり、あるいは悪化した関係を修復したりすることができる。自己を確立させている生物学的基盤について理解が深まった結果、気分障害は治療可能な疾患になった。

第4章　思考、決断、実行する能力——統合失調症

統合失調症はおそらく出生前に始まっているが、通常は思春期後期または若年成人期になるまで症状は現れない。ちょうど若者が自立し始める時期に症状が現れ始める。思考や意志、行動、記憶、社会的な交流は自己の感覚を生みだす基礎であるが、しばしば、これらが混乱した状態になる。うつ病や双極性障害と同じように、統合失調症も複雑な精神障害で、自己の統一感の基礎となっている、脳のさまざまな領域に影響を与えている。

統合失調症によって影響を受ける脳や行動は広範にわたるため、症状の背景にある生物学的なメカニズムを解明するのはとくに難しい。本章では、これまでに脳科学者が統合失調症について明らかにできたことを紹介する。どの神経回路が混乱するのか、どのような治療法があるのか、関連している遺伝子や発達上の要因は何かといった点に触れる。多くの遺伝子関連研究から、統合失調症を、自閉スペクトラム症と比較して人生のもう少し遅い時期に症状が現れる、神経発達障害の一種であるとみる新たな見解が登場している。

最近の遺伝子関連研究や脳イメージング技術の進歩により、統合失調症の背景にある生物学について新たな洞察が得られるようになった。これらの進展に基づいて、統合失調症が脳にどのように影響を与

えているのかが明らかになり始めた。そしてモデル動物をつくり、発症メカニズムに関するさまざまな仮説を実験で確かめることができるようになった。こういった最近の研究により、早期介入や早期治療開始に向けた道がひらかれる可能性がある。

統合失調症の主な症状

統合失調症には、脳の異なる領域の異常に起因する三つのタイプの症状がある。このため、統合失調症の理解や治療は難しい。

統合失調症の「陽性症状」は、患者が最初に認識することが多く、統合失調症の典型的な症状とみなされることが多い。「陽性」と呼ばれるのは「よい」という意味ではなく、患者にとって新しい行動であるという意味である。陽性症状は、混乱した意思決定と思考を反映している。混乱した思考は患者を現実から切り離し、幻覚症状や妄想といった形で認知機能や行動に変容をもたらす。こういった精神症状は、体験している本人だけでなく、それを目撃する人にとっても恐ろしいものだ。こういった症状は、統合失調症が偏見の目でみられる主要な原因となっている。

イギリスの画家ルイス・ウェインは猫の絵で、統合失調症の陽性症状、とくに変容した知覚がどのようなものかを描いてみせた（図4-1）。クレペリンが気づいたように、そして第6章で詳しく触れるように、統合失調症になって初めて、驚くべき芸術的才能を発揮する人がいる。また、統合失調症になってもアーティストは絵を描き続けることができるし、それまで絵を描いたことのなかった統合失調症の患者の中には、自分の気持ちを表現する手段として描き始める人もいる。

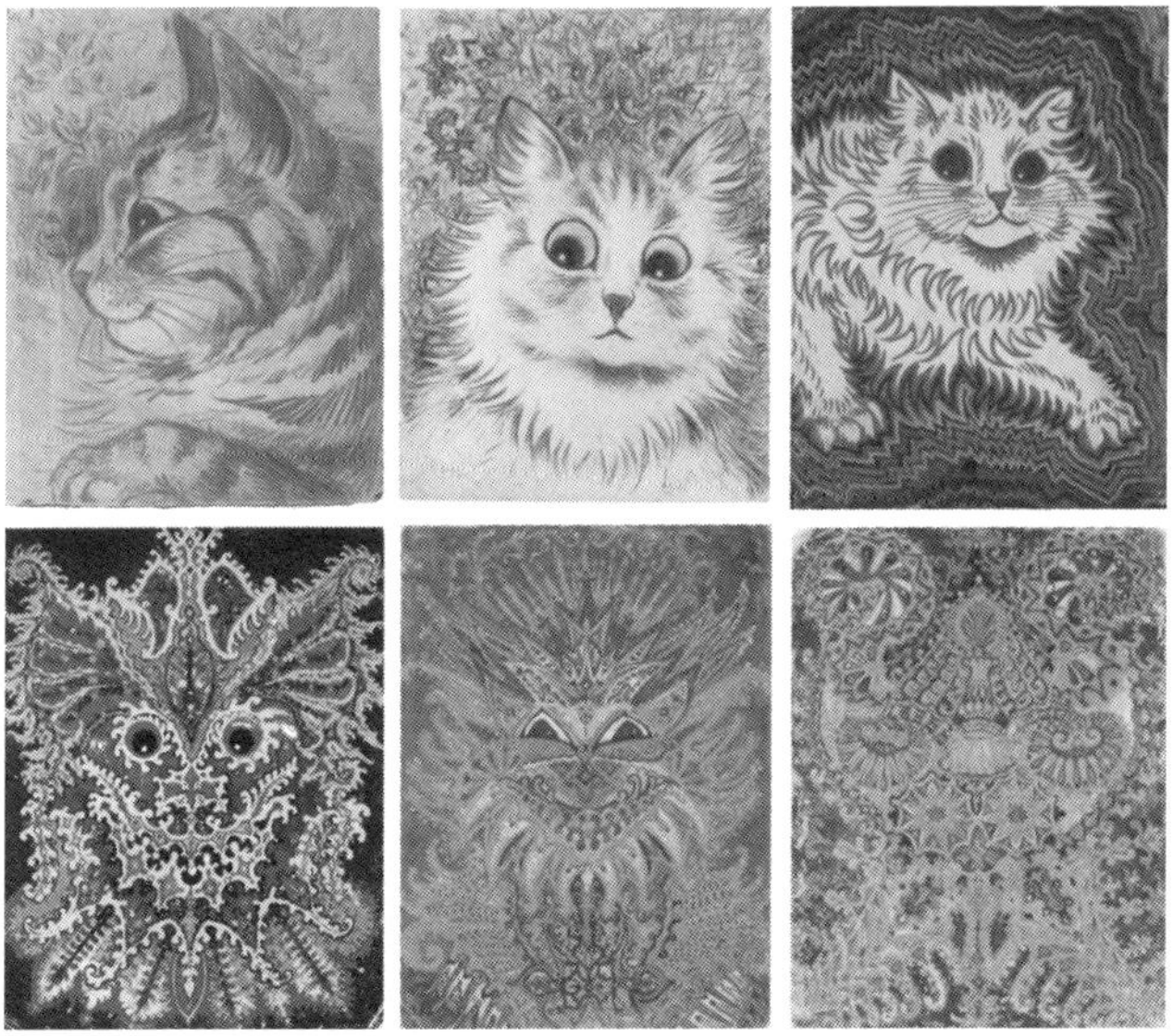

図4-1　統合失調症の画家ルイス・ウェイン（1860－1939年）が描いた猫の絵。

幻覚症状はもっとも一般的な陽性症状で、視覚的にも聴覚的にも現れる。幻聴は大変やっかいだ。患者は、自分に向けて厳しく批判する声、ときにはののしるような声を聞く。幻聴により、患者は自らを傷つけたり、他の人を傷つけたりすることがある。

妄想、あるいは事実に基づかない誤った信念をもつことも一般的な症状だ。妄想にはいくつかの種類があるが、もっともよくあるのは猜疑《さいぎ》的妄想である。患者は、他の人たちに狙われている、後をつけられている、傷つけられるなどと感じることがよくある。治療薬に誰かが毒を入れたと信じ込む患者も珍しくない。

よくある妄想のもう一つのタイプは、指示や支配を伴う。患者は、テレビやラジオから自分だけが特別なメッセージを受け取っていると感じたり、他人に自分の心をコントロールされていると感じたりすることがある。一方、患者は自分が非常に偉大だという妄想をもつこともあり、特別な力をもっていると思い込むこともある。

統合失調症の陰性症状が現れると、社会的な交流から遠ざかり、何かをしようという動機が欠如するようになる。通常は陽性症状の前に現れるが、精神疾患的な発作を経験するまで気がつかずに見過ごされることが多い。社会的交流から遠ざかるとはいっても、実際に他の人と会うのを避けて引きこもるというよりはむしろ、自分の周りに壁をつくり、別世界に閉じこもることの方が多い。動機の欠如は、元気がなくぼんやりした状態や、何事にも無関心な状態から明らかになる。

統合失調症患者にみられる認知機能に関連した症状は、意志の働かせ方に問題があることを反映している。加えて、日々の生活を送る上で欠かせないさまざまな精神的プロセスを執行する機能に問題があることや、短期記憶の一種である「作業記憶」にも問題があることを反映している。さらには、認知症の早期症状の特徴も示している。統合失調症の人はときに、思考をまとめたり、思考の流れを追ったりすることができなくなる。また、仕事や他の人との関係を継続するために必要な、日常的な行動ができないことがある。その結果、仕事を続けたり、結婚したり、子育てをしたりするのが困難になる。

治療を受けていない統合失調症患者の脳イメージング調査により、発症から時間が経つにつれ、ニューロンの細胞体や樹状突起が存在する大脳皮質の灰白質が、微妙ではあるものの検出可能な程度に減少していることが判明した。灰白質の減少は、統合失調症の症状のうち、とくに認知機能面での症状に関係している。この減少は、脳が発達していく過程で樹状突起が過剰に刈り込まれ、ニューロン間のシナプス接続が失われるのが原因であると考えられる。詳細については後述する。

統合失調症の症状がいかに現実を把握する能力を弱め、自立や自己の感覚を破壊するかを理解しても

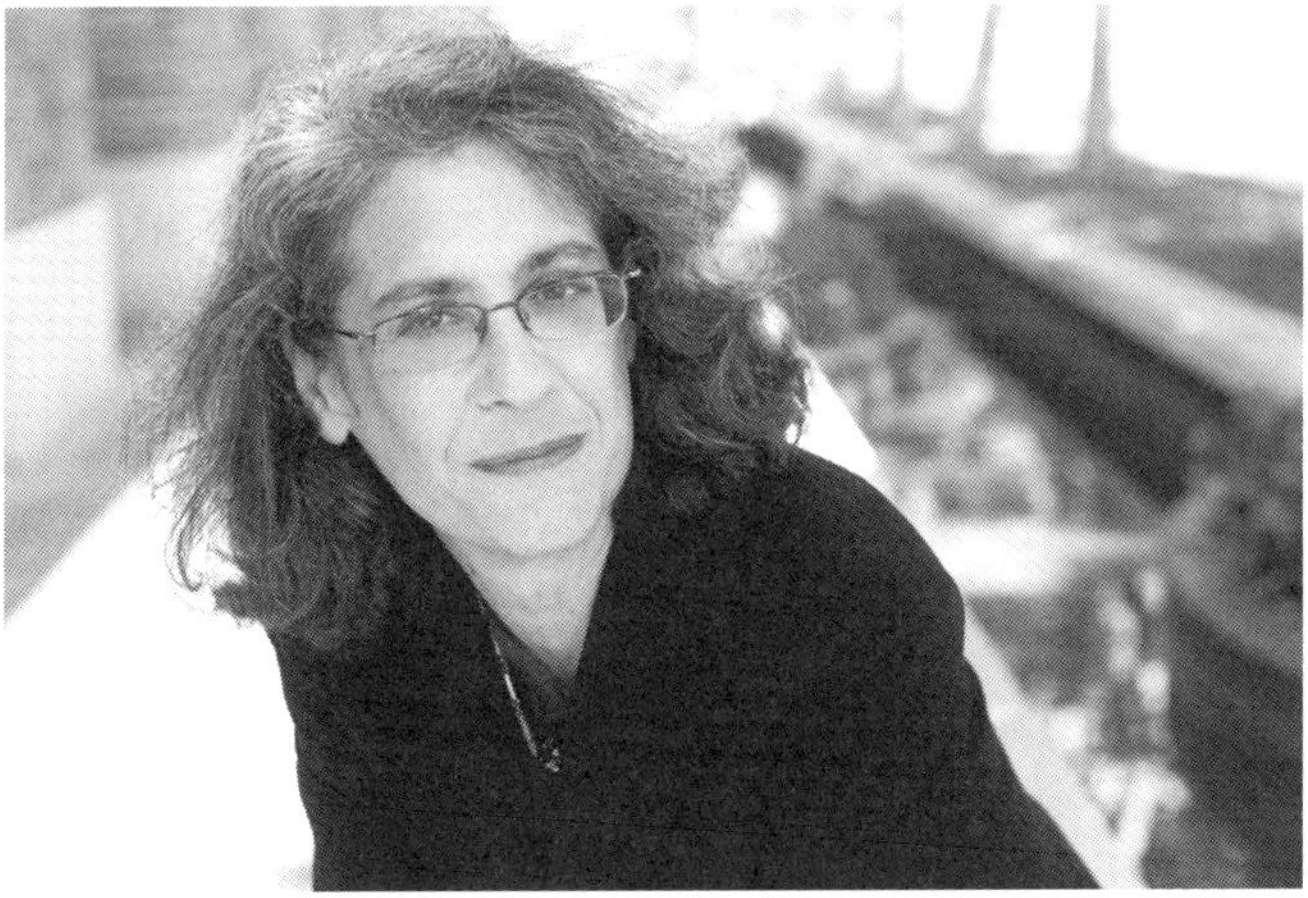

図4-2　エリン・サックス

らうために、患者の体験を紹介する。エリン・サックス（図4－2）は、サザン・カリフォルニア大学の法学教授であり、精神疾患と法律、政策、倫理問題に関するサックス研究所の創設者でもある。二〇〇七年に出版された著書『心根がもちこたえられない（The Center Cannot Hold）』で、統合失調症の体験を率直かつ感動的に描き、同時に、第三者は統合失調症の人に対して、「これはできないだろう」といった制約を設けず、本人に自身の限界を見つけさせてほしいと訴えた。彼女は二〇一五年九月、マッカーサー財団の「ジーニアスグラント（天才賞）」を受賞した。彼女は最初の恐ろしい精神的発作を次のように記している。

金曜日の夜一〇時です。私は同級生二人と、イェール大学法科大学院の図書館で座っています。彼らはそこにいることをあまり喜んでいません。週末だから、他にやりたい楽しいことがたくさんあるからです。でも私は、この少人数の会合を絶対に開く、と決意しています。私たちには課題が書かれたメモがあるのです。私は考えます。この課題をやらなければならない、終えなければならない、回答を作成しなければならない……ちょっと待って。違う、待って。私は宣言します。「メモは天罰よ。もっともな部分もあるわ。あなた自身がわかっているはず。あなたは人を殺したことがある？」

同級生たちは、私か彼らかのどちらかが氷水をぶっかけられたかのような顔で私を見ます。「冗談だよね？」と一人が聞き、もう一人は「エリン、何のことを話しているの？」と尋ねます。「ああ、いつものことよ。天国と地獄。誰が何で、何が誰なのか。ねえ！」。私は椅子から急に立ち上がって言います。「屋根の上に出よう！」

私は近くの大きな窓に走り寄り、よじ登って越え、屋根に出ます。数分後、勉強相手たちもためらいながら私に続いて屋根に出ます。「これが本当の私よ！」。私は両手を頭上に上げて振りながら大声で言います。「フロリダのレモンの木に来て！　フロリダ・サンシャイン・アニス〔訳者注／シキミ科の植物〕の茂みに来て！　彼らはそこでレモンを育てているの。そこには悪魔もいるけど。ねえ、どうしたの？」

「私のこと、怖がらせてるんだけど」と、同級生の一人が漏らします。しばらくしてもう一人が、「部屋の中に戻る」と言います。彼らは怖がっています。まるで幽霊か何かを見たかのように。私が待って、と言う間もなく、彼らは窓から部屋の中に戻ろうとしています。

「どうして戻るの？」と尋ねますが、彼らはすでに部屋の中にいて、私は独り取り残されます。数分後、私もしぶしぶ窓をよじ登って中に戻ります。

私たち三人全員が再び机に向かうと、私は自分の教科書を小さな塔のように丁寧に積み上げ、そしてルーズリーフのページの順序を並び替えます。さらにもう一度、並び替えます。何が問題なのかはわかるのですが、解決策がわかりません。これは非常に心配な状況です。「あなたたちも、私と同じ体験をしているかしら？　言葉が、ページの周りを飛び回っているんだけど。私の判例のコピーに誰かが潜入したと思う。私たち、下見をしなくちゃ。関節は信じていないけれど、それがあなたたちの身体を一体に保っているんだからね」と私は同級生たちに言います。読もうとしている論文から目を上げて彼らを見ると、二人が目を大きくあけて私をじっと見つめています。「私……行かなくちゃ」と一人が言うと、「私も」ともう一人も言い、二人とも急いで荷物をまとめ、後日、課題のメモをやり直す、という曖昧な約束をして、出ていきます。

私は深夜遅くまで図書館の書庫の中に隠れ、床に座り、ぶつぶつと独り言をつぶやきます。あたりはとても静かになります。電灯が消えます。図書館に閉じ込められるといけないので、ついに私は図書館を走り出ます。警備員に見つからないようになるべく暗い部分を通って。外は真っ暗です。寮に帰る、と考えるのは嫌です。寮に着いてもどうせ寝られないのですから。私の頭は騒音でいっぱいになっています。レモンや法律のメモ、そして私に責任がある大量殺人……。勉強しなくちゃ。でも、勉強できない。考えることができない。(1)

統合失調症の歴史

第3章で紹介したように、現代の科学的な精神医学の創始者であるエミール・クレペリンは、精神疾患を気分障害と思考障害に二分した。彼自身の非常に賢明な臨床観察だけでなく、実験心理学のパイオニアであるヴィルヘルム・ヴントの研究室で訓練を受けた経験から、この分類が可能だった。クレペリンは生涯、精神医学の概念を打ちだす際には、しっかりとした精神医学研究に基づいたものにしようと努力した。

クレペリンは、思考障害の主要な疾患を「早発性痴呆（認知症）」と呼んだ。アルツハイマー病よりも若い年齢で発症するからだ。ほぼ同時に、スイスの精神科医オイゲン・ブロイラーがその呼び方に異論を唱えた。ブロイラーは、認知症の症状は疾患の一要素にすぎないと考えた。しかも、彼の患者の中には、もっと年齢が上になってから発症した人もいた。また、発症してから長期間、仕事を継続し、家族生活を送れる人もいた。こういった理由から、ブロイラーはこの疾患を「統合失調症」と呼び、心が分裂している状態だとみなした。つまり、気持ちが認知や動機と結びつかずに混乱している状態だと考えたのである。また、「統合失調症」を複数形で表記した。複数の障害が、この疾患には含まれると認識していたからだ。ブロイラーの考えは統合失調症を理解する上での基礎となっており、彼の定義は今も使われている。

統合失調症の治療

統合失調症は珍しい病気ではない。世界人口の約一％が罹患しており、アメリカには約三〇〇万人の患者がいる。階級や人種、性別、文化に関係なく発症する。症状の重症度には大きな差がある。重症の統合失調症患者は他の人と人間関係を築いたり維持したりするのが難しく、職業についたり、自立して生活したりするのが困難なこともある。一方、作家のジャック・ケルアックやノーベル経済学賞受賞者のジョン・ナッシュ、ミュージシャンのブライアン・ウィルソンら軽症の患者の中には、卓越した業績を上げている人もいる。軽症の人の症状は、薬物療法と精神療法によってほぼ抑えることができる。

統合失調症の治療薬は当初、陽性症状の幻覚や妄想の症状を緩和することに焦点があてられていた。抗精神病薬は非常に効果的であり、実際、現在使用されているほとんどの薬剤は、統合失調症患者の約八〇%の陽性症状をある程度緩和することができる。ただし、患者にもっとも有害な影響を与え、衰弱させる、陰性症状や認知障害に対して、抗精神病薬はあまり効果的ではない。

精神療法も統合失調症には必須の治療法である。興味深いことに、精神療法は現在、発症リスクが高いと考えられる思春期の若者や若年成人に対して、認知的な症状や陰性症状の発症を防ぐために予防的にも行われている。たくさんある精神療法の効果の一つは、患者が、自分は病気であり、悪い人なのではなく、妄想や幻覚に苦しんでいる良い人である、と理解できるようになる点にある。

生物学的治療法

統合失調症を生物学的に解明する最初の突破口を開いたのは、うつ病のときと同様、初めて効果的な薬が登場したときであった。しかも統合失調症でもうつ病と同様、最初の薬は、別の疾患用に開発された薬剤から偶然、見つかった。

フランスの製薬企業ローヌ・プーランで働いていた化学者ポール・シャルパンティエは、アレルギーに対して効果的な抗ヒスタミン薬を開発していた。多くの副作用を伴う既存の抗ヒスタミン薬とは異なり、副作用のない薬をつくろうとしていた。一九五〇年に開発した薬は「ソラジン（一般名／クロルプロマジン)」と呼ばれた。治験(臨床試験)が始まると、その効果に誰もが驚嘆した。飲んだ人を落ち着かせ、すっかりリラックスした気分にしたのだ。

フランスの精神科医ピエール・ドゥニカーとジャン・ドレイは、人を穏やかな気分にするソラジンの効果をみて、自分たちの精神疾患の患者に投与することを決めた。それは特効薬だった。とくに統合失調症の患者には。米食品医薬品局(FDA)が一九五四年に承認した時点で、すでにアメリカだけで二〇〇万人以上がソラジンで治療を受けていた。そのうちの多くが、州立精神科病院を退院することができていた。

ソラジンは当初、患者を過度に鎮静させずに落ち着かせる、精神安定剤として作用していると考えられていた。しかし一九六四年までに、ソラジンや関連薬剤は、統合失調症の特定の陽性症状に効果があると判明した。妄想や幻覚、一部の思考上の障害を和らげる、あるいは消滅させるのだ。しかも、患者の症状が落ち着いている寛解期にこれらの抗精神病薬を投与すると、再発率が低下する傾向がみられた。ただし、これらの薬物は、パーキンソン病に特徴的な神経症状を含む重大な副作用を伴うことが多い。手が震えたり、歩くときに前かがみになったり、身体が硬直したりすることがあるのだ。

やがて、副作用の神経症状がより出にくい、新しい薬が開発された。クロザピンやリスペリドン、オランザピンなどだ。いずれも陽性症状を制御する効果がある。クロザピンだけは、初期の抗精神病薬に比べ、陰性症状や認知障害の治療にもわずかながら効果的であると考えられている。これらの新しい薬物は「非定型抗精神病薬」と呼ばれている。なぜなら、初期の「定型抗精神病薬」よりもパーキンソン病の症状に似た副作用が少ないからだ。

定型抗精神病薬になぜ効果があるのか。それを解明する最初の手がかりは、神経学的な副作用がなぜ起こるのかを分析する中で得られた。これらの薬物の副作用として、調節的神経伝達物質ドーパミンの欠乏によって引き起こされるパーキンソン病と同じような身体の動きの症状が生じる。そこから研究者たちは、抗精神病薬の効果は、脳内のドーパミン生産量を減らすことで得られていると結論づけた。さらには、統合失調症は、ドーパミンの過剰な産生で起きているのかもしれないと推察した。言い換えれば、脳内のドーパミンの減少が、薬の治療効果と副作用の両方を引き起こしている可能性があるということである。

ある薬が、望ましくない副作用と有益な効果の両方を生みだすのはなぜだろうか？　どのようにそれが可能なのだろうか？　それは、薬が脳のどの領域に作用するのかによる。

ニューロンがシナプスでドーパミンを放出すると、通常、ドーパミンは標的となるニューロンの受容体に結合する。抗精神病薬によって受容体がブロックされると、ドーパミンの働きは弱められる。多くの定型抗精神病薬はドーパミン受容体をブロックすることで効果がでることが判明した。この発見は、大量のドーパミン産生あるいは過剰な数のドーパミン受容体が統合失調症を引き起こす重要な要因である、という考え方を裏打ちしている。一方、パーキンソン病の研究から明らかなように、ドーパミン不足は運動に異常をきたす。このように、ドーパミンが統合失調症において果たす役割を解明することで、この神経伝達物質の正常な機能についても理解を深めることができた。

ドーパミン産生ニューロンのほとんどは、中脳の「腹側被蓋野《ひがいや》」と「黒質」という二領域にある。これら二つのニューロン群から伸びる軸索は、「ドーパミン経路」と呼ばれる神経回路を形成する。ドーパミン経路のうち、「中脳辺縁系経路」と「黒質線条体系経路」は、統合失調症で影響を受ける主要な神経回路なので、治療法を探求する上でも、もっとも重要である（図4－3）。

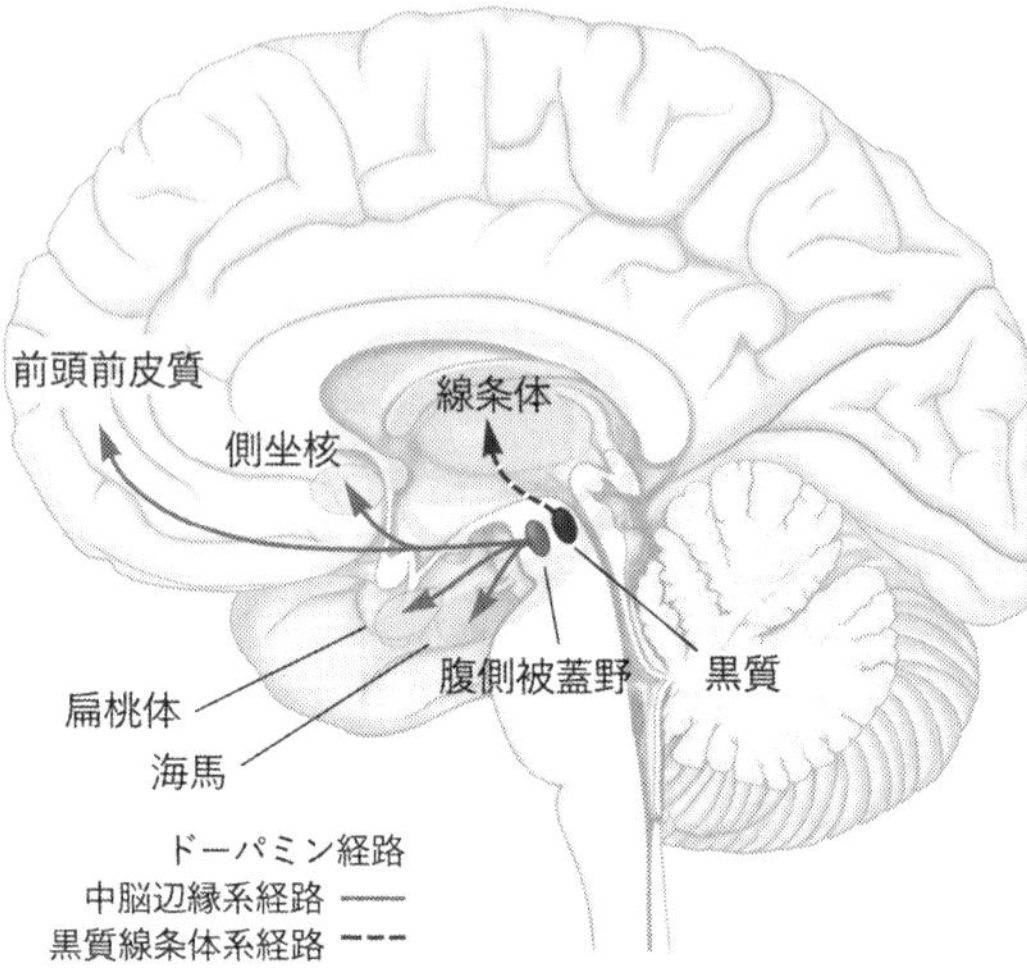

図4-3　抗精神病薬によって影響を受ける2つのドーパミン経路、「中脳辺縁系経路」と「黒質線条体系経路」。ドーパミン産生ニューロンは腹側被蓋野と黒質に集まっている。前者で産生されたドーパミンは中脳辺縁系経路、後者からは黒質線条体経路に沿って伝達される。

中脳辺縁系経路は、腹側被蓋野から前頭前皮質や海馬、扁桃体、側坐核の一部に伸びている。これらの領域は思考や記憶、感情、行動など、統合失調症によって大きく影響を受ける精神的な機能にとって重要な部位である。黒質線条体系経路は黒質から、空間認識や運動機能に関与する背側線条体に伸びている。これはパーキンソン病で障害を受ける経路である。抗精神病薬は、この両方の経路に作用するため、治療効果と副作用の両方を引き起こすと考えられる。

定型抗精神病薬がドーパミン受容体をブロックしているという考えが正しいかどうか検証するためには、薬剤が作用する特定のドーパミン受容体を同定する必要があった。これまでに同定されたドーパミン受容体には、D1からD5まで五つの主要な種類がある。定型抗精神病薬はD2受容体に対する親和性が高く、強く結合する。一方、非定型抗精神病薬はこの受容体に対する親和性が低い。

D2受容体は通常、線条体に大量に存在する。また、それよりは少ないものの、扁桃体や海馬、大脳皮質の一部にも存在する。黒質線条体系経路のD2受容体を全般的にブロックすると、線条体の一部の領域で、正常な運動に必要なドーパミンが十分に供給されないことが研究でわかった。これにより、定型抗精神病薬でパーキンソン病の症状のような副作用が出現する理由を説明できる。非定型抗精神病薬も線条体のD2受容体をブロックするが、D2受容体に対する親和性が低いため、ブロックされる受容体がより少なく、服用している患者の運動に影響がでにくい。

非定型抗精神病薬が定型抗精神病薬と異なるもう一つの点は、受容体に対する親和性がより多様なことである。非定型抗精神病薬はドーパミンのD4受容体や他の調節的神経伝達物質の受容体、とくにセロトニンとヒスタミンの受容体にも結合する。非定型抗精神病薬の作用の多様性を考慮すると、統合失調症はドーパミン経路だけでなく、セロトニンやヒスタミンなどの神経回路にも異常が生じている可能性がある。

早期介入

どのような疾患においても、治療効果を改善するカギの一つは早期介入である。科学者は心臓発作のリスクを高める生活習慣を特定することに成功し、発作を予防する介入法を開発してきた。統合失調症でも同じことができないだろうか？

胎児期から幼児期にかけて脳が発達する最中に、遺伝子関連要因や環境要因が影響を及ぼし、統合失調症の発症リスクを高めていることがわかっている。将来的にはもっと具体的に要因を特定し、症状がでる前に予防的な介入を行うことができるようになるかもしれない。後ほど詳述するように、脳の発達を左右する一種類の遺伝子変異はすでに特定されている。また、コンピューターを使った脳イメージングにより、ドーパミンの活性が増加している領域を可視化できることがある。これを利用して、病気が進行して重い症状が起きる前に、それを察知するバイオマーカーを見つけることができるかもしれない。

前述したように、統合失調症の最初の症状は通常、思春期の後半あるいは若年成人期に、日常生活で耐えられないほど大きなストレスが生じたことがきっかけで起こる。その時点で治療がすぐに始まれば、若い患者はだいたい安定する。しかし多くの場合、発症してから数年経たないと、治療を受けようとしない。また、統合失調症の人が薬物療法を中断すると、ドーパミン経路や他の神経回路の制御がうまくいかなくなり、再び症状が現れる。

これまでのところ、もっとも有望な予防的治療は、統合失調症の早期の徴候がみえ始めた思春期や若年成人期の若者に対して、認知的な精神療法を行うことである。このような時期は「前駆期」と呼ばれる。初期の徴候は最初の精神的発作の前に現れるが、残念ながらやや曖昧な兆候である。若い人が少し抑うつ状態だったり、ふだんと比べてストレスにうまく対処できない、あるいは、考えていることを大声で口に出して言うなど、通常よりも抑制がきいていない感じがする、というだけかもしれない。統合失調症に限らず、主要な精神疾患は、日常的な行動が誇張された状態で現れることが多いため、初期の微妙な変化を認識するのは難しい。

予防的治療は、若者が認知能力を高め、自分の行動をコントロールするのに必要な、前頭前皮質の物事の執行機能を増強する助けになるよう組み立てられている。こういった治療により、日常的なストレスによりよく対処し、より効率的に日常生活を送ることができるようになる。そうすれば、精神的な発作が起きるリスクは低くなる。

素因となりうる解剖学的異常

妊娠中の栄養素欠乏や、感染症やストレス、有害物質にさらされるといった環境要因が、遺伝子と相互作用することで、胎児のドーパミン経路が異常に発達するリスクが高まっているかもしれない。うまく機能しない神経回路は、その後、何年も経って思春期になったころに、日常生活におけるストレスに対して過剰なドーパミンを産生し、統合失調症を発症させる。

妊娠中の環境要因は、前頭前皮質の特定の神経回路の発達にも影響を与えている可能性がある。前頭前皮質は思考を媒介するだけでなく、それ以外の脳のさまざまな機能の執行も媒介する。ここの神経回路の異常は、統合失調症の人が経験する認知に関する症状、とくに作業記憶の障害を引き起こす。

作業記憶は、思考したり行動したりする際に必要な情報を短期間、記憶しておく能力だ。たった今、読んだ内容が頭にとどまり、次に読む内容を論理的に理解できるのは、作業記憶を使っているからである。作業記憶がうまく働かないと、こういったことをするのが難しくなり、日常生活で計画を立てたり、仕事を継続したりするのが困難になる。

作業記憶は幼児期から一〇代後半にかけて徐々に発達する。一〇年、あるいは一五年後に統合失調症と診断を受ける人でも、七歳の時点では年齢相応の作業記憶をもっている。しかし、一三歳になると、同世代の水準を大幅に下回る。作業記憶の働きをになう重要な構成要素は、前頭前皮質の錐体《すいたい》ニューロンである。錐体ニューロンの細胞体はほぼ三角形なので、こう呼ばれているが、その他の点は、構造的にも機能的にも他のニューロンと同じである。

これまでみてきたように、ニューロンは軸索を通じて情報を外部に送り、標的とする細胞の樹状突起とシナプス接続を形成する。錐体ニューロンのシナプスのほとんどは、小さなとげ状の突起である「樹状突起スパイン」の上にある。ニューロンの樹状突起スパインの数は、そのニューロンが受け取る情報の量や豊かさの目安となる。

妊娠の第三期（妊娠約二八〜四〇週）から錐体ニューロンにおいて樹状突起スパインが形成され始める。その後、生後二〜三年間で樹状突起スパインとその上にあるシナプスの数は急激に増加する。実際、三歳児の脳には成人の二倍のシナプスがある。思春期の初期ごろになると、前述した「シナプス刈り込み」が始まり、作業記憶に使われていない樹状突起スパインを含め、脳内で使われていない樹状突起スパインが刈り込まれていく。シナプス刈り込みは、とくに思春期と若年成人期に活発になる。

統合失調症の患者の脳内は、思春期のシナプス刈り込みが暴走したようにみえる。樹状突起が過剰に刈り込まれている（図４－４）。その結果、前頭前皮質の錐体ニューロンにはシナプス接続がわずかにしか残っておらず、作業記憶やその他の複雑な認知機能を働かせるために必要な神経回路を形成することができなくなっている。統合失調症の一因が過剰なシナプス刈り込みにあるとする仮説は、カリフォルニア大学デービス校のアーヴィン・ファインバーグによって最初に提唱され、[2] ピッツバーグ大学のデイビッド・ルイスとジル・グラウシエによって論文化された。[3] 同じような現象が統合失調症の人の海馬にもあると考えられており、記憶に悪影響を与えている可能性がある。

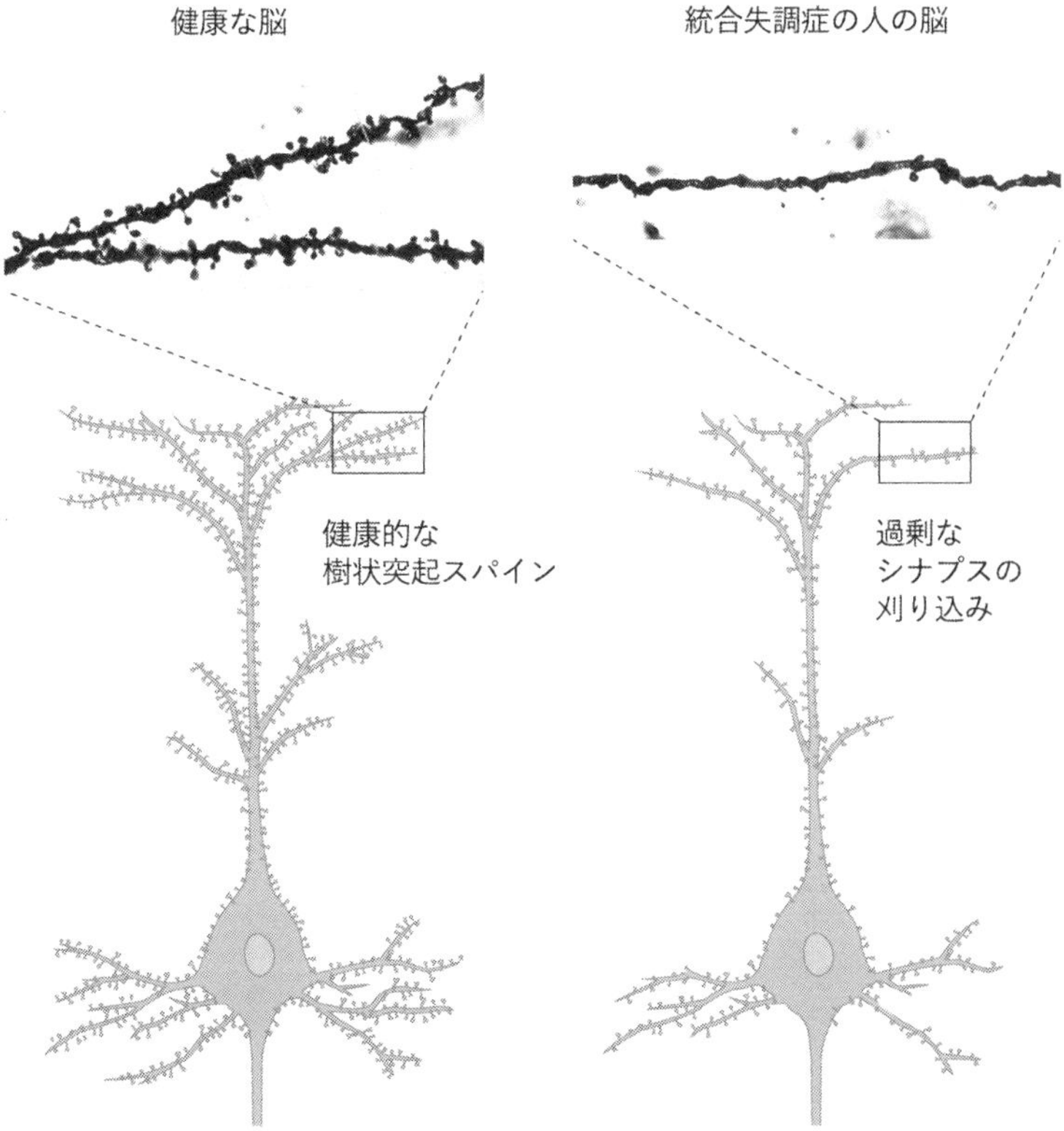

図 4-4　錐体ニューロンの樹状突起の刈り込み。健康な脳と統合失調症の人の脳における樹状突起スパイン。

シナプス刈り込みは、使われていない樹状突起を脳から取り除くために行われる。ルイスは、刈り込みが過剰になる原因は、十分に樹状突起が働いていないためではないかと考えた。つまり、樹状突起スパインを活動させるのに十分な感覚信号を錐体ニューロンが受け取るのを妨げている原因が何かあるということである。感覚信号を前頭前皮質に中継している脳の領域、視床に問題があるのかもしれない。もし視床が通常に機能していないとしたら、視床自体の神経細胞が失われている可能性がある。実際、いくつかの研究で、統合失調症の人の視床は標準より小さいことがわかっている。

したがって、統合失調症には、うつ病や双極性障害とは全く異なる問題がある。第3章で述べたように、うつ病や双極性障害は、通常に発達した神経回路が正しく機能しなくなる、機能的な欠陥に起因している。このような欠陥はしばしば回復が可能である。一方、統合失調症や自閉スペクトラム症は解剖学的な欠陥を伴い、特定の神経回路が適切に発達していないことが原因となっている。解剖学的な欠陥を治療するためには、発達期のシナプス刈り込みを正常化させたり、刈り込み後に新しいスパインの成長を促したりする化合物を開発する必要がある。

統合失調症は他の解剖学的な異常も伴う。大脳皮質の側頭葉や頭頂葉、海馬の灰白質層が薄くなり、脳脊髄液を運ぶ空洞である側脳室の膨張がみられる。側脳室の膨張はおそらく、皮質の灰白質が薄くなったのが原因となって二次的に生じていると考えられる。過剰なシナプス刈り込みと同じように、これらの脳の異常は若い時期に生じるため、統合失調症の発症に寄与している可能性がある。解剖学的異常と認知症状が並行して現れることは、長年にわたって信じられてきた、統合失調症の認知症状は大脳皮質の灰白質の異常な機能が原因で生じるという考え方が正しいことの、追加の科学的根拠となる。

統合失調症の遺伝学

統合失調症を発症している一卵性双生児がいた場合、もう一人が発症する可能性は五分五分である。それは、二人が一緒に育てられたのか別々に育てられたのかに関係ない。これは、一般人口の発症リスク一%に比べてはるかに高い。一卵性双生児のデータからわかるのは次の二点だ。第一に、統合失調症には、環境とは関係なく、強い遺伝的要因がある。第二に、そうはいっても、遺伝的要因だけで発症するわけではない。発症リスクは一〇〇%ではなく、遺伝的要因と環境の相互作用があって初めて発症する(図4-5)。

近年、多くの科学者と何万人もの統合失調症患者や家族が協力して、遺伝学的なリスクの解明に取り組んできた。どのような遺伝子の、どのような働きが統合失調症のある人の脳の異常に関与しているのかを調べるためだ[4]。その結果、一〇代後半までは発症しないものの、統合失調症に関与する多くの遺伝子は、出生前の脳の発達に影響を及ぼしていることがわかった。この発見は、症状が現れるのはずっと後年であるとしても、早い時期から環境的なリスク要因に対して脆弱《ぜいじゃく》である人々がいるという事実と矛盾しない。

自閉スペクトラム症や統合失調症、双極性障害などの複雑な障害の発症に寄与する遺伝子変異には、一般的にみられる変異とまれな変異のあることが明らかになった。一般的な変異は、何世代も前に発生してヒトのゲノムに入り込み、現在では世界人口の一%以上のヒトのゲノムに存在する。このような変異は「多型《たけい》」と呼ばれる。一方、まれな変異、または突然変異は、世界人口の一%未満のヒトしかもっていない。どちらのタイプの変異も疾患や発達障害の発症リスクを高める可能性があり、統合失調症の

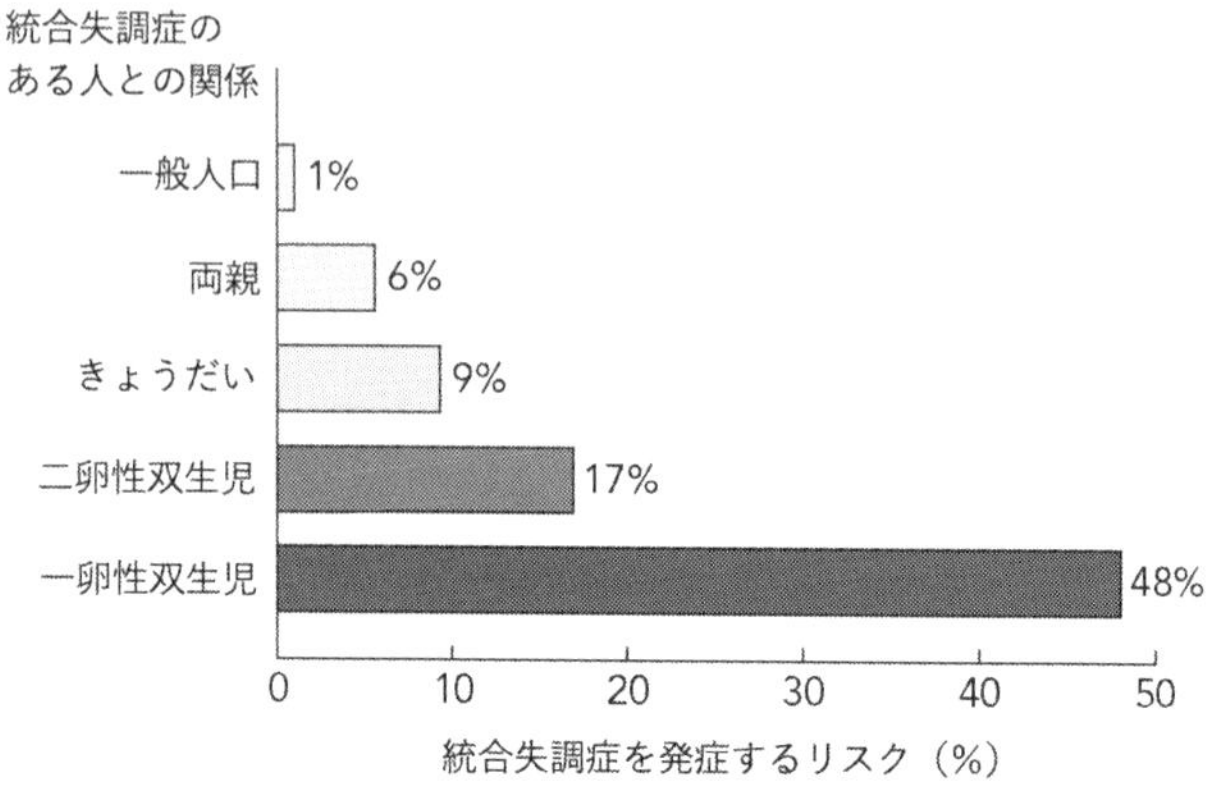

図4-5　統合失調症の発症における遺伝的リスク。グラフでわかるように、統合失調症の発症頻度は一般人口では100人に1人、1%である。一方、近親者が発症している場合の発症リスクは高く、一卵性双生児の場合は50%近くになる。

発症の素因となることがある。

まれな変異を伴う疾患発症メカニズムの研究により、ある個人のゲノム内のまれな変異が、比較的よくみられる疾患の発症リスクを大幅に高めることがわかっている。第2章に記したように、染色体構造のまれな変化であるコピー数変異は自閉スペクトラム症の発症リスクを著しく高める。統合失調症も同じである。同じ7番染色体上のコピー数変異は、自閉スペクトラム症の発症リスクを高めるだけでなく、統合失調症の発症リスクも高める。さらに、自閉スペクトラム症と同様に、DNAのまれなデノボ変異は統合失調症や双極性障害の発症リスクも高める。デノボ変異は父親の精子で偶発的に生じる。男性の精子は分裂し続けており、年をとった男性の精子はそれだけ変異する機会が多く、変異が多く入っている。このため、年配の父親ほど統合失調症を発症する子どもが生まれる可能性が高くなる。

一方、一般的な変異のメカニズムは、統合失調症でも自閉スペクトラム症でも、複数の遺伝子の多くの多型が集積して発症リスクを高めていることを示している。まれな変異は一つでもリスクを大きく高めるのに対し、一般的な変異は、一つあるだけではリスクにわずかな影響しか与えない。一般的な変異のメカニズムに関するもっとも確固たる証拠は、統合失調症の共同研究から得られた。何万人ものゲノムにある何百万もの一般的な変異と統合失調症の関連を調べる研究である。すでに統合失調症に関連する変異が約一〇〇個見つかっている。この意味で、統合失調症の遺伝学的な背景は、糖尿病や心臓病、脳卒中、自己免疫疾患などの他の一般的な疾患と非常によく似ている。

一時期、まれな変異と一般的な変異のメカニズムは異なり、重なる部分はないと考えられていたが、最近の自閉症や統合失調症、双極性障害の研究から、各障害にはコピー数の変化やデノボ変異といったまれな遺伝子変異とは別に、共通した潜在的な遺伝学的リスクがあると示唆されている（第1章・表1）。たとえば、統合失調症の潜在的なリスクは一%、つまり一般人口では一〇〇人に一人のリスクである。まれな遺伝子変異と一般的な遺伝子変異がそれぞれどれくらい潜在的なリスクに寄与しているのかは、疾患によって異なるが、普遍的な特徴が見いだせる。一般的な変異はそれぞれのリスクは小さいものの、実際には多くの患者の発症に寄与している。一方、まれなリスクの発症リスクは比較的大きいが、実際に発症に寄与しているのは、患者一〇〇人のうちの一人にも満たない。

最近の大規模な遺伝子関連研究によるもっとも驚くべき発見は、統合失調症の発症リスクを高める遺伝子の一部が、双極性障害のリスクも高めているというものだ。しかも、統合失調症の発症リスクを高める別の遺伝子群は、自閉スペクトラム症のリスクを高めていることも明らかになった。

したがって、自閉スペクトラム症と統合失調症、双極性障害という三つの異なる精神疾患の発症には共通した遺伝子変異があるということになる。この重複は、この三つの疾患が、遺伝子変異以外にも、人生の初期に共通した特徴をもっているだろうことを示唆している。

欠失した遺伝子

約四〇〇〇人に一人の新生児は、ゲノムの中の22番染色体の一部が欠失した状態で生まれてくる。欠失するDNAの量は個人によって異なるが、多くの場合、約三〇〇万塩基対ほどである。塩基とはDNAを構成する核酸塩基のことで、塩基対と言うのは、ヒトには両親由来の一対のDNAがあるからだ（第1章参照）。約三〇〇万塩基対の欠失は、三〇〜四〇個の遺伝子に相当する。染色体の中央付近の「q11」という部位の一部が欠失するので、この欠失によって引き起こされるさまざまな症状は「22q11・2欠失症候群」［訳者注／qは染色体の長腕（くびれた一本の染色体の長い部分）を指す。図10－1参照］と呼ばれる。

22q11・2欠失症候群では実にさまざまな症状が起こる可能性がある。ほとんどの人は口唇裂や口蓋裂といった顔面や頭部に症状が現れ、半数以上の人は心血管障害がある。さまざまな認知障害もある。作業記憶や脳の執行機能の低下、軽度の学習障害、知的障害といった症状が現れることもある。症候群のある成人の約三〇％は、双極性障害や不安障害をはじめとする精神疾患の診断を受ける。そのうちもっとも多いのは統合失調症である。発症リスクは、一般人口の二〇〜二五倍高い。

この症候群のさまざまな症状に関与する遺伝子を探すために、科学者は同じような遺伝子の欠失があるモデル動物を探した。そして、マウスの16番染色体の一部には、症候群で欠失しているヒトの22番染色体ｑ11領域にある遺伝子のほとんどすべてが含まれていることを突き止めた。マウスのこの領域のＤＮＡを、少しずつ部位を変えて欠失させることで、ヒトの症候群について研究できる複数種類のモデルマウスをつくることができた。

モデルマウスの研究から、転写因子の欠失が、この症候群を患う人にみられる口蓋裂や一部の心臓疾患など精神疾患以外の多くの症状を引き起こしていることが明らかになった。多くの研究者は現在、モデルマウスを使い、22ｑ11領域内のどの遺伝子が統合失調症に寄与しているのかを調べている。この症候群の人における統合失調症の有病率の高さを考えると、寄与している遺伝子を特定できる可能性は高い。

エジンバラ大学にいたデイビッド・サンクレールの研究チームは一九九〇年、精神疾患を高い頻度で発症するスコットランドの家族についての記録を発表した。[5] この家族の三四人は、「均衡型常染色体転座」をもっている。同転座では、染色体のうち性染色体ではない、常染色体の二カ所が部分的にちぎれ、入れ替わっている。この特定の転座をもつ三四人のうち五人が統合失調症や統合失調感情障害（統合失調症と躁病、あるいはうつ病を併発）と診断され、七人がうつ病と診断された。

研究チームは、転座によって機能が阻害された二つの遺伝子を特定した。「ＤＩＳＣ１（*disruption in schizophrenia 1*）」と「ＤＩＳＣ２（*disruption in schizophrenia 2*）」である。この転座は一家族からしか見つかっていないが、家族内の精神疾患の非常に高い発症率から、これら二つの遺伝子と、切断された染色体の近くにある他の遺伝子が、統合失調症や気分障害における精神的な症状の原因となっている可能性が示唆されている。さらに、二つの研究グループがそれぞれ別に、もう一つの遺伝子の手がかりを発見した。ＤＩＳＣ１の何種類かの多型がしばしば一緒に見つかり、それらが統合失調症の発症リスクを高めているようにみえる。[6] これまでの遺伝子関連研究は主にＤＩＳＣ１に焦点をあてたものが多かった。たんぱく質をつくるのはＤＩＳＣ１だけだからだ。ＤＩＳＣ２はＤＩＳＣ１の働きを制御していると考えられている。

ショウジョウバエやマウスを使った数多くの研究から、ＤＩＳＣ１は脳全体における細胞間のシグナルのやりとりや、遺伝子の発現の制御など、さまざまな細胞の機能に影響をもたらしていることがわかっている。ＤＩＳＣ１は脳の発達途上でとくに重要な役割を果たす。ニューロンが脳内の適切な領域に移動し、そこでさまざまな種類の細胞に分化（変化）するのを助けている。ＤＩＳＣ１に変異などが起こると、脳の発達に決定的な、この遺伝子の機能が損なわれる。

さまざまなモデルマウスの研究を総合すると、ＤＩＳＣ１の機能が異常になることで、統合失調症のさまざまな症状が生じていることが明らかである。さらに、すべてのモデル動物において、統合失調症の患者の脳でみられるような、脳の構造の変化が起きている。たとえば、一種類のモデル動物の脳の画像分析では、側脳室が拡大し、皮質が小さくなっているのが確認できた。また、別のモデル動物の実験では、生後すぐにＤＩＳＣ１が機能しないようにしたところ、成体になった後に異常な行動をとることがわかった。統合失調症におけるＤＩＳＣ１遺伝子の明らかな役割やマウス研究でのさまざまな発見は、統合失調症は脳の発達障害であるという概念と一致している。

過剰なシナプス刈り込みを引き起こす遺伝子

ニューロン間の不必要な接続が剪定《せんてい》されるシナプス刈り込みは、思春期や若年成人期にとりわけ盛んに起こる。とくに前頭前皮質で行われる。統合失調症の人の脳のこの領域にはシナプスが少ないため、研究者たちは長年、統合失調症ではシナプス刈り込みが過剰に起きていると疑ってきた。ハーバード大学医学大学院のスティーブン・マキャロルやベス・スティーブンス、アスウィン・セカーらは最近、この考えが正しいことを示す、さらなる証拠を見つけた。そして、なぜ刈り込みが適切に行われないのかを説明し、原因となっている遺伝子を特定した。(7)

マキャロルたちは、ヒトのゲノムの特定の領域、「主要組織適合性複合体（MHC）」と呼ばれる部分に焦点をあてた。これは6番染色体上にある、複数の遺伝子からなる複合体だ。MHC遺伝子からつくられるたんぱく質は、異物を認識するという、免疫反応で欠かせない役割をになっている。従前の研究から、MHC遺伝子が存在するゲノムの領域（MHC遺伝子座）は、統合失調症と強い相関関係があるとわかっていた。その部分には、「C4」と呼ばれる遺伝子がある。C4遺伝子の活性、つまりどれくらい発現するかは個人によって大きく異なる。マキャロルたちは、C4遺伝子の変異が発現の程度にどのように関連しているか、そして発現の程度が統合失調症とどう関連しているかを調べた。

マキャロルたちは六万四〇〇〇人以上の統合失調症の人とそうではない人のゲノムを分析し、統合失調症の人は「C4-A」と呼ばれる、特定の変異があるC4遺伝子をもっていることが多いのを見つけた。この発見は、C4-A遺伝子が統合失調症の発症リスクを高める可能性があると示唆している。

それ以前の研究では、MHC遺伝子座にある遺伝子からつくられるいくつかのたんぱく質は免疫に関与していることや、正常な脳の発達においてシナプス刈り込みに関与していることがわかっていた。そこで生じる疑問は、C4-A遺伝子によってつくられるたんぱく質は具体的にどのような機能を果たしているのか、という点だ。この疑問に答えるため、科学者たちはC4-A遺伝子の欠損したマウスを作成した。これらのマウスでは、通常よりもシナプス刈り込みが少なかった。つまり、C4-Aたんぱく質の役割はシナプス刈り込みを促進することで、このたんぱく質が過剰にできることで過剰な刈り込みが起こるのではないかと考えられた。また、同じくマウスの実験からは、C4-Aたんぱく質は、刈り込むシナプスに目印をつけていることもわかった。C4-A遺伝子の活性が高く、たんぱく質がたくさん産生されるほど、多くのシナプスが刈り込まれていく。

これらの研究を総合すると、C4-Aの過剰な発現が過剰なシナプス刈り込みを引き起こしているとみられる。そしてシナプス刈り込みが盛んに行われる思春期や若年成人期に通常よりも過剰にシナプスが刈り込まれ、脳の解剖学的な構造が変化し、その後の統合失調症の発症や、統合失調症の人の前頭前皮質が薄くなるという現象につながっていると考えられる。

ただし、過剰な刈り込みを促進する遺伝子変異があるだけでは統合失調症は発症しない。他にも多くの要因がからみあっている。しかし、ごく少数の人々では、C4-A遺伝子が、統合失調症につながる脳の解剖学的変化を引き起こす。マキャロルとスティーブンス、セカーらの研究により、統合失調症の発症と原因の因果関係が初めて明示された。この知見は、いずれ新しい治療法の開発へとつながるかもしれない。さらに、こういった重要な研究は、遺伝子研究を用いて精神障害についての理解を深めようとしている他の研究者たちに大きな刺激を与えている[8]。

統合失調症における認知症状のモデル

すでに次のような点について解説してきた。過剰なドーパミン産生が統合失調症の発症に寄与する可能性があることや、抗精神病薬に効果があるのは中脳辺縁系のドーパミン受容体をブロックするからであること。また、脳イメージング研究では、統合失調症の人の線条体に、通常より多くのドーパミンと、ドーパミンのD２受容体がみられること。さらに、少なくとも一部の人では、通常よりもD２受容体の数が多いという現象は遺伝的要因から起きていること。

これらの知見を踏まえ、エレノア・シンプソンとクリストフ・ケレンドンク、そして私は、線条体にある過剰なD２受容体が統合失調症の認知症状を引き起こす原因となっているのかどうかを確認するための研究を始めた(9)。

そのために我々は遺伝工学の技術を使い、線条体にD２受容体を過剰に発現させるヒト遺伝子をゲノムに導入したモデルマウスを作成した。導入した遺伝子は、マウスにおいても統合失調症の患者と同じように、認知プロセスに障害を与えることがわかった。また、モデルマウスは、ヒトの統合失調症の陰性症状と同じように、動機づけが欠如していた。もっとも興味深い結果は、導入遺伝子をオフにして機能しないようにすると、動機づけの欠如は消失したのに対して、認知的な症状はなかなか消失せず、かなり長い間、続いた点である。実際、生まれる前の胎仔の発達時期にこの遺伝子を導入するだけで、成体になったときに認知的な障害が現れた。

これらの知見から、新たな三つの重要な見解を提唱することが可能だ。

第一に、D２受容体が過剰に存在することから起こる、中脳辺縁系経路のドーパミンの過剰な活動が、統合失調症の認知症状の主な原因となっている可能性がある。なぜなら、この神経回路は認知症状に関わる前頭前皮質に接続しているからだ。第二に、D２受容体をブロックする抗精神病薬は、陽性症状を緩和するが、認知症状の改善にはほとんど効果がないことがわかっている。その理由は、投薬時期が遅すぎるからである。発達過程の遅すぎる時期、つまり脳などに不可逆的な変化が起こってしまった後に投薬されるからだ。第三に、統合失調症の認知症状と陰性症状には強い相関関係があるので、どちらもいくつかの共通した要因で起こっている可能性がある。

遺伝子の欠失や必要な遺伝子の挿入、D2受容体数を増加させるといった驚くべき遺伝子工学の技術は、現在、科学者が統合失調症やうつ病、双極性障害の原因を見つけるために使っている多くの技術の一部にすぎない。広い意味で、こういった技術は脳科学と認知心理学の関係、ひいては脳と心の関係について洞察をもたらし始めている。

今後の展望

他の脳障害について考慮する前に、自閉スペクトラム症と気分障害、そして統合失調症の研究が、健康な脳についての理解を深める上でどのような貢献をしてきたか、改めて振り返りたい。

脳イメージング技術の重要性は、どれほど強調しても強調しすぎることはない。精神障害や自閉スペクトラム症は脳のどこに、どのような影響を与えているのか。その理解は、イメージング技術の進展と同時並行して深まってきた。そして、イメージングを使った研究では通常、ある精神障害についてそれがある人とない人を比較するため、健康な脳についても知見が得られる。イメージング技術は今や、脳のどの領域、そしてときにはその領域内のどの神経回路が、脳が正常に機能するのに不可欠なのかも可視化できるほどに改良された。

イメージング技術はさらに、精神療法が薬物療法と同じように、脳を物理的に変化させる生物学的な治療法であることも明らかにした。うつ病では、イメージング画像により、どの患者が薬物療法、あるいは精神療法、またはその両方で治療すると効果があるかを予測できることもある。

うつ病や統合失調症では、偶然、他の疾患の薬に治療効果があるとわかった。その後、それらの薬剤が脳にどのような影響を与えているのかを調べることで、うつ病や統合失調症を発症させている生化学的なメカニズムが明らかになり、よりよい治療法の開発へとつながった。

遺伝子関連研究の進歩により、一般的なものもまれなものも含めた遺伝子の変異が、いかに複雑な脳の障害を生じさせるのかが解明されつつある。とくに興味深いのは、統合失調症と双極性障害で共通した遺伝子が関与していることと、統合失調症と自閉スペクトラム症でも共通する遺伝子が関与していることが発見された点である。うつ病や統合失調症の分子生物学的な性質がわかってきたことで、通常の気分や統合された思考がどのように機能するのかについても明らかになってきた。

最後に、我々は病気のモデル動物にいかに多くを負っているかを再確認できた。動物の社会的な行動に関与している遺伝子の研究から、モデル動物と同じ遺伝子がヒトの社会的行動にも関与していることが示唆され、それら遺伝子の変異が自閉スペクトラム症の発症に寄与している可能性があることもわかった。とくに最近の統合失調症の研究においては、思考や意思決定が混乱する原因について重要な手がかりを得る上で、モデルマウスが大きな役割を果たしている。

より広い意味では、自閉スペクトラム症やうつ病、双極性障害、統合失調症と、これらの疾患で影響を受ける脳の機能についての研究は、我々の心と自己の本質について深い洞察をもたらした。これらの洞察は人間性について新たな知見をもたらし、新たなヒューマニズムの創出へと貢献している。

第5章　自己の貯蔵庫である記憶――認知症

学習と記憶は、心に備わったもっとも素晴らしい能力である。学習は、我々をとりまく世界について新しい知識を獲得するプロセスであり、記憶は、その知識を長期にわたりもち続けるプロセスである。世界についての知識や技能のほとんどは、生まれつきもっていたものではなく、生涯を通じて築き上げてきたものだ。だからこそ、何を学び、何を覚えているのかは、我々が自分自身であることの大きな要素である。

知覚から行動にいたるまでのあらゆる脳の機能において、記憶はその一部をになう。脳は記憶をつくり、保存し、修正し、そして常に世界を理解するために記憶を使っている。思考や学習、意思決定、他の人との交流にも記憶は必要不可欠である。記憶が混乱すると、こういった精神的な能力に悪影響が及ぶ。したがって記憶は、精神的な生活をつなぎとめる接着剤のような役割を果たしているとも言える。記憶によって統合されなければ、一日が秒単位で分断されるかのように、意識は粉々に断片化されてしまう。

人々が記憶がずっと確かであるかどうかを心配するのは無理もない。

前述したように、うつ病や統合失調症では記憶の障害が生じることもある。では、記憶喪失そのものはどのようなものだろうか？　年を重ねるにつれ、記憶が失われていくのは避けられないのだろうか？

通常の加齢に伴う記憶の喪失は、アルツハイマー病や他の記憶障害とは異なるのだろうか？

本章では最初に、現在、記憶についてわかっていることを解説する。そこでは、我々はどのように学習し、脳はどのように学んだことを記憶として保存するのかについても触れる。次に、加齢に伴う脳の変化と、記憶に影響が出る次の三種類の神経学的障害について紹介する。老化による記憶の衰えとアルツハイマー病、前頭側頭型認知症である。アルツハイマー病と前頭側頭型認知症は、第7章で触れるパーキンソン病やハンチントン病と同じように、たんぱく質の折りたたみ異常が原因の一部であると考えられている。加齢した脳やたんぱく質の折りたたみについて解説する前に、どのような種類の記憶があり、それらはどのようにつくられ、脳のどこに保存されるのかを紹介しよう。

記憶の探求

記憶は複雑な精神的機能だ。あまりにも複雑なので、科学者は当初、脳の特定の領域に記憶が保存されることがそもそも可能かどうか、疑問視していた。多くの科学者は不可能だと考えていた。しかし、第1章で紹介したように、カナダの脳神経外科医ワイルダー・ペンフィールドが一九三〇年代、驚くべき発見をした。手術前に、てんかん患者の側頭葉を刺激すると、母親が歌っていた子守唄や、犬が猫を追いかけていた光景などの記憶が呼び覚まされる人がいたのだ（図5－1）。

ペンフィールドは以前から、感覚と運動に関する脳領域の地図を作成していた。しかし、記憶は感覚や運動とは異なる、より複雑な機能だ。そこで、モントリオール神経科学研究所の優れた若い認知心理学者ブレンダ・ミルナーを招き、側頭葉、とくに内側の表面（内側側頭葉）が記憶において果たす役割

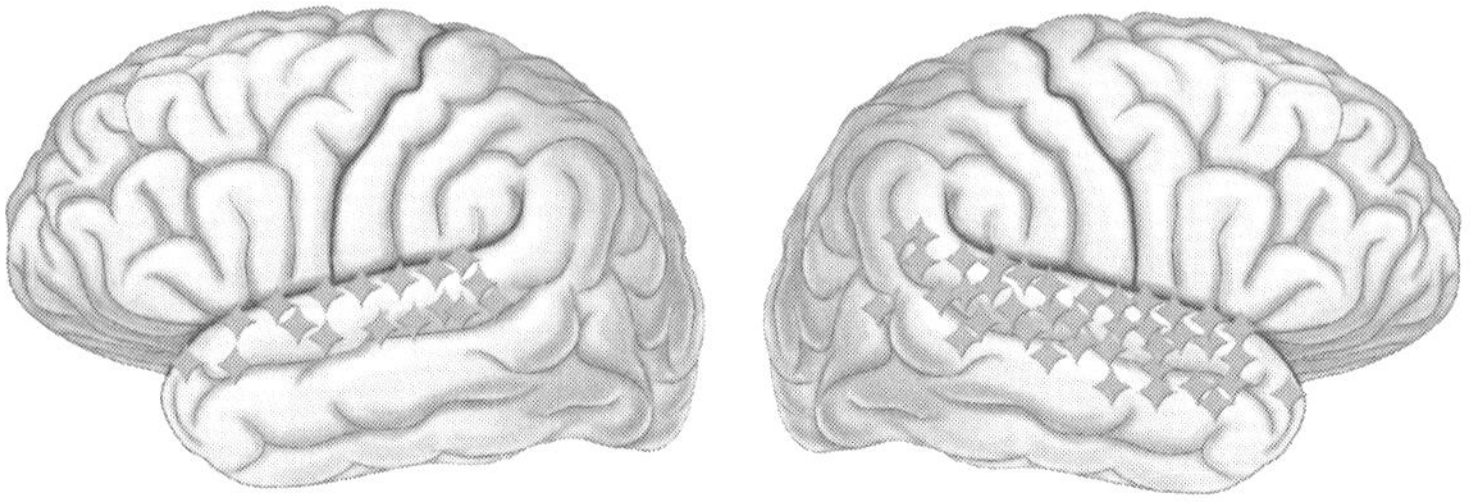

図5-1　左右両半球の側頭葉における、聴覚記憶を呼び起こす刺激ポイント（ダイヤモンド印）

を研究した。

ペンフィールドはある日、重度の発作に苦しむ男性を手術した、ニューヘブンの脳神経外科医ウィリアム・スコヴィルから電話を受けた。その男性はH・Mで（図5－2）、脳神経科学史上もっとも重要な患者の一人となった。

H・Mは九歳のとき自転車にひかれ、頭部にけがをした。それが原因でてんかんを発症し、一六歳になるまでに大きなけいれん発作を起こすようになった。当時の抗けいれん薬を最大許容量まで投与されたが、役に立たなかった。賢い青年だったが、発作が頻繁に起こるため、高校を卒業するのも、仕事を続けるのも難しかった。やがてH・Mは助けを求めてスコヴィルの診察を受けた。スコヴィルは、H・Mのてんかん発作は、側頭葉の深部にある海馬のあたりにできた、けがの瘢痕が原因であると推察し、H・Mの脳の両側にある、海馬を含めた内側側頭葉の一部を切除した（図5－3）。

手術によってH・Mのてんかんは実質的に治ったが、重度の記憶障害が残った。手術前と変わらず、礼儀正しくて優しく、穏やかで、好感を与える青年だったが、長期の記憶をつくる能力を失った。手術前から知っていた人々のことは覚えていたが、手術後に出会った人を覚えることができなかった。病院のトイレの場所すら覚えるこ

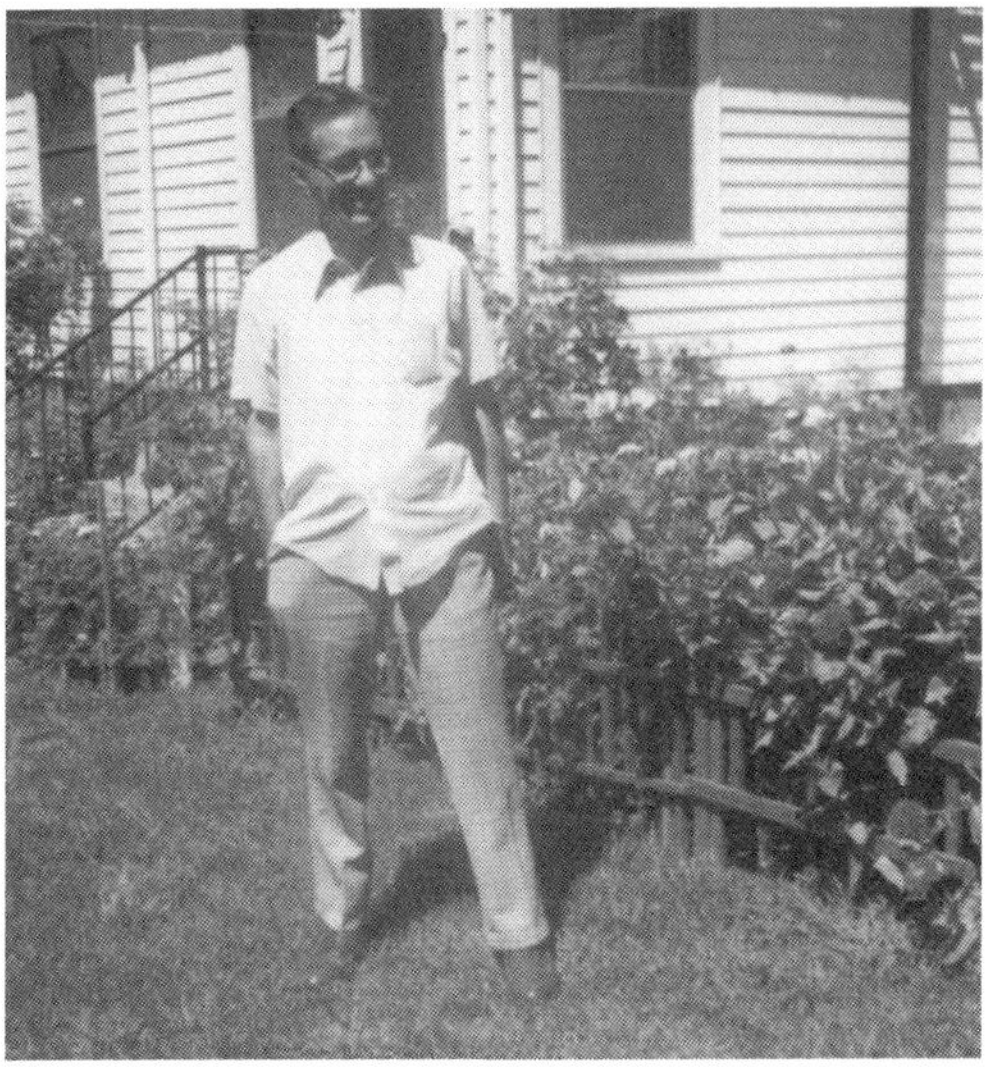

図 5-2　脳神経科学史上、もっとも重要な患者の 1 人、H・M

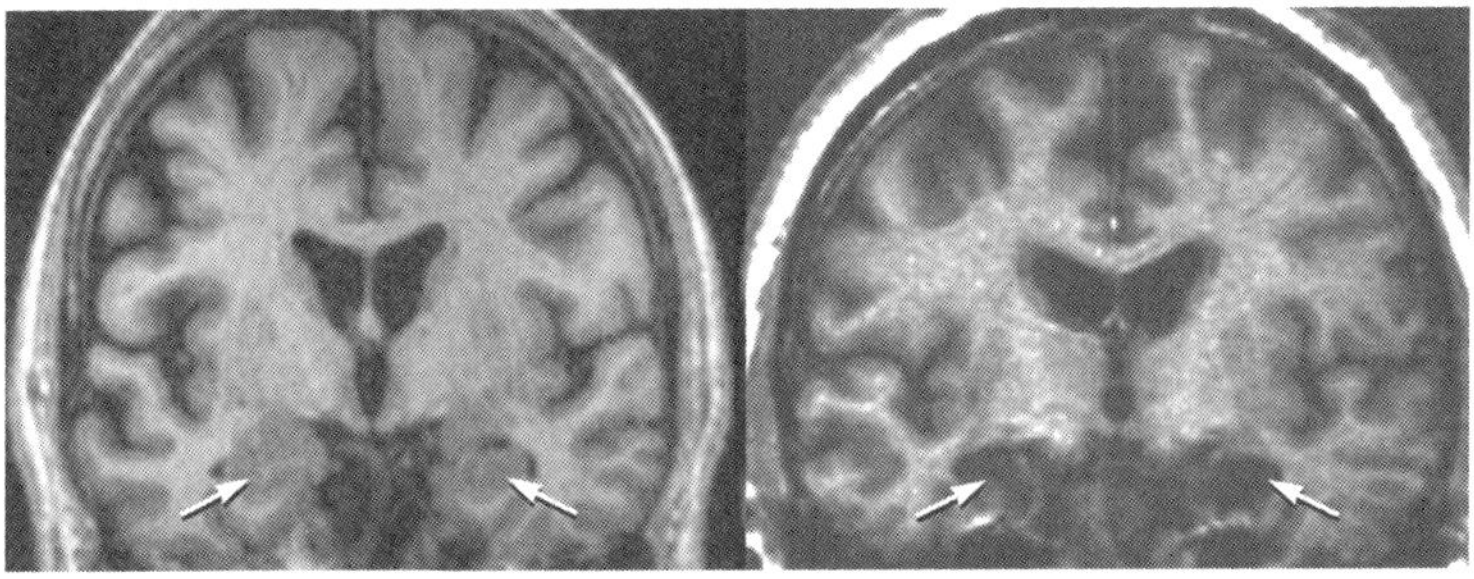

図 5-3　健康な脳とH・Mの脳の比較。H・Mの脳は、左右の側頭葉の内側が切除されている（矢印の部分）。

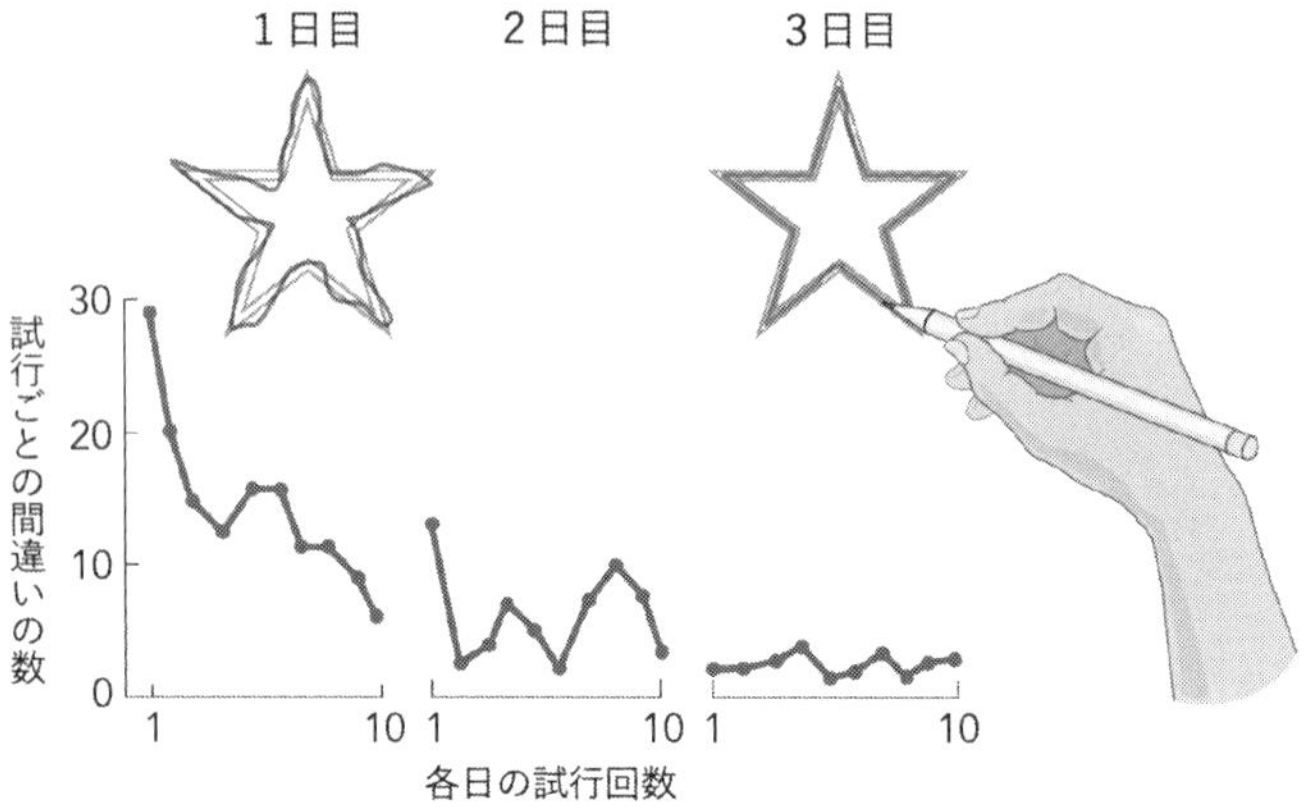

図5-4　紙に描かれた星の輪郭を、鏡を見ながらなぞるという運動課題の学習。3日目には上達する。

とができなかった。スコヴィルはミルナーにH・Mを調べるよう勧め、彼女はその後二〇年間、H・Mの協力を得て研究を続けた。毎回、彼女が部屋に入るたびに、H・Mは彼女と初めて会ったかのような反応をした。

ミルナーは長い間、H・Mの記憶障害はあらゆる知識に影響を与えているだろうと考えていた。ところがある時、彼女は驚くような発見をした。H・Mに、紙の上に描かれた星の絵の輪郭を、鏡の中の紙と自分の手、鉛筆を見ながらなぞるように頼んだ。この課題を課されたすべての人は、最初の日には紙に描かれた星の輪郭をきれいになぞることができず、外側に飛びだすなどしてしまい、鉛筆の位置の調整が必要になる。ただし、通常の記憶力をもつ人は、三日目にはほぼ完璧に星の形をなぞれるまでに上達する。H・Mの記憶障害がすべての知識に影響しているなら、三日経っても上手にならないはずだ。しかし実際には、課題を始めて三日後、H・Mは他の人と同じくらいこの課題を上手にこなせるようになった。ただし、課題を練習したことも、ミルナーに会ったことも覚えていなかった（図5－4）。

H・Mは練習したことすら覚えていなかったため、ミルナーたちは、運動の学習には他のすべての学習とは異なる、特別な形式の記憶が関与しているのだろうと推測した。それは脳内の他の系によって媒介されているに違いない。多くの脳神経学者たちが長い間、そう考えてきた。

カリフォルニア大学サンディエゴ校のラリー・スクワイアによって、この考えが具体化された。スクワイアは、H・Mが手術で摘出されたのと同じ脳の部位、両側の側頭葉の内側領域に損傷を負った人たちが、運動の技能以上にもっといろいろと学習できることを発見した。言語能力は正常であり、鏡で反転させた文字を読むなど、学習が必要な、さまざまな種類の知覚的技能を習得することができる。習慣を身につけることもできるし、その他の単純な学習も行える。スクワイアは、このように幅広い学習能力が残っているということは、これらの人々は異なる記憶系を使っている可能性があると考えた(1)。

スクワイアは、脳には二種類の主要な記憶系があることに気がついた。一つは「顕在記憶(陳述記憶)」と呼ばれ、意識的に人や場所、物を覚えることのできる記憶である。日常生活で「記憶」と言うときには、こちらを指している。我々が事実関係や出来事を意識的に覚える能力はこの記憶による。顕在記憶は側頭葉の内側領域がになっている。だからH・Mは、新しい事実や人物、過ごした日々の出来事を覚えられなくなったのだ。

二番目の種類の記憶は、スクワイアが同定した「潜在記憶(非陳述記憶)」である。車の運転や、正しい文法で話すことなど、我々が反射的に行う、運動技能や知覚的技能を使った作業をする際に、脳はこの記憶を使う。話すとき、ふつうは文法が正しいかどうかを意識しない。単にしゃべるだけだ。潜在記憶を不可解なものにし、しかもほとんど注意が払われないのは、その大半が無意識だからである。ある課題が上手にできるようになるのは体験の積み重ねの結果であるが、我々はそれを意識していないし、課題を行うときに記憶を使っているとは感じない。それどころか複数の研究によると、潜在記憶を使う課題を、それをしていることを意識して行おうとすると、うまくできないという。

当然のことながら、潜在記憶は顕在記憶とは異なる脳の系によってになわれている。内側側頭葉など高次の認知機能をになう領域ではなく、刺激に反応する脳の領域、たとえば扁桃体や小脳、大脳の基底核、あるいはもっとも単純なものの場合は、反射経路自体がになっている。

潜在記憶にも何種類かあり、そのうちとくに重要なのは、条件づけに関連する記憶である。アリストテレスは、特定のタイプの学習には、発想への関連づけが必要であると最初に提唱した。たとえば、ライトで飾られた木を見るといつもクリスマスを思い出す、といったように。この概念は、現代心理学の先駆者であり、英国経験主義者ジョン・ロックやデイビッド・ヒューム、ジョン・スチュアート・ミルによって精巧に検討され、論理体系がつくられた。

ロシアの生理学者イワン・パブロフは一九一〇年、この概念をさらに一つ重要な段階へと進めた。以前行ったイヌの研究で、彼が部屋に入ると、食べ物を持参していなくても、イヌが唾液を分泌し始めることに気がついていた。つまり、イヌは中立的な刺激（彼が部屋に入ること）と肯定的な刺激（食べ物）を関連づけることを学んでいたのだ。パブロフは、中立的な刺激を「条件刺激」、肯定的な刺激を「無条件刺激」と呼び、関連づけを行う形式の学習を「条件づけ」と呼んだ。

パブロフは観察に基づき、イヌは、どのようなシグナルであっても、食べ物の到着を予測することを学習して唾液を流すようになるかどうかを調べる実験を計画した。まずベルを鳴らし、食べ物を与えた。最初は、ベルを鳴らしても何の反応もなかった。しかし、ベルの音と食べ物を何度も組み合わせて与えると、イヌは実際には食べ物が来なくても、ベルの音だけで唾液を分泌するようになった。

パブロフの研究は心理学に並はずれて大きな影響を与え、学習という行動についての概念を決定的に変えた。パブロフにとって学習は、発想への関連づけだけではなく、刺激と行動の関連づけも含んでいた。この新たな概念により、学習を実験的に分析することが可能になった。刺激に対する反応を客観的に測定できるようになり、反応を生みだす要因を特定したり、変更したりできるようになった。

スクワイアの発見により、記憶は単一の機能ではなく、異なる種類の記憶が脳の異なる領域で異なる方法で処理され、保存されることがわかった。これは記憶、そして脳を理解する上で大きな進展だった。しかし同時に、そして必然的に、新たな疑問も浮かび上がらせた。ニューロンはどのように異なるタイプの記憶を保存するのか？ 潜在記憶をになうニューロンと顕在記憶をになうニューロンは異なるのか？ もしそうなら、それぞれ機能の仕方も異なるのだろうか？

記憶とシナプス接続の強度

初期の研究では、学んだことを記憶し、保存しておくには、かなり複雑な神経回路が必要だろうと想定されていた。しかし、私とコロンビア大学の同僚、そして元は私の学生で、ヒューストンにあるテキサス大学保健科学センターのジャック・バーンは、無脊椎動物のアメフラシ（海洋性ウミウシ）で、複雑な神経回路の必要ない、関連づけ学習のメカニズムに遭遇した。[2] アメフラシには、わずかな数の感覚ニューロンと運動ニューロンの接続によって媒介される、重要な防御反射がある。学習により、調整をになうニューロンが活性化され、感覚ニューロンと運動ニューロンの接続を強化する。我々は、無脊椎動物における潜在記憶を使った古典的な条件づけ学習（潜在学習）の成立に、このメカニズムが寄与していることを発見した。哺乳類の扁桃体における感情の潜在学習、とくに恐怖の潜在学習でも、同じメカニズムが重要な役割を果たしている。

学習には複雑な神経回路が必要であるという考えに疑問を投げかけたもう一人の人物は、カナダの心理学者ドナルド・ヘッブだった。ヘッブは、関連づけを伴う学習は、二つのニューロンの単純な相互作用によって成立すると提唱した。ニューロンAがニューロンBを刺激して活動電位を発火させ、その電気刺激が軸索を通ってシナプスに伝わる、という一連のプロセスを繰り返し行うことで、どちらかのニューロン、もしくは両方が変化する。その変化により、二つのニューロン間のシナプス接続が強くなる。強化された接続は、両ニューロンの相互作用の記憶をつくり、短期間、保存する[3]。スウェーデンのヨーテボリ大学の研究者ホルガー・ウィグストロムとベングト・グスタフソンは後になって、海馬における顕在記憶の形成には、ヘッブの提唱したメカニズムが働いていることを示唆する科学的証拠を初めて見つけた[4]。

潜在記憶も顕在記憶も数分間という短時間、保存されることがある一方、長期間、たとえば数日間から数週間、あるいはそれ以上の期間、保存されることもある。各記憶が保存される際には、脳内に特定の変化が起こる必要がある。短期記憶は、既存のシナプス結合を強化し、それらがよりよく機能するようになることでつくられる。長期記憶は、新しいシナプスを成長させることによってつくられる。つまり、長期記憶は脳の解剖学的変化をもたらすが、短期記憶にはそれがない。時間の経過とともにシナプスの接続が弱くなったり消失したりすると、記憶が薄れたり失われたりする。

加齢と記憶

「転写産物」が変化しているのを見つけた。転写産物とは、遺伝子が発現してたんぱく質が産生されるプロセスで最初にできる、一本鎖《いっぽんさ》のＲＮＡのことである。最初でもっとも劇的な変化は、「ＲｂＡｐ48」という遺伝子でみられた。年齢が上の人ほど、この遺伝子の活性が歯状回で落ち、ＲＮＡへの転写やＲｂＡｐ48たんぱく質の産生が減少していた。さらに、この変化は歯状回だけに起きており、海馬の他の領域や内側側頭葉では起きていなかった。

　ＲｂＡｐ48たんぱく質は興味深いたんぱく質であることが判明した。複数のたんぱく質で構成される、ＣＲＥＢ複合体の一部だったのである。ＣＲＥＢ複合体は、短期記憶を長期記憶に変換するのに必要な遺伝子の発現が始まる際に、決定的に重要な役割をになっている。

　私たちは最後に、マウスの歯状回でも加齢に伴ってＲｂＡｐ48たんぱく質の発現が低下するかどうかを調べるために、マウス実験を再び行った。マウスでもやはり低下していた。また、遺伝子活性の低下は歯状回だけで起きており、海馬の他の領域や内側側頭葉では起きていなかった。さらに、ＲｂＡｐ48遺伝子が機能しないよう遺伝工学的に遺伝子を失欠させると、若いマウスでも老化したマウスと同じくらい空間認識の課題をこなす実行力が落ちることを発見した。逆に、老化したマウスのＲｂＡｐ48遺伝子の発現を増やすと、加齢に伴う記憶の減衰が消失し、若いマウスのように課題がこなせるようになった。

　この時点で驚くような発見があった。コロンビア大学の遺伝学者ジェラルド・カーセンティは、骨が内分泌器官であること、そして「オステオカルシン」と呼ばれるホルモンを分泌していることをすでに発見していた。そして今度はさらに、オステオカルシンが身体の多くの臓器に作用するだけでなく脳内にも入り、セロトニンやドーパミン、ＧＡＢＡなどの神経伝達物質の生成にも影響を与えていることを見つけたのだ[8]。

カーセンティと私は、オステオカルシンが加齢に伴う記憶の減衰にも影響を及ぼしているかどうかを調べるために共同研究を行った[9]。私の同僚、スティリアノス・コスミディスは、マウスの歯状回にオステオカルシンを注射することで、記憶の形成に必要なPKAやCREB、RbAp48というたんぱく質が増加するのを見つけた。注射しなかったマウスは、CREBとRbAp48のたんぱく質がより少なかった。興味深いことに、老化したマウスにオステオカルシンを与えると、通常なら加齢に伴って低下する、新しい物体の認識など記憶を伴う課題の実行能力が改善した。実際、投与を受けたマウスの記憶力は若いマウスと同じ程度だった。さらに、オステオカルシンは若いマウスの学習能力も向上させた[10]。

これらの研究から、オステオカルシンの量は年齢とともに減少するものの、投与すると、老化したマウスの記憶の減衰を回復させることができるとわかった。この発見は、運動が高齢者の脳にいい効果をもたらすのがなぜかを説明する、もう一つの根拠になるだろう。マウスの実験から、加齢に伴って骨密度が下がり、その結果、オステオカルシンの分泌量も減ることが、記憶の衰えが生じる一因であるとわかっている。おそらくヒトでも同じことが起きているのだろう。精力的な運動は骨密度を上げることが知られている。運動で骨密度を維持すれば、骨が分泌するオステオカルシンによって、マウスだけでなくヒトでも、加齢に伴う記憶の衰えが緩和されると期待できる。

これらの研究が示すように、加齢に伴う記憶の減衰はアルツハイマー病とは明らかに異なる障害である。脳の異なる領域の、異なるプロセスが影響を受けている。しかも、ローマ人の名言、「健全なる精神は健全なる身体に宿る」は、科学的な根拠があると言える。

年齢相応に老化してきている脳をもつ人にとって、これはいいニュースだ。健康的な食事をし、運動をし、他の人と交流することで、高齢になっても、重要な精神的活動を維持できると示しているからだ。身体的な寿命を延ばすことができたように、我々は精神の寿命も延ばさなくてはならない。これまで紹介してきた研究の結果を考えれば、将来的には、記憶に影響を与えるような疾患を予防することができるようになるかもしれない。

記憶を必要としない認知機能の多くは成熟する、という点も重要である。知恵や大局観は確実に年齢とともに増す。逆に不安感は減る傾向がある。我々にとっての課題は、加齢による利点を最大限にいかしながら、悪い影響を最小限に抑えることである。

アルツハイマー病

加齢は脳の特定の領域を標的にして影響を及ぼす。とくに海馬はもっとも影響を受けやすい、脆弱な領域の一つで、血液循環の不足や細胞死によって損傷を受けるだけでなく、しばしばアルツハイマー病によって損傷される。

アルツハイマー病は比較的最近の記憶に障害が起きるのが特徴である。それは、ニューロンが情報交換する接点、シナプスの喪失によって起こる。アルツハイマー病の初期段階では、シナプスがいったん失われても脳がシナプスを再生することができるが、病気が進行してくると、ニューロン自体が死滅してしまう。ニューロンは再生されないため、死滅は恒久的な損失となる。アルツハイマー病の治療は、このニューロンの死滅が広範囲に広がる前に始めるのがもっとも効果的なので、脳神経学者たちは機能的脳イメージングなどで、できるだけ早期に病気を見つけられる方法を開発しようとしている。

アルツハイマー病の症状の原因となる一連の出来事が解明され始めている。病気を引き起こす分子生物学的な要因についてもわかってきている。新たな知見が得られるたびに、この破壊的な障害の進行を止めるための新しい治療薬や新たな治療法を開発する上での標的が明らかになる。

アルツハイマー病の発見は一九〇六年に遡る。エミール・クレペリンの同僚であるドイツの精神科医アロイス・アルツハイマーが、五一歳の女性患者アウグステ・Dの症例を報告した。彼女はあるとき突然、夫に対して理不尽な嫉妬心を抱くようになった。まもなく記憶に問題が生じ、認知能力が次々と衰えていった。時間が経つにつれて記憶力はひどく悪化し、自宅にいても自分がどこにいるのか認識できなくなった。物を隠すようになり、また、誰かに殺されると思い込むようにもなった。精神科病院に入院し、症状が現れ始めてから五年も経たないうちに亡くなった。

アルツハイマーは、アウグステ・Dの剖検を行い、大脳皮質に三つの変化を見つけた。以来、この三つは、アルツハイマー病の特徴とされている。第一の変化は、脳が縮小し、萎縮していたことである。第二は、ニューロンの外側に、密集した物質の蓄積物があった。これは現在、「老人斑（アミロイドプラーク）」と呼ばれている。第三は、ニューロン内部に、もつれたたんぱく質線維がたくさんあった。これは現在「神経原線維変化」と呼ばれている。この発見の重要性にかんがみ、クレペリンはこの障害を、アロイス・アルツハイマーにちなんでアルツハイマー病と命名した。

剖検の際に病理学者が顕微鏡で見ていたものの一部は、今や脳イメージング技術で見ることができるようになった。図５－６は、アルツハイマー病の目印とも言える老人斑と神経原線維変化の写真だ。当初、これらの異常なたんぱく質の集合体は病気によって二次的にできたものだと考えられていたが、今ではそれらが病気の発症に重要な役割を果たしていることがわかっている。興味深いことに、患者の記

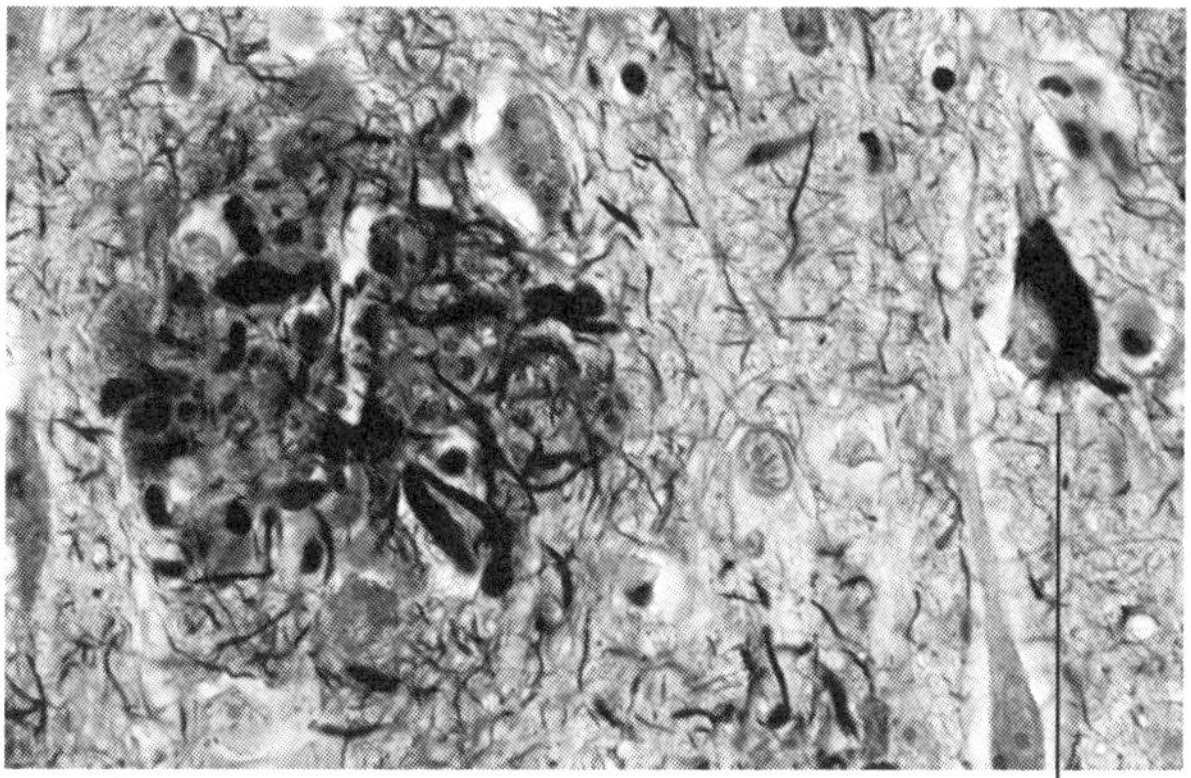

図 5-6　脳内の老人斑と神経原線維変化を強調した写真

憶や思考に変化が現れる一〇～一五年も前に、老人斑などの構造物は形成され始める。最初に現れたときに検出できれば、脳への損傷を防ぐことができ、アルツハイマー病の発症を食い止めることができるかもしれない。

老人斑は最初のころは脳の限られた特定の領域にできる。一カ所は前頭前皮質である。前述したように前頭前皮質は注意や自己の制御、問題解決に関与している。一方、神経原線維変化は海馬でき始める。これら二つの領域にできる老人斑と神経原線維変化は、アルツハイマー病患者の認知能力の低下や記憶の衰えを引き起こす原因となっている。初期のころは、脳は損傷を受けた部分の機能を別の部分の機能で補うことができる。このため、ごく初期の老人斑などによる障害が起きた人と起きていない人の違いには、家族でさえ気がつかない。しかし、時間の経過に伴い、より多くのシナプスが損傷を受け、ニューロンが死滅し始め、海馬のような領域が崩壊してくる。そして、記憶の保存といった決定的に重要な脳の機能が失われ始める。

そうなると、記憶の減衰に関連した症状が目立つようになってくる。

アルツハイマー病におけるたんぱく質の役割

老人斑と神経原線維変化が形成される原因は何だろうか？「アミロイドβ《ベータ》」と呼ばれるペプチドが老人斑の形成の一因である。このペプチドは、もっと大きなたんぱく質「アミロイド前駆体たんぱく質（amyloid precursor protein／ＡＰＰ）」の一部だ。ＡＰＰは、ニューロンから枝分かれした短い突起、樹状突起の細胞膜に存在する。二種類の異なる酵素がこの前駆体たんぱく質をそれぞれ異なる部位で切断し、アミロイドβペプチドが放出される。細胞膜から放出されたペプチドは、ニューロンの外の空間に浮遊する（図５－７）。

アミロイドβペプチドの生成と放出は、すべての人の脳で起きている通常の反応である。しかし、アルツハイマー病の人の脳内では、アミロイド前駆体たんぱく質の生成が加速されているか、あるいは、不要になったアミロイド前駆体たんぱく質がニューロンの周辺から除去されるのが遅くなっている可能性がある。どちらにしても、アミロイドβペプチドが異常に蓄積される。加えて、このペプチドにはくっつきやすい性質がある。そのため、複数のペプチドがくっついて、最終的にはアルツハイマー病の特徴である老人斑を形成する。

アルツハイマー病に関与するもう一つのたんぱく質は「タウ」と呼ばれ、ニューロンの内部に存在する。すべてのたんぱく質は、機能するには三次元の形状になる必要がある。各たんぱく質が適切な形状になるには、たんぱく質を構成するアミノ酸が特定の形態に折りたたまれる必要がある。そのプロセス

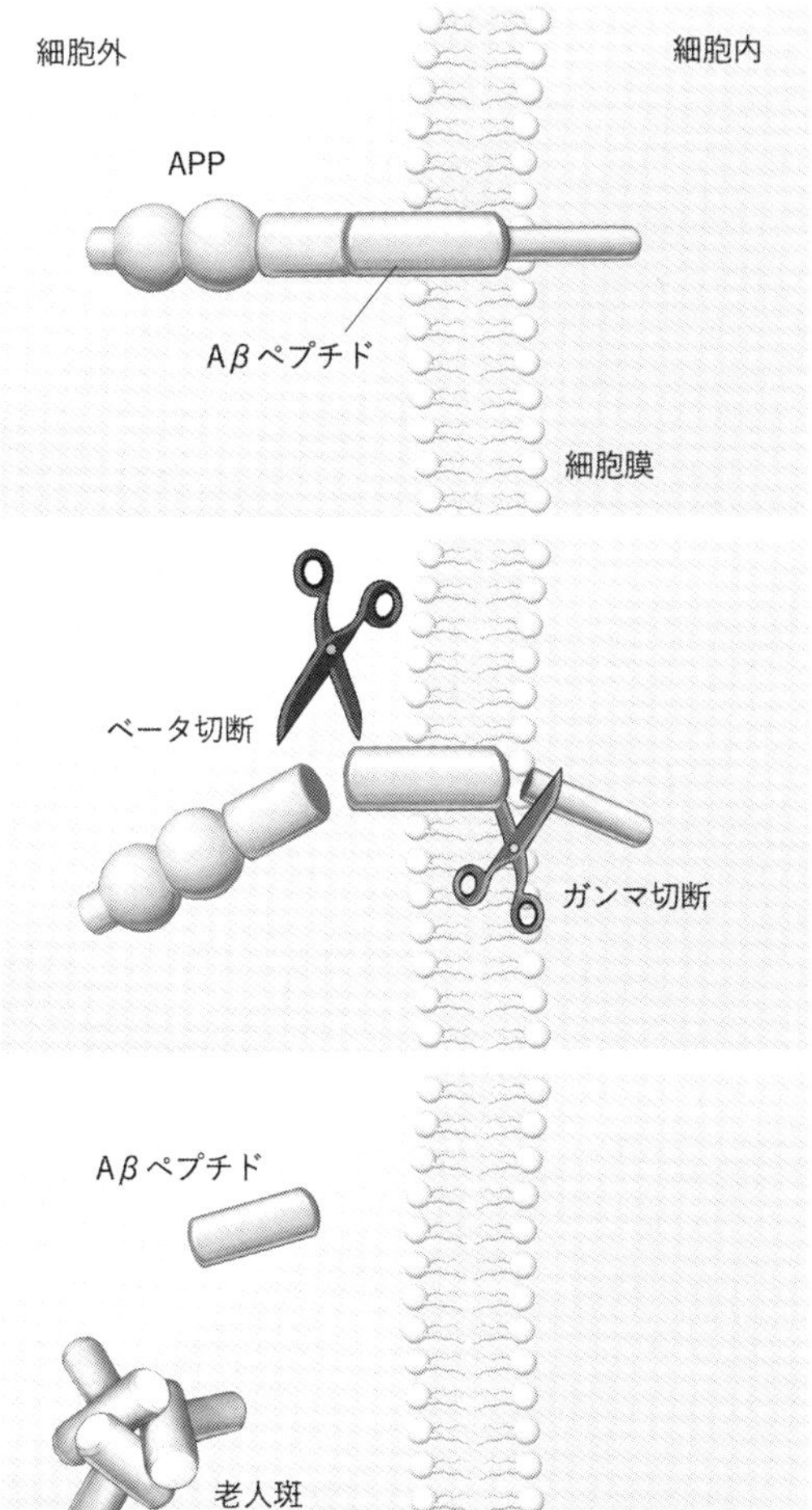

図5-7　細胞膜にあるアミロイド前駆体たんぱく質（APP）には、ペプチド「アミロイドベータ（Aβ）」が含まれる(上)。2種類の酵素がAPPを切断する。ベータ切断と、それに続くガンマ切断である（中）。この切断により、Aβが細胞外に放出され、老人斑を形成することがある（下）。

は、精巧で複雑な折り紙に似ている。遺伝子の欠陥によって、タウたんぱく質が正常に折りたたまれないと、有毒なたんぱく質の塊、神経原線維変化になる（図5－8）。

ニューロンの外側にある老人斑と内部にある神経原線維変化という二種類のたんぱく質の凝集体の組み合わせにより、ニューロンが死滅し、アルツハイマー病が進行する。

アルツハイマー病の遺伝学的研究

アルツハイマー病は通常、家族歴のない七〇代や八〇代で起きることが多い。ただしまれに、いくつかの家系では、もっと早い年代で起きることがある。ユニバーシティ・カレッジ・ロンドンのジョン・ハーディは、キャロル・ジェニングスが連絡してきたことがきっかけで、アルツハイマー病の遺伝学的な背景を調べるまたとない機会を得た。

キャロルの父親は一九八〇年代初頭、五八歳でアルツハイマー病と診断された。その後まもなく、五〇代半ばの彼の妹と弟もアルツハイマー病を発症した。キャロルの曽祖父や祖父、大おじもそうであったことがわかった。家族の主な子孫一〇人のうち五人が同時期にアルツハイマー病を発症していた。発症の平均年齢は五五歳だった（家族性アルツハイマー病で、もっとも早期の発症の記録は二〇代後半である）。

ハーディと同僚は、ジェニングスの家族のうち、アルツハイマー病を発症した人に共通して遺伝している一方で、未発症の人には遺伝していない遺伝子の変化が何なのか知りたかった。発症したきょうだい五人といとこ一人は、ヒトゲノムでもっとも小さい染色体、21番染色体の特定の部位を共通してもっ

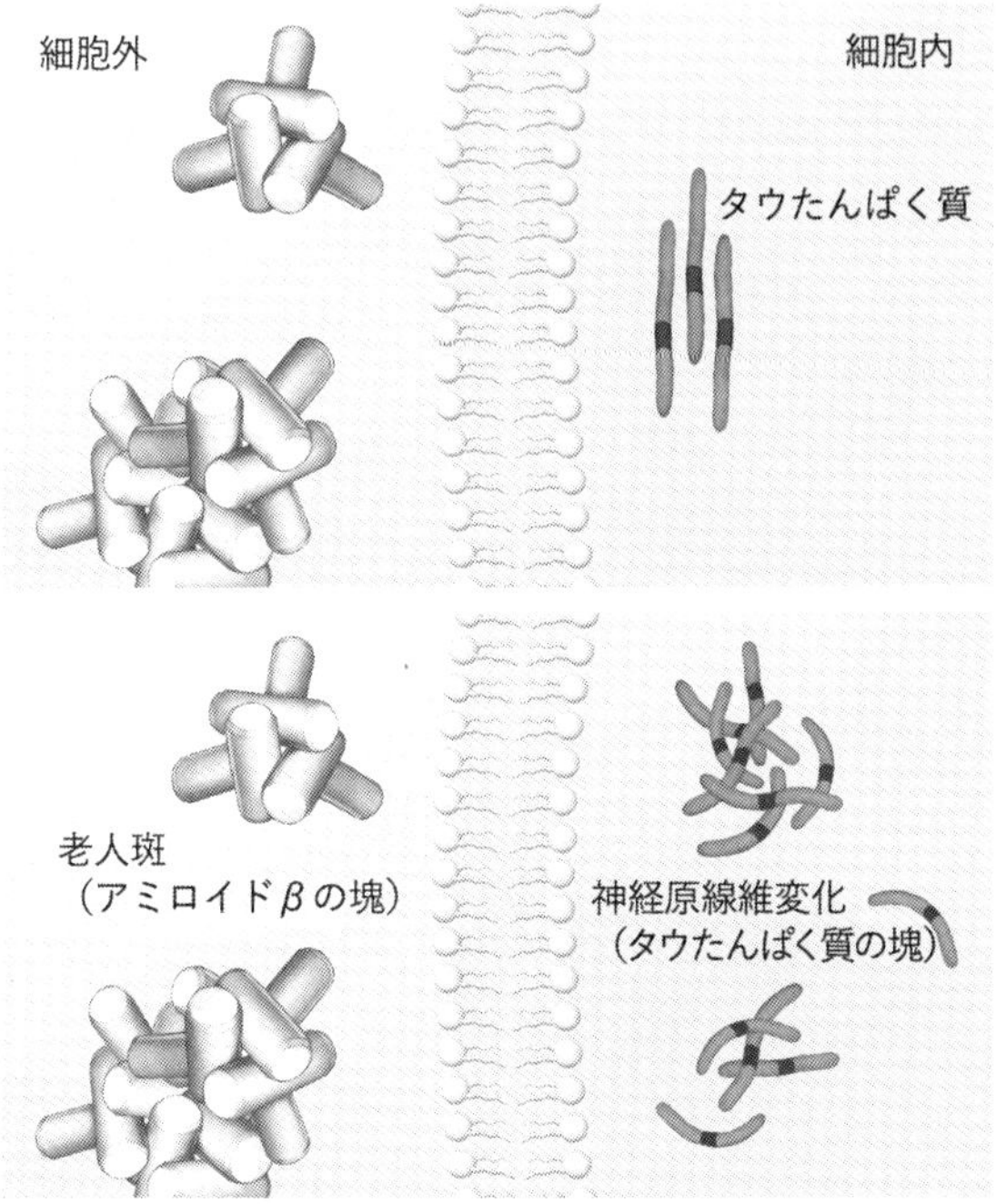

図5-8　遺伝子の欠陥によりタウたんぱく質の折りたたみ異常が生じる。すると、細胞内でたんぱく質が凝集し、神経原線維変化を形成する。

ているとがわかった。しかし、無症状のきょうだい二人も、その部位のごく一部分はもっていた。したがって、アルツハイマー病の原因遺伝子は、無症状のきょうだいがもっている21番染色体の部位には存在しないことがわかった。その後、アルツハイマー病を発症している人だけに遺伝している部位を詳しく調べたところ、アミロイドβペプチドを凝集させる、遺伝子の変異が見つかった。[11]

これは、アルツハイマー病の原因遺伝子として最初に同定された遺伝子である。この発見により、研究の道がひらかれた。病理学的にはすでにアミロイドβペプチドが老人斑を形成することはわかっていたが、ハーディは、ジェニングスの一族では、アミロイド前駆体たんぱく質の遺伝子の突然変異から病気が始まり、ペプチドの凝集を生じさせていることを明らかにした。

ハーディを始めとする科学者たちはその後、他にも多くの変異を発見した。トロントの研究グループは、「プレセニリン」と呼ばれるたんぱく質の遺伝子に変異がある、家族性アルツハイマー病の家族を複数、見つけた。[12] 変異によって、プレセニリンが、ニューロン間の空間に浮遊するアミロイドβペプチドの除去を助けることができなくなっていた。この発見は、ハーディの発見と、きれいに結びつく。二つの研究により、すべての早発性家族性アルツハイマー病の家族は、脳内でアミロイドβペプチドの致命的な塊が形成されてしまう遺伝子の変異をもっていることが判明した。言い換えると、見つかったすべての変異は、早発性家族性アルツハイマー病の発症につながる単一の経路のどこかに関連しているようである（図5－9）。

家族性アルツハイマー病の家族の遺伝学的な研究を踏まえると、逆にアミロイドβペプチドの量を減らす変異は存在するのだろうか、という疑問が生じる。もしそのような変異があるなら、それはアルツハイマー病の発症を防いでいるのだろうか？

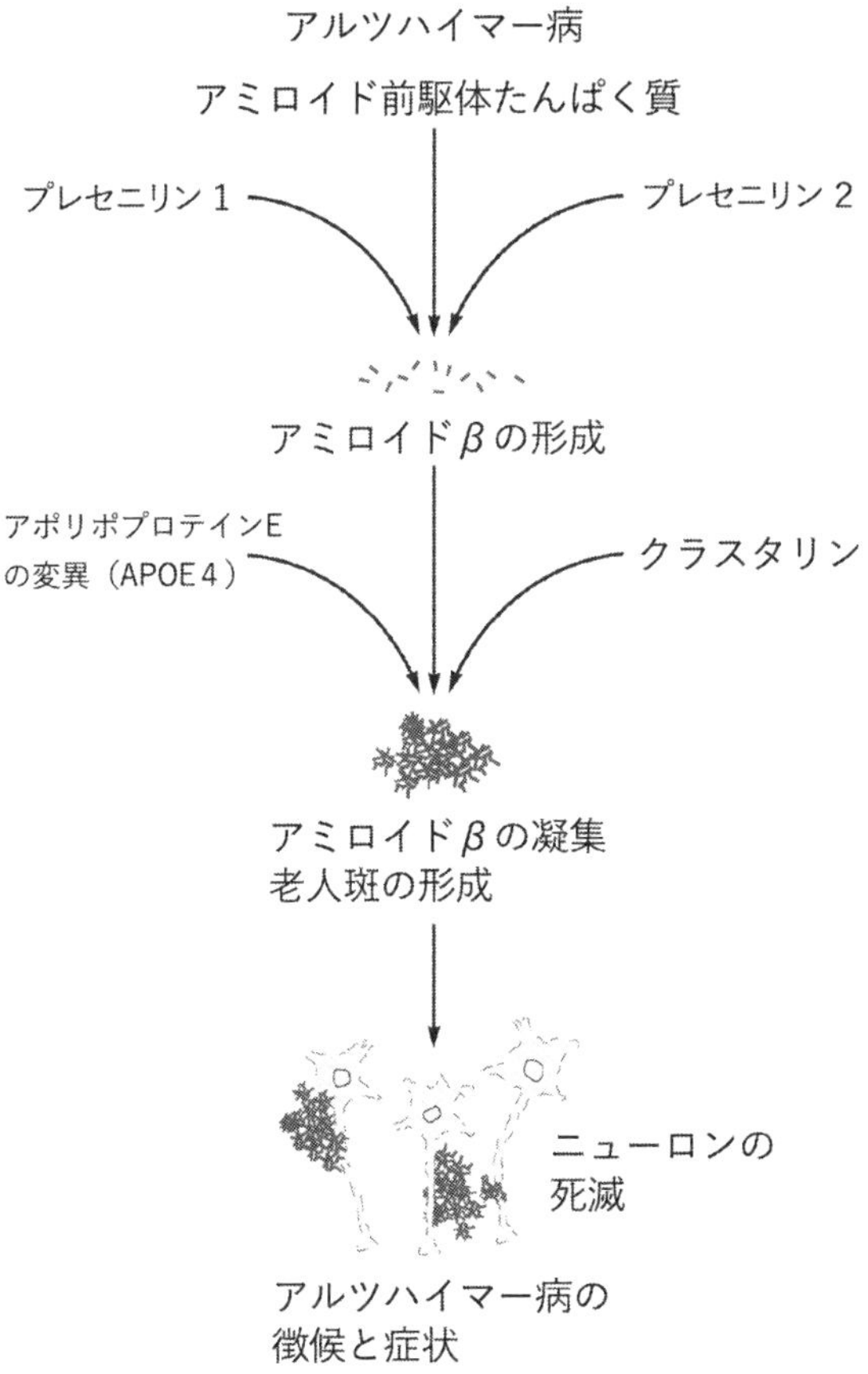

図5-9　早発性アルツハイマー病を引き起こすいくつかの経路は、アミロイドβペプチドの凝集という共通した結末に収斂する。クラスタリンは、アルツハイマー病患者の脳内で通常よりも大量に生成されるたんぱく質である。これは、アミロイドβペプチドと相互作用し、嗅内皮質の組織の喪失を増悪させる。

デコード・ジェネティクス社のトーラクー・ジョンソンらは、そのような変異を見つけた[13]。変異によってアミロイド前駆体たんぱく質の中の一つのアミノ酸が別のアミノ酸に置き換わり、それが、生成されるアミロイドβペプチドの量の減少につながっていた。この変異は非常に興味深い。というのも、前駆体たんぱく質の同じ部位のアミノ酸が、異なるアミノ酸に置き換わると、アルツハイマー病を引き起こすからである。さらに興味深いのは、アミロイドβペプチドの生成量が少なくなるような変異をもっている八〇代以上の人は、変異をもたない同年代の人よりも、認知機能が優れていることだ。

アルツハイマー病のリスク因子

もっと高齢になってから発症する、一般的なアルツハイマー病のリスク因子を解明しようとしている科学者もいる。これまでに発見されたもっとも重要なリスク因子は、「アポリポプロテインE（APOE）」というたんぱく質の遺伝子だ。このたんぱく質は脂質と結合して、「リポたんぱく質」と呼ばれる分子の一種を形成する。リポたんぱく質は、コレステロールや他の脂質を血中で運搬する働きがある。血液中に適切な量のコレステロールが存在することは健康を維持する上で必要不可欠だが、異常な量があると、動脈を詰まらせ、脳梗塞や心臓発作を引き起こす恐れがある。この遺伝子の一種類の変異は「APOE4」と呼ばれる。APOE4変異は一般人口ではまれだが、アルツハイマー病の発症リスクを高める。実際、高齢になってからアルツハイマー病を発症した人の約半数がこの遺伝子変異をもっている。

遺伝子を変えることはできないので、他に何かアルツハイマー病の発症リスクを下げるためにできることはあるだろうか？　最近、一つの可能性が浮上している。それは、加齢に伴って身体のブドウ糖に対する反応の仕方が変化することと関係している。

ブドウ糖は、我々が食事から摂取する、身体にとっての主要なエネルギー源である。膵臓《すいぞう》が分泌するインスリンは、筋肉がブドウ糖を吸収できるようにしているが、年をとるにつれ、少しインスリン抵抗性になる。つまり、インスリンの効果に対する筋肉の感受性（感度）が低くなる。そこで、膵臓はより多くのインスリンを分泌しようとする。その結果、ブドウ糖の制御が不安定になる。不安定になりすぎると二型糖尿病になる。

多くの研究から、二型糖尿病はアルツハイマー病発症のリスク因子であることがわかっている。さらに、二型糖尿病に伴うグルコース調整の変化は、加齢に伴う記憶の衰えに関与している脳の海馬の一部に影響を与えているようだ。重要なのは、食事や運動によって、こういった加齢に伴う変化を改善できるという点である。食事や運動によって筋肉のインスリンに対する感受性が高まり、ブドウ糖の吸収が促進される。

環境要因や基礎疾患（持病）も、アルツハイマー病の発症しやすさと関係があるかもしれない。ただし、これまでの研究は、アミロイドβペプチドの凝集が認知症の根本的な原因であると示している。これはとても強力な仮説で、研究をする際に非常に有用である。最近の研究は、アミロイドの塊を特異的に認識する抗体を使い、アミロイドの凝集を防いだり、凝集する前の段階のアミロイドの塊を除去したりする方法の開発に焦点をあてている。前述のように、統合失調症やうつ病などの精神障害は単一の遺伝子ではなく、何百もの遺伝子によって引き起こされる。そのような精神疾患がどのように発症するのかを解明するのは、はるかに困難である。アルツハイマー病研究の進展は遅く感じられるかもしれない

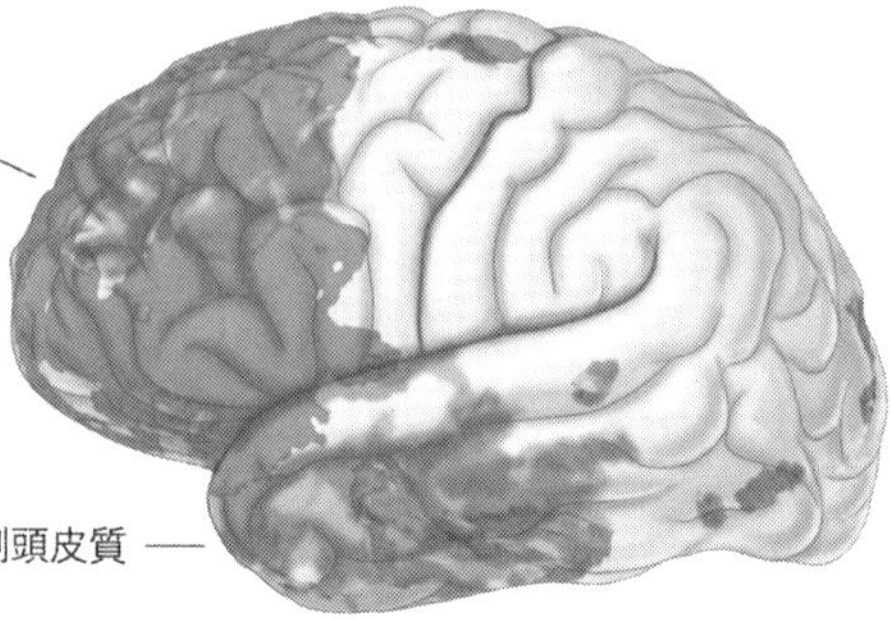

図 5-10　前頭側頭型認知症は、脳の前頭葉と側頭葉の皮質に影響を及ぼす。

が、実際には驚くべき速さで進んでいるのだ。

前頭側頭型認知症

アルツハイマー病だけが一般的によくみられる認知症というわけではない。もう一種類のよくみられる認知症は、前頭側頭型認知症である。これは、プラハ大学の精神医学教授アーノルド・ピックによって、アルツハイマー病の一〇年前に発見された。かつてはまれだと考えられていたが、現在では、六四歳以上の認知症の大部分がアルツハイマー病とこの疾患だということがわかっている。しかも、六五歳以下の人の認知症においては、前頭側頭型認知症がもっとも多く、アメリカでは四万五〇〇〇〜六万五〇〇〇人の患者がいると推計されている。アルツハイマー病に比べてより若い年齢で発症し、より急速に進行することが多い。

前頭側頭型認知症は、脳の前頭葉の非常に小さな領域で始まる。ここは、社会的な知能、とくに衝動を抑制する能力をになっている（図5－10）。かつては、患者が前頭側頭型認知症かアルツハイマー病かを区別するのは不可能だと考えられていたが、今は可能である。前頭側頭型認知症は、社会的行動や道徳的な判断に深刻な障害をもたらすことが多い。患者は、万引きなど本来なら行わないであろう反社会的な行動をすることがある。一つの研究によると、病気の初期段階では、全患者の約半数が、何らかの理由で逮捕されたり、逮捕される可能性があるような行動をとっていたりしたという。このような行動は、アルツハイマー病の特徴ではない。

前頭側頭型認知症は、他の人との関係を築く上で必要な脳の領域にも影響を及ぼす。患者は、かつては愛情深く親切だった人でも、周りに無関心になることがある。また、依存症の傾向が出て、過食したり、喫煙など健康に悪い習慣に陥ったりすることがある。ときには支出をコントロールできなくなり、破産することもある。この認知症は中年期の人が発症することが多く、大多数の人は子どもがいるため、家族にも大きな影響を与える。

前頭側頭型認知症の遺伝学的研究

前頭葉と側頭葉の損傷によって発症する前頭側頭型認知症の生物学的なメカニズムは、アルツハイマー病と同じである。つまり、遺伝子の変異が原因で、脳内でたんぱく質がつくられるときに誤って折りたたまれ、脳内に凝集体が形成される。このため、この二つの疾患の患者には共通した症状がみられる。ただし、たんぱく質の誤った折りたたみの原因となる遺伝子は異なる。前頭側頭型認知症の発症に関与している三つの遺伝子変異は、タウたんぱく質の遺伝子と「C9ORF72」遺伝子、そして脳内で複数の役割を果たしている「プログラニュリン」というたんぱく質の遺伝子の変異である。それぞれの変異は、たんぱく質の異常な折りたたみを生じさせることによって、脳の同じ領域を損傷する（図5－11）。

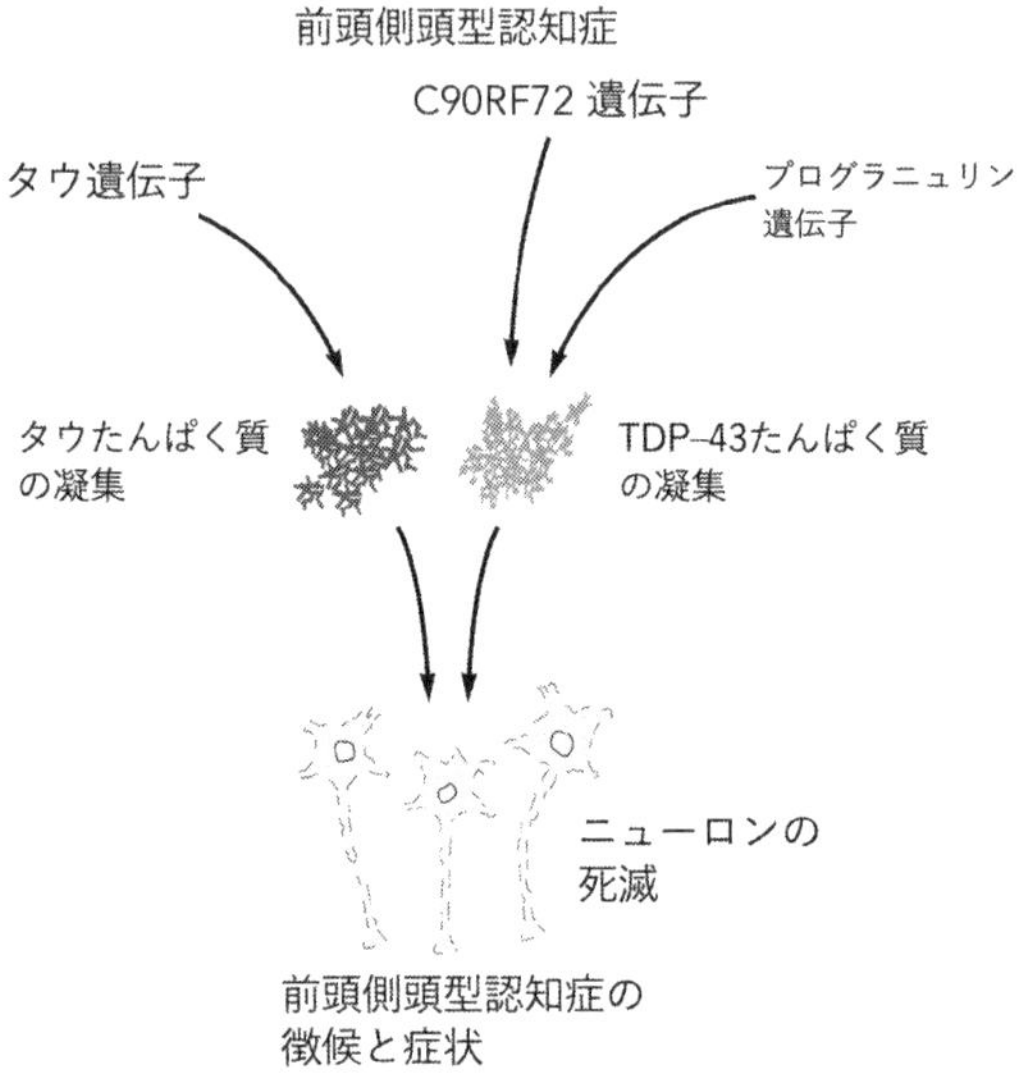

図 5-11　前頭側頭型認知症を引き起こす３つの遺伝子（タウ、C90RF72、プログラニュリン）の変異。

プログラニュリン遺伝子に変異があっても、通常のプログラニュリンたんぱく質はつくられる。ただし、つくられる量が不十分になる。プログラニュリンたんぱく質は、「ＴＤＰ－43」という別のたんぱく質の異常な折りたたみを防ぐと考えられている。前頭側頭型認知症の発症のメカニズムがこのように単純だということは、我々にとっては朗報だ。治療法が見つかる可能性が高いからだ。つまり、目指すべきは血中や脳内のプログラニュリンの濃度を高める薬の開発か、脳にプログラニュリンを届ける方法の開発だ。実際、前頭側頭型認知症を幅広く研究しているカリフォルニア大学サンフランシスコ校の教授ブルース・ミラーは、前頭側頭型認知症はもっとも治療が簡単な神経変性疾患の一つだろうと考えている。そして、血中と脳内のプログラニュリンの濃度を高める可能性のある薬の効果を調べている。[14]

ミラーはさらに、一九世紀の偉大な脳神経学者ジョン・ヒューリングス・ジャクソンの発見を裏打ちする、新しい発見をした。ジャクソンは、脳の左右の半球が異なる精神機能をになっていることに気がついた最初の人物である。左半球は言語や数字などの論理的な機能をにない、右半球は音楽や美術などより創造的な機能をになっていると考えた。さらにジャクソンは、二つの半球はお互いに抑制しあっていると示唆した。それが正しいなら、左脳の損傷は、右脳の創造性を解放し、右脳を活性化させることになる。ミラーは、前頭側頭型認知症の患者のうち、損傷が左半球に限定されている患者について報告した。そのうちの発症前から創造的な傾向があった患者の多くは、認知症によって脳の左半球が損傷されると、爆発的な創造性を発揮するようになった。左半球の損傷によって、創造的で音楽的な右脳が解放されたかのようにみえたという。

これらの発見は、脳の機能に関する一般原則を示しているとも言える。一つの神経回路が活動を休止すると、別の回路が活動を始めることがある。なぜだろうか？　それは、非活動的になった神経回路は通常、もう一つの神経回路の活動を抑制しているからである。

今後の展望

たんぱく質の折りたたみの異常で生じる障害を報告した最初の科学者は、スタンリー・プルシナーである。彼は一九八〇年代、クロイツフェルト・ヤコブ病というまれな病気で、たんぱく質の誤った折りたたみを観察した。たんぱく質の折りたたみ異常は、アルツハイマー病や前頭側頭型認知症の原因にもなっている。一見すると、これらの認知症は運動障害とは何も共通点がないようにみえるかもしれない。

しかし、よく調べると、運動障害であるパーキンソン病やハンチントン病もたんぱく質の折りたたみ異常が原因で発症していることがわかった。これらの脳障害については第7章で取り上げる。

しかしその前にまず、脳の障害が人間の創造性について何を教えてくれるかを探究しよう。気持ちや思考、行動、社会的な相互作用、記憶に生物学的な基盤があるのと同じように、我々の生来の創造性にも生物学的な基盤がある。これまでの章で触れたように、自閉スペクトラム症やうつ病、双極性障害、統合失調症の人がさまざまな創造性を発揮する。アルツハイマー病や前頭側頭型認知症を患う人々の中にも、視覚的な芸術などにおいて創造性を発揮する人がいる。第6章では、脳障害のある芸術家から創造性について我々が何を学んだかを紹介する。

食べ物と体のつながりを考える本

土が変わるとお腹も変わる

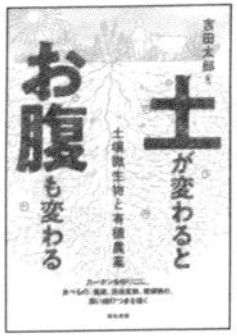

土壌微生物と有機農業
吉田太郎［著］　2000円+税
欧米からインドや台湾まで広がる、最先端の有機農業研究を紹介しながら、土壌と微生物、食べ物、そして気候変動との深い関係性を根底から問いかける。

コロナ後の食と農

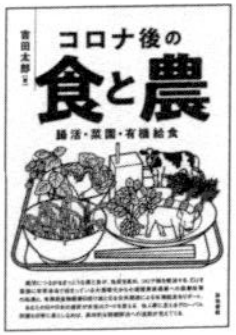

腸活・菜園・有機給食
吉田太郎［著］　2000円+税
世界の潮流に逆行する奇妙な日本の農政や食品安全政策に対して、パンデミックと自然生態系、腸活と食べ物との深いつながりから警鐘を鳴らす。

土と内臓　**微生物がつくる世界**

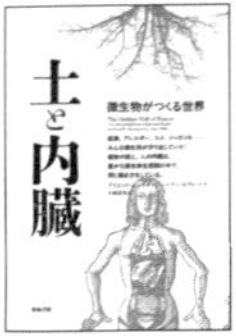

D・モントゴメリー+A・ビクレー［著］
片岡夏実［訳］　2700円+税
農地と人の内臓にすむ微生物への、医学、農学による無差別攻撃の正当性を疑い、微生物研究と人間の歴史を振り返る。

オーガニック　**有機農法、自然食ビジネス、認証制度から産直市場まで**

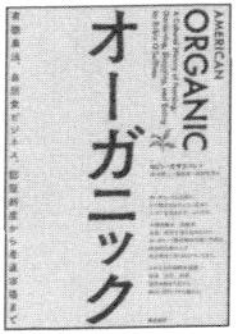

ロビン・オサリバン［著］
浜本隆三+藤原崇+星野玲奈［訳］
3600円+税
農業者も、消費者もハッピーなオーガニックの在り方を描き、これからの日本の自然食の在り方を浮き彫りにする。

タネと内臓

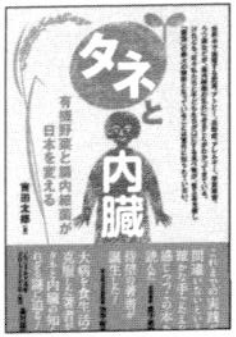

有機野菜と腸内細菌が日本を変える
吉田太郎［著］　1600円+税
世界の潮流に逆行する奇妙な日本の農政や食品安全政策に対して、タネと内臓の深いつながりへの気づきから警鐘を鳴らす。

天然発酵の世界

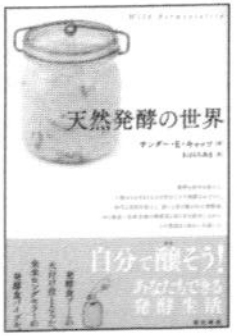

サンダー・E・キャッツ［著］
きはらちあき［訳］　2400円+税
時代と空間を超えて脈々と受け継がれる発酵食。100種近い世界各地の発酵食と作り方を紹介、その奥深さと味わいを楽しむ。

庭仕事の真髄　孤独を癒す庭

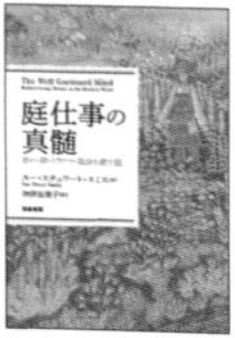

スー・スチュアート・スミス［著］
和田佐規子［訳］　3200 円＋税
人はなぜ土に触れると癒されるのか。庭仕事は人の心にどのような働きかけをするのか。庭仕事で自分を取り戻した人びとの物語を描いた全英ベストセラー。

英国貴族、領地を野生に戻す

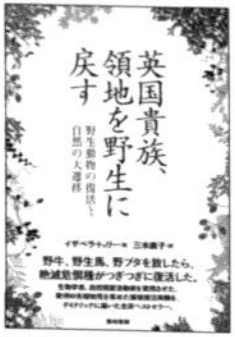

野生動物の復活と自然の大遷移
イザベラ・トゥリー［著］　三木直子［訳］
2700 円＋税
中世から名が残る美しい南イングランドの農地 1400ha を再野生化する様子を、驚きとともに農場主の妻が描くノンフィクション。

地域を楽しむ本

家中・足軽の幕末変革記

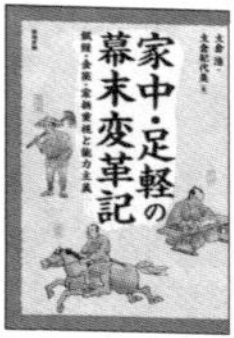

飢饉・金策・家柄重視と能力主義
支倉清＋支倉紀代美［著］
2400 円＋税
19 世紀の地方社会の変化と闘争を、仙台藩前谷地村で 60 年にわたり記された文書『山岸氏御用留』から読み解く。

下級武士の田舎暮らし日記

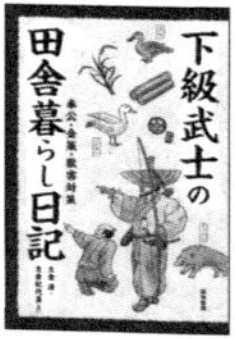

奉公・金策・獣害対策
支倉清＋支倉紀代美［著］
2400 円＋税
仕事、災害、冠婚葬祭……。仙台藩下級武士が 40 年間つづった日記から読み解く、江戸時代中期の村の暮らし。

気仙大工が教える　木を楽しむ家づくり

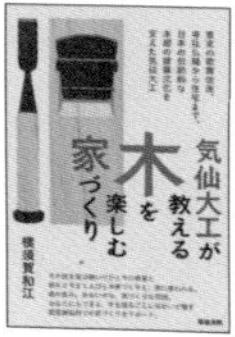

横須賀和江［著］　1800 円＋税
日本の伝統的な木組の建築文化を支えた気仙大工。その技を受け継いだ棟梁と彼をとりまく人びとの家づくりと、森の恵み、木のいのち、家づくりの思想。

半農半林で暮らしを立てる

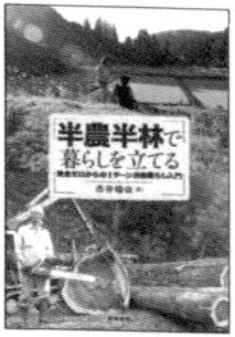

資金ゼロからのＩターン田舎暮らし入門
市井晴也［著］　1800 円＋税
『動物たちに囲まれて、大自然に抱かれて、ゆったり子育て、通勤ラッシュなし（腰痛はあり）』。新潟・魚沼の山村で得た 25 年の経験と暮らしぶりを描く。

価格は、本体価格に別途消費税がかかります。価格は 2023 年 1 月現在のものです。

第6章　生来の創造性――脳障害と芸術

画家であれ作家であれ彫刻家であれ作曲家であれ、芸術家はみな特別な才能をもっていて、他の人とは違うようにみえる。古代ギリシャ人は、創造的な人は知識や芸術の女神ムーサ（ミューズ）たちから霊感をさずけられていると信じていた。しかし一九世紀のロマン派詩人たちは創造性について異なる見方をした。彼らは、創造性は精神疾患から生じると提唱した。精神疾患によって習慣や慣習、合理的な思考からもたらされる束縛が減り、芸術家は無意識の世界にある創造力を活用できるようになると主張した。

今日では、創造性は脳に由来することがわかっている。創造性には生物学的な基盤があるのだ。一部の創造性は精神障害と関連して生じることがあるものの、精神疾患によってもたらされるものではない。また、創造的な能力はすべての人にある。表現方法や技能は異なるが、みなそれぞれの方法で創造性を発揮している。

とはいえ、ロマン派詩人たちが完全に間違っていたわけでもない。多くの人にとっては、生まれながらにしてもっている創造性を引きだすのは簡単ではない。創造性の生物学的メカニズムはまだ解明されていないが、創造性を発揮する前提条件についてはわかってきている。束縛から解放され、心を自由にさまよわせ、新たな発想をすることが創造性につながっている。無意識の世界にある能力や情報の活用は、すべての創造的な人が共通して行っているが、精神障害のある創造的な人において、とくにそれが目立つことがある。

本章では、精神障害と神経障害の両方の脳障害から、我々の創造性について何がわかるのかを描くと同時に、いくつかの観点から創造性を検討する。まずは非常に才能のある現代美術家の作品に注目しよう。次に、鑑賞者の視点から創造性について考える。最後に、創造的なプロセスがどのような性質をもっており、その背景にどのような生物学的基盤があるのかについて探究する。

これまでの章で、統合失調症やうつ病、双極性障害を発症した人が、いかに芸術や文学、科学において創造的な才能を発揮しているのかをみてきた。本章では、主に統合失調症の患者の視覚芸術に焦点をあてる。美しく感動的であるだけでなく、「サイコティック・アート（精神病的芸術）」と呼ばれ、広く収集されたり研究されたりしているからだ。そして、これらの芸術が現代アート、とくにダダイスムやシュルレアリスム（超現実主義）に与えた影響について検討する。次に、双極性障害や自閉スペクトラム症、アルツハイマー病、前頭側頭型認知症といった、統合失調症以外の脳障害の人の創造性について触れる。最後に、生まれながらにして備わっている創造性について、脳研究がどこまで解明しているのかを紹介して本章をしめくくる。

創造性の展望

〈芸術家〉

チャック・クローズは失読症で、子ども時代には多くのことができないと感じていた。しかし、彼にできることもあり、しかも優れていた。それは絵を描くことだった。とくに顔を描くことに関心をもった。これは興味深い。なぜなら、クローズは相貌失認（失顔症）で、顔を顔として認識することはできるが、顔を特定の人物と関連づけることができなかったからだ。

顔の認識は、脳の下側頭葉内側の右紡錘状回《みぎぼうすいじょうかい》と呼ばれる領域がになっている。その領域の前部が損傷すると、クローズのように相貌失認になる。その領域の後部が損傷を受けると、まったく顔を認識できなくなる。クローズはたぶん、西洋美術史上唯一の、一人ひとりの顔を識別できないまま肖像画を描く芸術家であろう。

なぜ彼は肖像画家になろうとしたのだろうか？　クローズは、自分の芸術は、自分が理解できなかった世界を理解しようとする試みだと説明している。自分にとっては肖像画を描くのは奇妙なことではないという。愛する人や知っている人の顔を理解し、記憶するために肖像画を描きたいと駆り立てられたという。身体の上に顔がある状態で、正面から見ているときには記憶できない。正面から見ている人が一センチでも顔を動かすと、その顔は彼にとってはそれまで一度も見たことがない、新しい顔に見える。しかし、その顔を写真に撮り、顔が平らになれば、他の顔の写真と識別することができる。だから彼にとって顔は、二次元的に平らにならなければならない。平らになると、記憶することができるからだ。

クローズが識別できない顔を識別可能な顔に翻訳する作業は次のように進む。まず顔の写真を撮る。その後、写真に透明なアクリル樹脂の板を載せ、ピクセル化する。つまり、写真を数千の小さな格子に分割する。そして、その小さなピクセル（格子）を一個ずつ順番に絵として描き、肖像画としてまとめあげる。最終的にできあがった作品は、明らかに小さな格子で構成されている。

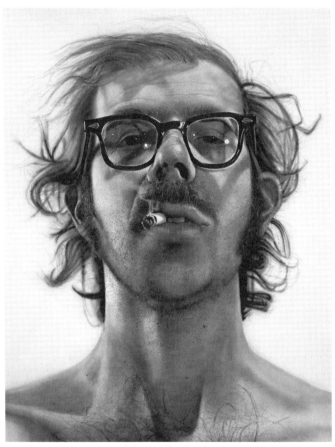

図6-1　チャック・クローズ「大きな自画像」(1967－68)（アクリル、キャンバス）273×212×5センチメートル

クローズはこの手法を使い、初期の作品では前例のないレベルでの写実性を実現した（図6－1）。それは世界を理解したいという彼の願望にこたえるものだった。しかし、彼は次第に、この方法をもっと実験的に使うようになった。作風をみると、それまでとらわれていた抑制状態からどんどん解放されていくのがわかる。最初は、点のような印を繰り返し格子の中に入れ、非常に単純な構成要素から、素晴らしく複雑な肖像画をつくりあげていた。格子を使う手法はやがて、格子一つひとつを小さな一枚の抽象画として描くまでに進化した（図6－2）。各格子を同じ色調で塗るのではなく、さまざまな色調の輪を描いた。遠くからは一色に塗ってあるように見え、生き生きとした実在感のある肖像画が浮かび上がる。

これまでの研究から、脳の右半球はアイデアをまとめたり、新しい組み合わせを考えたりする、創造性に関連した働きをしていることがわかっている。左半球は言語や論理と関連している。第5章でみたように、現代脳神経科学の創始者であるジョン・ヒューリングス・ジャクソンは一世紀前に、左脳半球は右脳半球を抑制しているため、左脳半球に損傷が起きると、創造性を高めることにつながると提唱した。クローズの左半球の機能が一部、損なわれているのは、失読症であることから明らかである。さらに、彼が他の多くの芸術家と同じように左利きであることも、右半球の優勢を示している。

クローズは、創造性を発揮させる可能性のあるこの脳の特徴を最大限に活用しただけではない。才能に恵まれた優れたアスリートと同じように、自分の得意なことにさらに磨きをかける努力をした。自分の失読症を、芸術的な強みを高めるために利用した。彼は、自分が行うすべてのことは、自分の学習障害に駆り立てられている、と指摘する。学校では、代数や幾何学、物理学、化学を選択しなかった。追加で選択できる美術の授業やプロジェクトに参加することで、教師たちに、自分は学校の授業に興味が

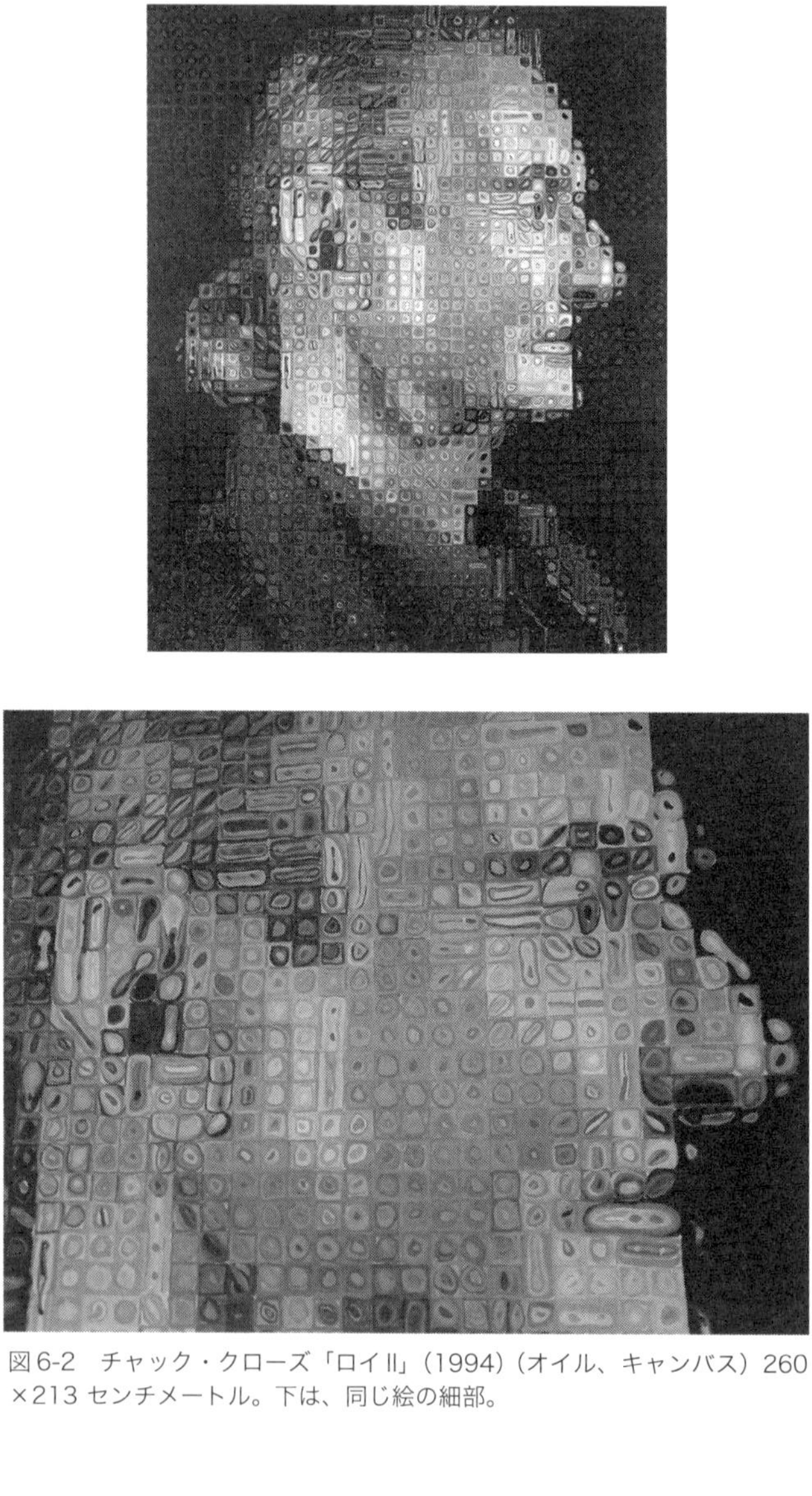

図6-2　チャック・クローズ「ロイII」(1994)(オイル、キャンバス) 260×213 センチメートル。下は、同じ絵の細部。

あるという姿勢をみせ、人生を生き抜いた。授業で教わったことを、後から思い出せなかったにもかかわらず。自分には技能があるということを示す能力にも磨きをかけた。これによって、自分は特別な存在であると感じられるようになった。こういった努力の結果として、クローズの非凡な芸術的才能に磨きがかかった。そして、彼の描く肖像画は進化し続けている。

クローズの例により、抑制からの解放という点に加え、創造性が発揮される際の二つの重要な要素がわかる。困難を克服するという決意とそのための大いなる努力、そして、脳のけたはずれな可塑性、柔軟性である。自閉スペクトラム症やアルツハイマー病の章でみたように、脳の特定の領域の機能が損なわれても、他の領域の機能が強化されたり、より効率的になったりすることで、損なわれた機能が補われることがある。脳に備わっている、通常の機能の損傷を別の方法で補強する柔軟な能力により、芸術家のより新しく、より興味深く、より創造的な創作活動をする才能が高められる。

〈鑑賞者〉

古代ギリシャ人もロマン主義者も芸術家の創造性に魅了されていたが、芸術の鑑賞者の体験が表舞台に登場するのは二〇世紀に入ってからである。美術史のウィーン学派の創設者の一人であるアロイス・リーグルは一九〇〇年ごろ、鑑賞者と芸術家の双方が、創造的な精神的プロセスに関与しているという考え方を初めて提唱した。

リーグルと二人の偉大な弟子、後に精神分析医になったエルンスト・クリスと、エルンスト・ゴンブリッチは、人々が芸術作品を観るときには、それぞれが少しずつ異なる視点で観ていると主張した。それは、ほとんどすべての観る対象には曖昧さがあるからだ。とくに偉大な芸術作品には曖昧さがある。

その曖昧さの解釈が一人ひとり異なるため、同じ芸術作品を一人ひとりが異なる視点で観ることになる。つまり、我々はみな、それぞれ作品の見方を創造していることになる。その意味で、鑑賞者も創造的なプロセスを経験している。それは、より控えめではあるが、芸術家が作品を創造するプロセスと性質が似ている。この鑑賞者の創造的プロセスは「鑑賞者の役割」と呼ばれる。

この考え方が真実であることは科学的に説明できる。なぜなら、前述したように、何かを見たときに脳に送られる感覚的な情報は、ごく基本的で断片的だからだ。目は、見ているものの完全な画像を脳に伝達するカメラではない。むしろ、不完全な感覚情報を受け取った脳が、感情や経験、記憶などに照らしあわせてそれを解釈しているのである。脳が行うこの解釈のプロセスは、一人ひとりが見た画像を独自の視点で再構築することを可能にする。そして、それが鑑賞者の役割の基盤となる。

ニューヨーク近代美術館の絵画と彫刻の主任キュレーターを務めるアン・テムキンは、鑑賞者の反応を説明するにあたり、クローズの描いたロイ・リキテンスタインの肖像画（図6－2）を例に挙げている。「この絵画では、抽象的な印、絵を描く行為、そして誰かの肖像画であるという要素が行ったり来たりしています」と彼女は言う。「どれか一つだけを観るのでは完全な経験にはなりません。経験の一部は、そばに寄ったときに見える、抽象的な輪や正方形、変な形の図形です。経験の別の部分は、後ろに下がって絵画全体を見て、『ああ、リキテンスタインだ』と認識することです。リキテンスタインだと認識するまでのプロセスは、絵画に深く埋め込まれているため、鑑賞者はその肖像画をほとんど創造し直すような経験をします」[1]。肖像画を構築し直すプロセスは、鑑賞者の脳がクローズの描いた小さな幾何学的な形からリキテンスタインの顔を構築する過程にも深く埋め込まれている。

創造的なプロセス

ある時期やある場所で創造的な活動が爆発的に集中して起こるのはなぜだろう？　ルネサンス期の文化的な興奮においてもパリの印象派でも、一九〇〇年ごろのウィーン分離派による表現主義でも、あるいはニューヨークの抽象表現主義でも、創造的な人たち同士の相互作用は不可欠であった。その相互作用がライバル同士の競争というときもあるだろうが、逆に、お互いに助け合う場合もあるだろう。さまざまなアイデアは、創造的な人たちがカフェやパーティなどでおしゃべりをしているときに浮かんでくることが多い。孤高の天才、というような神話は、しょせん神話にすぎない。

では、個人の創造性の発揮に貢献する要素は何だろうか？　前述のように、クローズにとっては、創造性発揮のもっとも重要な要素は問題解決であった。そして、それを可能にする技術的な能力と、努力する意欲が伴っていた。いくつかの研究から、これら以外にも創造性を高める要素があるとわかっている。第一は人格である。いくつかのタイプの人格は、より創造的になりやすい。ただし、多重知能理論を提唱した発達心理学者ハワード・ガードナーが著書で強調しているように、創造性は一つのタイプの人格に限定されるわけではない。むしろ、創造性はさまざまな形で表現される。演算の技能が高い人もいれば、言語能力が高い人もいれば、視覚的な技能が高い人もいる[2]。

創造性を発揮させる第二の要素は、意識的であれ無意識であれ、問題に取り組む準備期間である。第三は、創造性が発揮されるときにまず最初にくる、「あ、そうか！」と感じる「アハ！体験（Aha! moment）」である。これは、脳の中でそれまでは連結していなかった事柄同士を、突然のひらめきで連結させてみることで得られる洞察である。そして最後の要素は、そのアイデアに向き合い、練り上げていく過程である。

意識的に問題に取り組んだ後には、「孵化《ふか》期間」が必要である。孵化期間には、意識的な思考をやめ、無意識に自由に活動してもらう。心理学者ジョナサン・スクーラーは、孵化期間は「心を自由に放浪させる期間である」と表現している[3]。プロジェクトに賢明に取り組んでいるときではなく、散歩したりシャワーを浴びたり、他のことを考えたりしているときにしばしば新しいアイデアを思いつく。それが創造性のアハ！体験であり、ひらめきの瞬間である。こういったプロセスの生物学的な基盤が、少しずつわかり始めている。

クリスは、創造性における無意識の精神的プロセスの研究者である。彼は、創造的な人は作品を創作する際に、制御された形ではあるが、自らの心の中の意識的な部分と無意識の部分を比較的自由に行ったり来たりして思索していることを観察した。クリスは、制御された形で無意識の精神にアクセスする状態を「自我のための退行」と呼んでいる[4]。これは、創造的な人が、より未成熟で未発達な精神状態に戻ることである。そうすることで、無意識の領域にある衝動や願望、あるいはそれらと連結していて創造性の発揮につながるかもしれないものに、アクセスしやすくなる。なぜなら、無意識の思考は、抽象的な概念ではなく具体的な形をとるので、意識下よりも、より自由でより多様なものと連結しやすいからだ。その結果、アハ！体験が生じやすくなり、アイデアの新しい組み合わせや並び替えへとつながるきっかけになりやすい。

創造性の生物学的基盤

創造性の背景にある生物学的基盤については、まだほとんど解明されていない。ただし、創造性の発揮には、抑制や束縛からの解放が伴っていることは明らかである。ジャクソンによる、脳の左半球と右半球が互いに抑制しあっており、左半球の損傷によって右半球の創造的な能力が解放されるという見解は、現代のさまざまな科学技術によって検証されている。

たとえば脳イメージングのPETで、左半球と右半球は、繰り返す刺激に対して異なる反応をすることが明らかになった。同じ単語や物で繰り返し刺激したとき、左半球は何度でも毎回、同じように反応する。一方、右半球は繰り返す刺激には飽きてあまり反応しなくなるが、新たな刺激には活発に反応する。したがって、新しいものにより強い関心を示す右半球の方が、創造的な能力がより高い。第5章で紹介した神経学者ブルース・ミラーは、左半球の前頭側頭型認知症の人がときにあふれるばかりの創造性を発揮することがあるという、驚くような発見をした。これは左半球に障害が起こり、右半球への抑制が取り除かれるからだと考えられる[5]。

この考えは、ノースウェスタン大学のマーク・ユング・ビーマンとドレクセル大学のジョン・コウニオスの興味深い共同研究で、さらに展開をみせている。実験の参加者に、系統的に考えることで解ける問題と、突然のひらめき、アハ！体験によって解ける問題に取り組んでもらった。参加者がアハ！体験を呼び起こそうとすると、右半球のある領域が活性化した。これらの実験はまだ初期段階ではあるが、突然の洞察のひらめき、創造性が発揮される瞬間には、右半球の特定の神経回路と認知プロセスが働いていることを示唆している[6]。

米国立衛生研究所（NIH）のチャールズ・リムとアレン・ブラウンが行った脳イメージングを使った実験からも、類似した結果が得られている。彼らは、ジャズの即興演奏と、暗譜している楽曲を演奏する際の、精神的プロセスの違いを調べた。経験豊かなピアニストたちに、その場で即興で演奏してもらうと同時に、暗譜している曲も弾いてもらい、脳の活動を比較した。その結果、即興演奏をしている最中には、衝動の制御に関連している、背外側前頭前皮質に特徴的な変化が起きていることがわかった(7)。

衝動と創造性にはどのような関係があるのだろうか？　リムとブラウンは、ピアニストたちの背外側前頭前皮質は、即興演奏を始める前に「非活性化」されることを見つけた。暗譜した曲を演奏している最中には、この領域は活性化されたままだった。つまり、即興で演奏するときには、通常なら背外側前頭前皮質によって媒介されている、衝動の抑制の〝音量〟を下げるのである。即興で新たな曲を演奏できる理由の一部は、抑制がはずれ、創造性を発揮していることを意識せずに創造性を発揮できるからだと考えられる。

もちろん、単に背外側前頭前皮質の活動を止めるだけで誰もが偉大なピアニストになれるわけではない。ピアニストたちは、他の多くの成功した創造的活動を行っている人たちと同じように、それまでの何年もの間、練習を積み、脳にさまざまな音楽のアイデアを蓄積してきたからこそ、抑制がはずれるメリットを享受でき、ステージで、無意識のうちにそのアイデアを自由に組み合わせることができるのである。

統合失調症の人の芸術

一九世紀前半に花開いたロマン主義運動は、審美的な経験の源泉として、理性よりも直感と感情を重視し、精神疾患のある人の創造性に注目した。ロマン主義者たちは重症の精神疾患を、型にはまった理性や社会的道徳規範から解放され、通常は無意識下にある心の中の隠れた領域にアクセスできるようになった、意気揚々とした状態であるととらえた。

精神疾患の患者の芸術に関心をもった最初の人物は、患者に対する人道主義的で心理学的な治療を開発した医師、フィリップ・ピネルだった。一八〇一年、精神疾患の患者二人の芸術について記し、精神疾患はときに隠れていた芸術的才能を発掘すると結論づけた(8)。アメリカ合衆国の建国の父の一人であり、アメリカにおける精神医学の創設者であるベンジャミン・ラッシュは一八一二年、ピネルと同じような見解を発表した。精神疾患は、地震のように「地球の表層を激しく震動させ、土地の所有者がその存在すら知らなかった、地中に埋もれていた貴重で素晴らしい化石を地表に投げだす」と書いている(9)。

イタリアの医師で犯罪学者のチェーザレ・ロンブローゾは一八六四年、患者一〇八人の芸術作品を集め、『天才と狂気（Genio e Follia）』を出版した。ロンブローゾはラッシュ同様、精神疾患は、それまで絵を描いたことがない人を画家に変身させることができることを見いだした。ただし、ロンブローゾは芸術性の発揮は病気の一部だとみなし、その美的価値には無関心だった(10)。

現代の科学的な精神医学の父とされるエミール・クレペリンは、ロマン主義的な考え方はしなかったものの、精神疾患と創造性の関係については大きな関心をもっていた。一八九一年にハイデルベルク大学の精神科クリニックの所長に就任した直後、統合失調症患者の中に絵画を描く人がいるのに気がついた。患者の描いた絵画を調べることが診断に役立つかどうかを研究するために、患者の絵画作品を教材として収集し始めた。また、絵画を描くことが患者の治療にも役立つのではないかと考えた。この考え方は現在、多くの人から支持されている。

ハイデルベルクの精神科クリニックの後任の所長カール・ウィルマンスは、クレペリンが行っていた患者の絵画の収集を引き継いだ。そして一九一九年、収集した絵画のコレクションについて研究するために、精神科医であり美術史家でもあるハンス・プリンツホルンを招いた。プリンツホルンはアロイス・リーグルのもとで美術史を学んだ経歴のもち主であった。

プリンツホルンはコレクションを拡大した。ハイデルベルクのクリニックの入院患者のうち芸術作品を創るのは約二%のみだったため、ドイツだけではなくオーストリアやスイス、イタリア、オランダの精神科施設の所長たちに、精神疾患の患者の芸術作品を送るよう依頼した。その結果、約五〇〇人の患者の約五〇〇〇点の絵画や素描、彫刻、コラージュが集まった。

プリンツホルンが作品を収集した患者には、二つの顕著な特徴があった。精神疾患の患者であることと、芸術的に素朴で素人的である、つまり専門的な美術の教育を受けていないという二点だ。プリンツホルンは、精神疾患の患者の芸術作品は、単に疾患の病理を視覚的に翻訳したものではないことに気がついた。ほとんどの患者の絵画にみられる、美術の訓練が欠如しているという特徴は、絵画を始めたばかりの精神疾患ではない成人が描く絵と何ら違いがなく、その点自体は何も病的ではない。プリンツホルンは、患者の絵画はそれ自体が創造的な作品であり、かつ、美術の教育を受けていない人の描く作品の典型例であると考えた。

プリンツホルンが注意深く指摘したように、芸術的に素朴さがみられる作品は、精神疾患の患者の作品に限らない。専門的な美術の教育を受けていない芸術家としてよく知られている一人は、アンリ・ルソー（一八四四―一九一〇）である。ルソーには精神疾患はなかった。フランスの税徴収人で、生きている間は生涯にわたって批評家に嘲笑されていた。しかし、作品は突出した高い芸術性を備えており、死後、独学の天才であり、ポスト印象派の主要な芸術家の一人であると評価されるようになった。

作品はシュルレアリストやパブロ・ピカソら、数世代にわたる後世の芸術家に影響を与えた。ルソーは実際にはフランスを離れたことはなかったが、もっともよく知られた作品は、ジャングルの風景を描いたものである。彼は無意識の空想の世界から着想を得て、これらの光景を描いた（図6－3および6－4）。

二〇世紀初頭は、精神疾患の患者がひとたび入院すると、二〇年でも四〇年でも残りの人生をその施設で過ごすことになった。その中には、入院後に絵画を描き始めた患者もいた。芸術心理学の優れた研究者であるルドルフ・アルンハイムは次のように書いている。

何千人もの入院患者たちは、便箋やトイレットペーパー、包装紙、パン、木材をつかみ、見える形で強い気持ちを表現しようとした。その気持ちは、施設に閉じ込められていることに対する苦悩や苛立ち、抗議、誇大妄想的な感覚から起こる精神的な混乱などから生じていた。患者の描く不可解な画像から診断上の可能性を感じとったり、人類の創造性の本質を間接的に表現しているという重要な点に気がついたりした精神科医はごく少数で、預言者的な先駆者しかいなかった。(11)

プリンツホルンが患者の芸術作品の創造性と美的価値を高く評価したことにより、「サイコティック・アート」と呼ばれるようになった作品の特徴の多くは、単なる好奇心の対象ではなく、真剣な研究の対象にする価値があると証明された。現在のプリンツホルン・コレクションの責任者トーマス・ロスケは、患者たちの絵画は、誰にも聞いてもらうことのなかった人々に声を提供したようなもので、彼らの発言はしばしばとても特徴的である、と指摘している。(12)

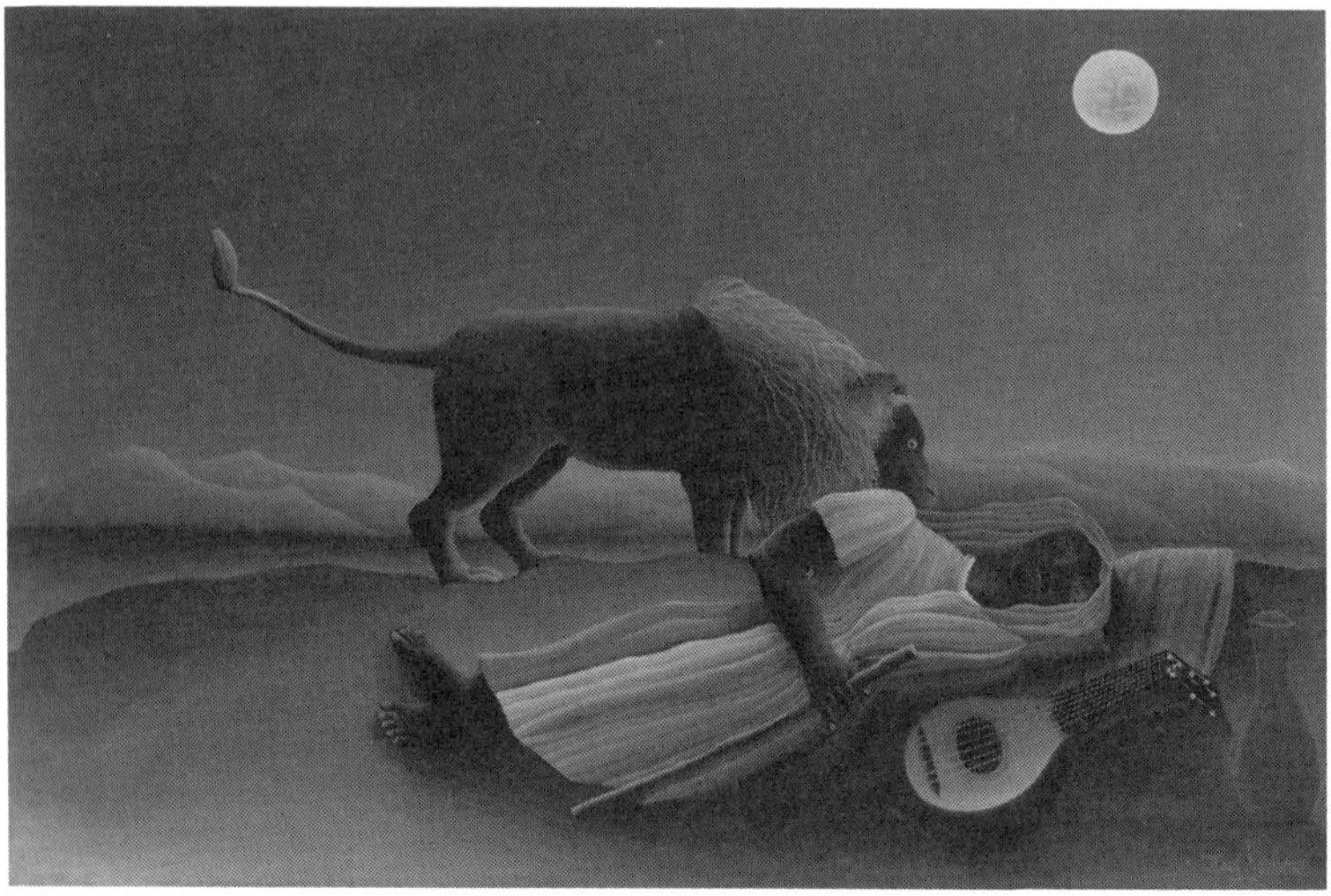

図6-3　アンリ・ルソー「眠るジプシー女」(1897)

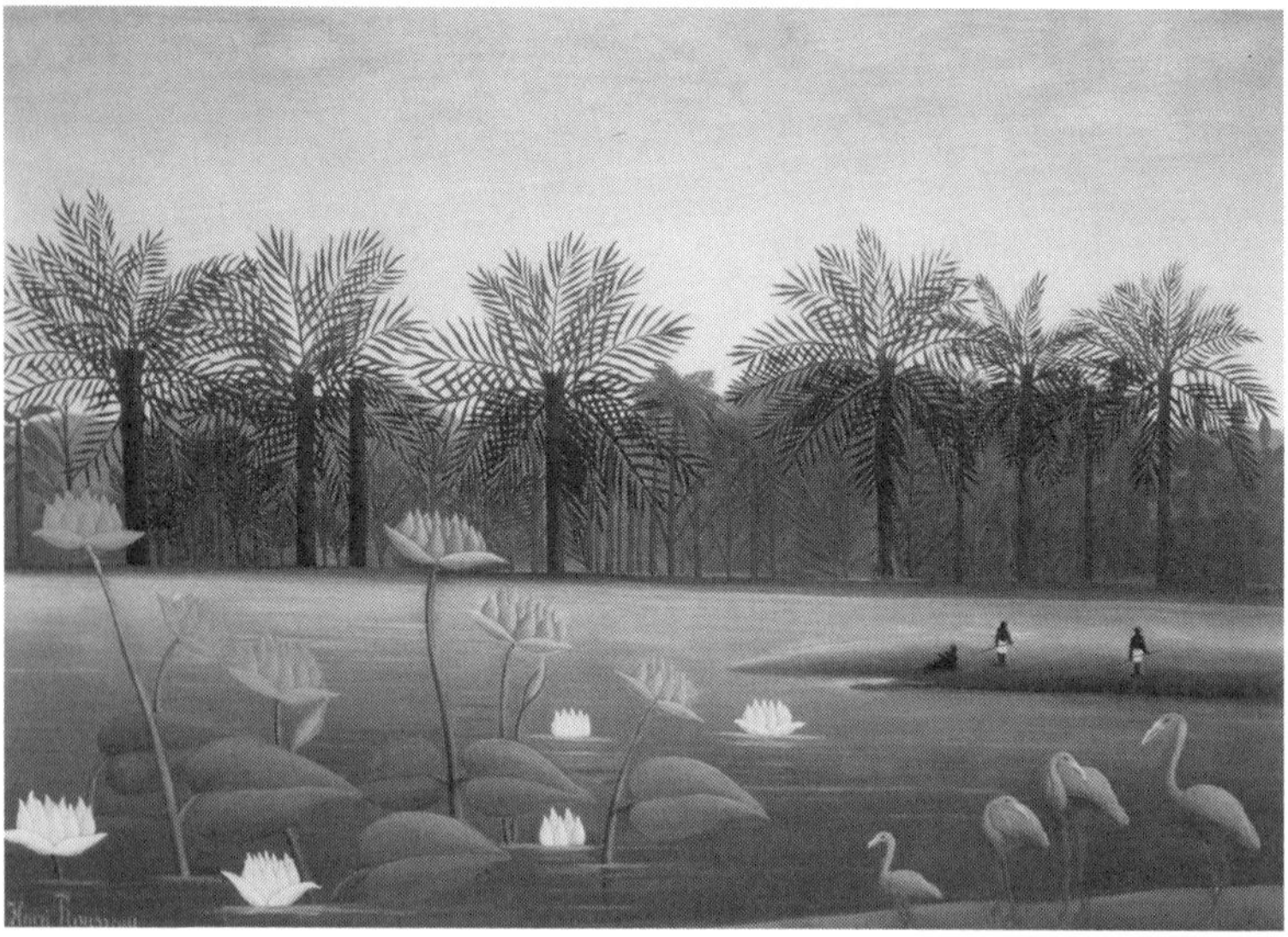

図6-4　アンリ・ルソー「フラミンゴ」(1907)

プリンツホルン・コレクションの統合失調症の名匠たち

プリンツホルンは一九二二年、『精神病者はなにを創造したのか――アウトサイダー・アート／アール・ブリュットの原点』という大きな影響力をもつ書籍を出版し、ハイデルベルクのコレクションの作品を紹介しながら解説した[13]。作品を描いたアーティスト五〇〇人のうち七〇％は統合失調症、残りの三〇％は双極性障害を患っていた。この割合は、部分的には、当時、精神疾患で入院している人の原因疾患の割合を反映している。プリンツホルンはとくに、統合失調症の患者一〇人の作品に焦点をあて、彼らを「統合失調症の名匠」と呼んだ。それぞれの臨床的な経歴を偽名で紹介し、作品から診断や進行についてどのような臨床的な示唆が得られるかを分析した。

プリンツホルンは患者について、「完全な自閉的孤立状態……統合失調症の本質的な特徴[14]」に苦しんでいると記し、彼らの作品の特徴は「奇妙で不安な感覚」にあるとした[15]。また、作品は、統合失調症で経験する孤立感に抵抗して、「すべての人に備わっている創造的な活動への衝動が噴出[16]」した状態を反映していると考えた。ほとんどの患者が専門的な美術の教育を受けたことがなかったため、プリンツホルンは、彼らの作品には、子どもの作品や、原始社会でつくられた作品と驚くほど類似点があることも実証した。作品は、美術教育を受けなくてもすべての人にもともと備わっている、芸術的な創造性を反映していた。

患者たちにとって、何も描かれていない紙はしばしば、埋められることを待ち望む虚空にみえた。そのため、彼らは表面のあらゆる部分を埋め尽くそうとする傾向があった。プリンツホルン・コレクションの統合失調症の名匠の作品から紹介する、次の三人の作品でも、その傾向が明らかである。ペーター・モーグ（図6－5）とビクトール・オース（図6－6）、アウグスト・ナッテラ（図6－7）の作品である。

モーグは一八七一年に生まれ、貧困の中で育った。父親は精神疾患があったと考えられている。モーグ自身は優しくて非常に明るく、記憶力も優れていた。学校を卒業した後、ウェイターになり、ワインや女性、歌で満たされた自由な生活を送り始めた。この時期に淋病に感染している。一九〇〇年に結婚したが、妻は一九〇七年に亡くなった。大きなホテルのマネージャーとして働きながら、深酒をするようになった。そして一九〇八年に突然、精神疾患の発作を経験した。数週間後に統合失調症と診断され、精神科病院に収容され、一九三〇年に亡くなるまでそこにいた。モーグの幻覚は、作品「僧侶と聖母のいる祭壇」（図6－5）にも表れているように、宗教的なイメージに支配されていた。[17]

オースは一八五三年、旧貴族の家に生まれた。子ども時代は普通に成長し、後に海軍の士官候補生になったが、二五歳のときに妄想に苦しむようになった。一八八三年から一九一九年に亡くなるまで精神科病院に入院していた。彼は自分自身がザクセン王であるとか、ポーランド王、あるいはルクセンブルク公爵だと信じていた。絵を描き始めたのは一九〇〇年である。プリンツホルンは、オースの絵画から「空白のない表面は安全だ」という強い思いがみられると解説している。オースはモーグのように複雑で細かな絵は描かなかったが、空白を残すことなく紙の隅々まで塗り尽くした。

オースの多くの絵画は、マストが三本ある船が浮かぶ、海の風景画だ。プリンツホルンは、これはオースが訓練を受けた船だろうと解釈している。図6－6では、海上に浮かぶ三本マストの船が抽象的に描かれている。対角線で区切られ、色鮮やかに塗られた領域は、「海の穏やかな日没を表現する効果を

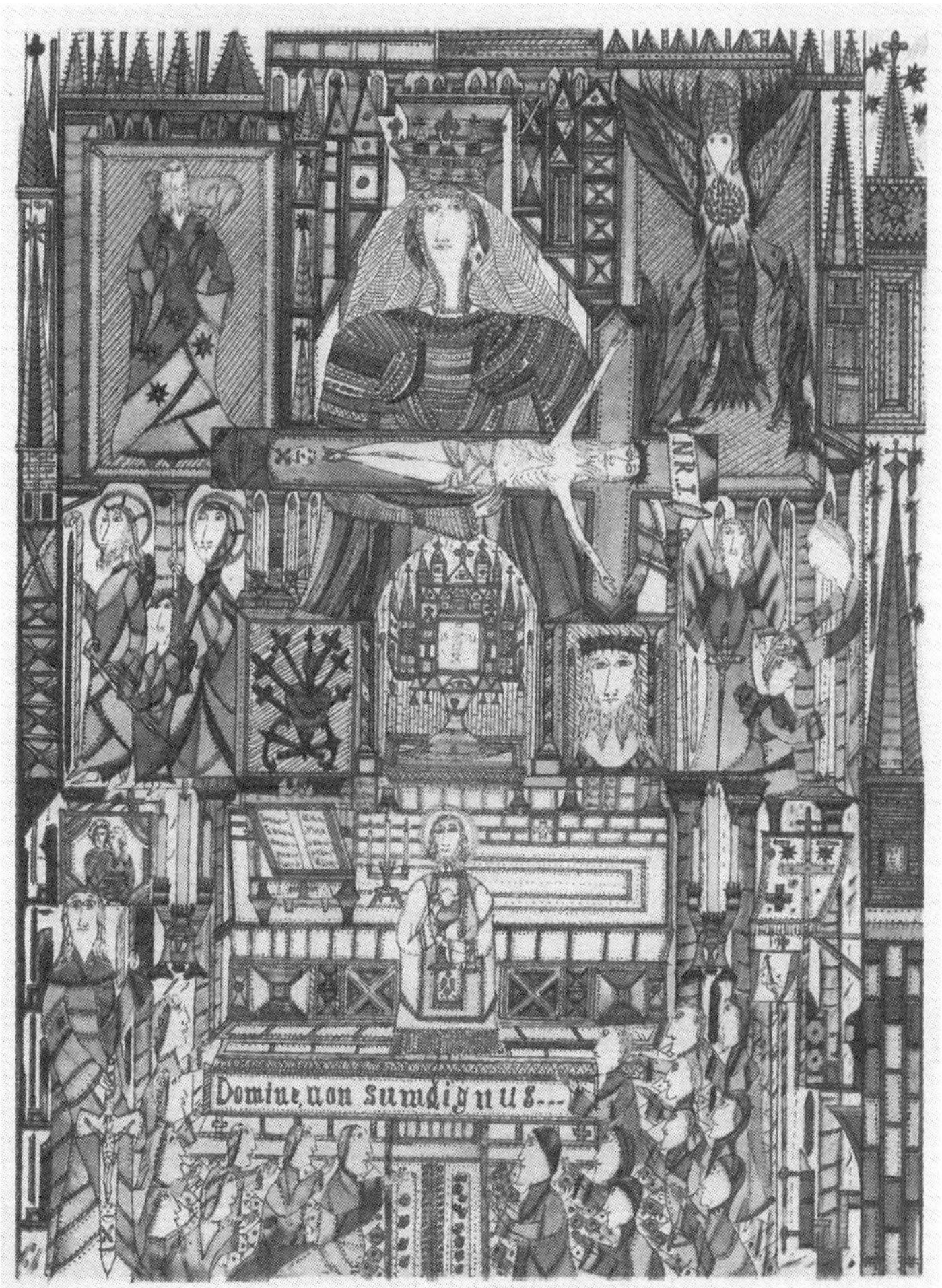

図6-5　ペーター・モーグ「僧侶と聖母のいる祭壇」

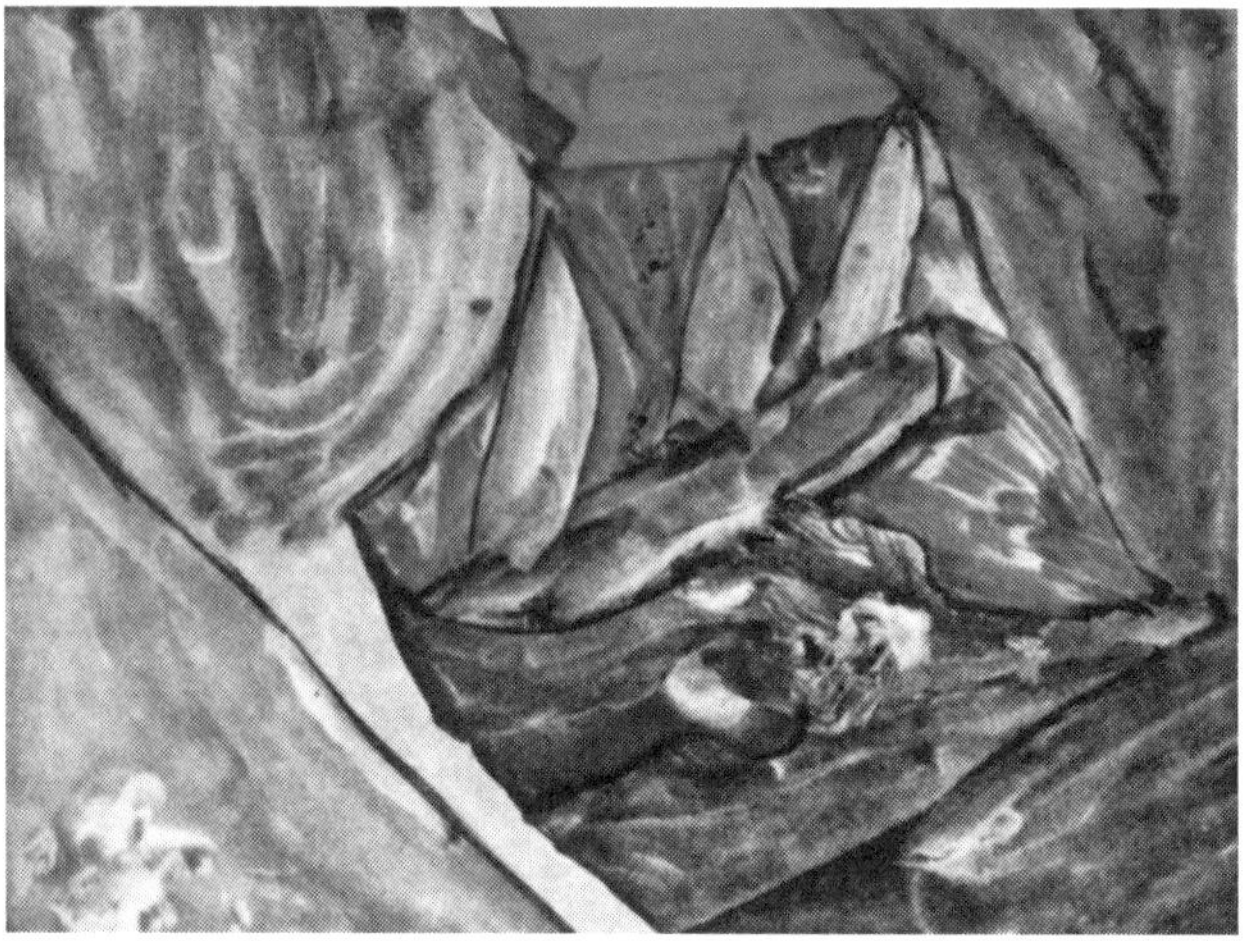

図6-6　ビクトール・オース「バーク型帆船と夕方の海」（水彩）29×21センチメートル

生じさせている」とプリンツホルンは書いた[18]。

プリンツホルン・コレクションの統合失調症の名匠のもう一人は、ドイツで一八六八年に生まれたアウグスト・ナッテラである。工学を学び、結婚し、成功した電気技師になったが、突然、妄想を伴う不安発作に苦しむようになった。一九〇七年四月一日、「最後の審判」に関連した大きな幻覚発作に襲われた。三〇分間のうちに、一万枚の絵がひらめいたという。「絵は、最後の審判の表れでした。それらは、（キリストの）罪のあがないの完成のために、神が私に啓示したものです」とナッテラは言った[19]。

ナッテラは、幻覚で見た、最後の審判を表す一万枚の絵を再現して描こうと試みた。彼の作品は、「ウサギがいる世界の車軸」（図6－7）にみられるように、技術的な図面のように、明確で客観的なスタイルで描かれている。ナッテラは、この絵は第一次世界大戦を予言していると主張した。いわく、彼はすべてのことを事前に知っているのだ

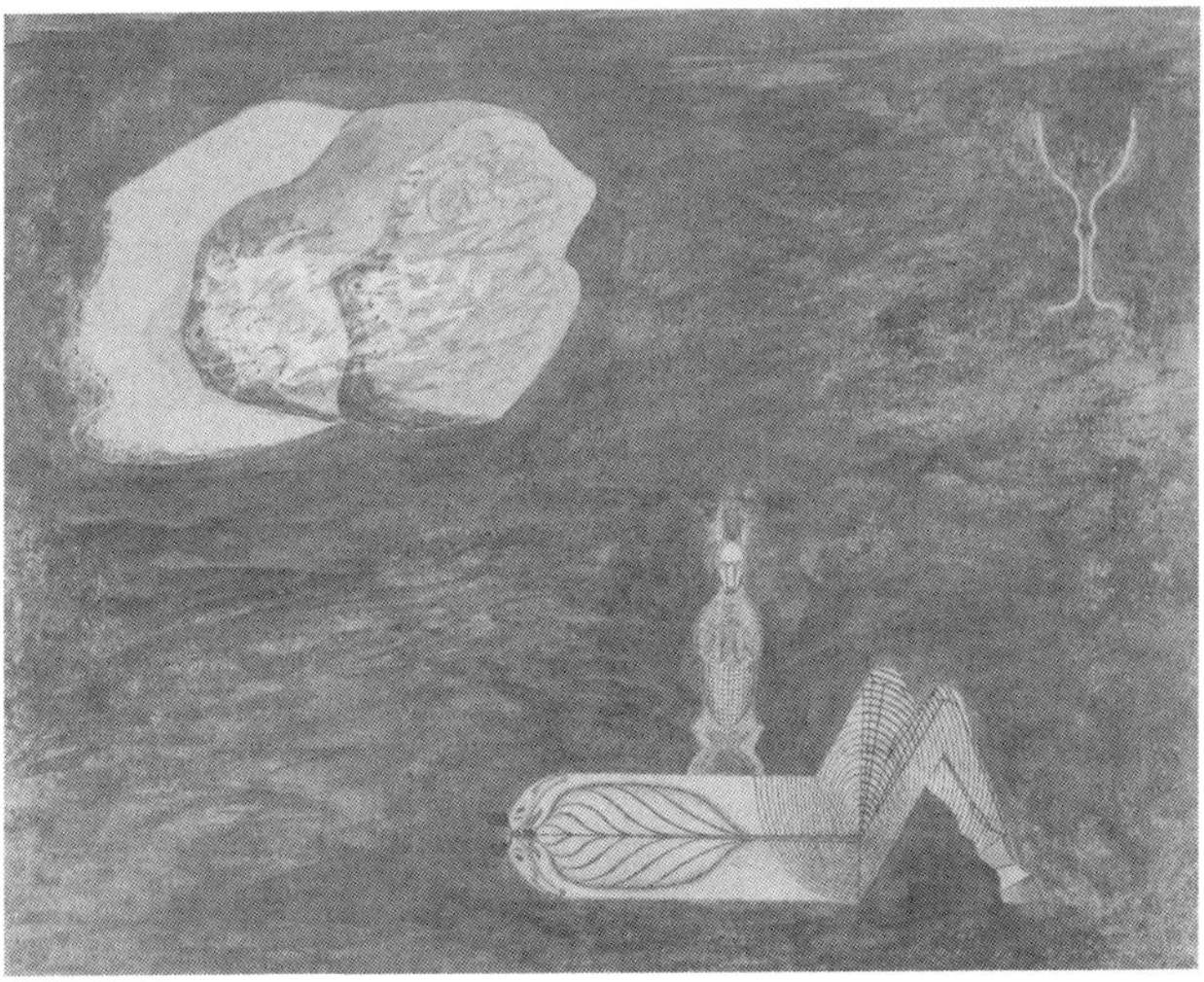

図6-7　アウグスト・ナッテラ「ウサギがいる世界の車軸」（1919）

という。ナッテラによれば、絵画中のウサギは「幸運の不確実性を表している。ウサギはローラーの上で走り始め……その後、シマウマに変わり（身体の上部がストライプで描かれている）、その後ロバに変わった。（ロバの頭は）ガラス製だ。ナプキンがロバに掛けられ、カミソリで剃られた」[20]。

サイコティック・アートの特徴

前項で紹介した芸術作品は、おそらく他の芸術作品と同じように、生来の創造的能力から生まれたものである。ただし、描いた芸術家たちは統合失調症を患っているがゆえに、芸術的な慣習や社会的な慣習に束縛されていない分、無意識の領域の葛藤や願望がより純粋な形で表現されている、と当時の批評家たちは考えた。だからこそ、多くの人が、彼らの作品に強く感情を揺さぶられるのだ。それはまた、現代的な感性でみても、これらの作品が驚くべき独創性をもっている理由でもある。

一九二〇年代初頭、これらの作品が出版されたことがきっかけで、西洋美術において、「独創性」という概念が再考されるようになった。ロスケによると、我々は、芸術作品について考えるとき、どうしても特定の文化や社会の考え方に影響されるという。「私たちは芸術がもたらすものをある程度、予想していきます。プリンツホルン・コレクションは、従来の芸術よりずっと多彩な側面を、個人生活や社会生活にもたらしてくれます[21]」。

プリンツホルン・コレクションの作品と他の芸術家の作品との違いはどこにあるのだろうか？　統合失調症は思考を混乱させ、患者を現実世界から引き離す。社会的な環境との関係が損なわれることで、患者の見る眺望が著しくゆがんだり、芸術的な形式に関与する機能がしばしば変容したりする。したがって、統合失調症の人の芸術作品によくみられる特徴の一つは、無関係な要素が近接して描かれている点である。もう一つの特徴は、妄想や幻覚の描写である。また、曖昧なイメージや、切断された身体のさまざまな部位を再び組み立てたイメージもよく登場する。作品には、その人の無意識の心から生まれるモチーフが繰り返し登場する。したがって、クレペリンが予測したように、作品には、それを創造した作者特有のテーマがある。

サイコティック・アートが現代美術にもたらした影響

ダダイスム運動とその後のシュルレアリスム運動は主として、第一次世界大戦の大量殺戮《さつりく》に対する反応として登場した。第一次世界大戦がもたらした精神的な影響を過小評価することはできない。戦争が始まったとき、多くの若者たちは社会の刷新につながると信じて熱心に戦争に参加した。しかし、一年も経たないうちに、多くの人々に、まったく無意味な破壊が行われているという感覚だけが残った。戦争は社会を進展させるために必要だという信念は疑問視された。もっと重要なのは、西洋的で合理的な自己理解の本質が打ち砕かれたという点である。理性的な思考の失敗から、非理性的なものが人生を肯定的に受け止めるための別の選択肢になるかもしれない、という考え方が登場した。

そのような混乱期の真っ最中、一九一六年にダダイスムはチューリッヒで誕生した。そのすぐ後に、シュルレアリスムはパリで起こった。戦後、ダダイスムに共感した多くの支持者が移り住んだ場所である。シュルレアリスムは当初、文学運動だと考えられていたが、その技法と方向性は視覚的な芸術に向いていることがわかった。シュルレアリスムの支持者は、ダダイスムの支持者と同じように、大学などで教えられる伝統的な芸術や、それが支持する価値観には対抗していたが、ダダイスムがもたらす混沌よりは、もっと創造的で前向きな哲学を求めていた。そして彼らは、フロイトやプリンツホルン、それ以外の似た考えをもつ思想家たちの著作に、求めている哲学を見いだしたのである。

フロイトは、理性的ではなく、時間や空間、論理に支配されていない無意識下での思考の重要性を記した。さらに、夢は無意識への王道であると指摘した。シュルレアリストは、作品から論理を排除しようと試み、想像力をさまざまな束縛から解放し、夢や神話から作品創造のための着想を得ようとした。さらに、後に登場するポール・セザンヌや、その後に登場するキュビスムの芸術家は、芸術を、伝統的な形態におさまる描写から新たな形態に変えようと、固く決意していた。

当初はダダイスムの指導者であり、その後、シュルレアリスムの指導者となったマックス・エルンストは、プリンツホルンの著作を購入し、パリに持ち帰った。そしてそれは、シュルレアリストたちの

「絵画の聖書」となった。パリのシュルレアリストのほとんどはドイツ語を読めなかったが、プリンツホルンの著書に掲載されている絵画は百聞は一見にしかずで、型にはまったブルジョア的な態度や抑制といった束縛から解放されれば、どのようなことが達成できるのか明白であった。

精神疾患のある芸術家たちの完全な素朴さは、シュルレアリストたちにとって強い刺激となった。彼らは、合理的な思考による束縛から創造性を解放するために、無意識の深層を探求し始めた。お互いに、自分自身の性愛的な衝動や攻撃的な衝動を探求したり、表現したりするよう奨励しあった。このようにして、あらゆるシュルレアリストの芸術家は、精神疾患の芸術家と同じように、作品の中心的なモチーフを、無意識領域の独自の精神的なプロセスから引きだしたのである。

ロスケはハイデルベルクで二〇〇九年、シュルレアリスムの絵画とプリンツホルン・コレクションの絵画を系統的に比較する展覧会を企画した。「シュルレアリスムと狂気」と題するこの展覧会では、シュルレアリストたちが精神疾患の芸術家たちを見習って、無意識の領域にアクセスするために使用した、四つのプロセスと技法に焦点があてられた。

第一のもっとも重要なプロセスは「自動描画」である。これは一九世紀に精神科医が導入した、無意識にアクセスする方法だ。アンドレ・マッソンは自動描画のパイオニアである。第二のプロセスは、無関係の要素を組み合わせることだ。描かれた要素同士の関係性が遠ければ遠いほど、その画像はより真実味を帯び、強力になる。エルンストは、ダダイスムの作品のコラージュを創るにあたり、この技法を驚異的な熟練度にまで引き上げた。ロスケは、プリンツホルン・コレクションの中のハインリッヒ・ヘルマン・メーベスの作品を、フリーダ・カーロの作品と比較した（図6－8）。

第三のプロセスは、サルバドール・ダリによって開発された「偏執症的批判的方法」である。ダリの

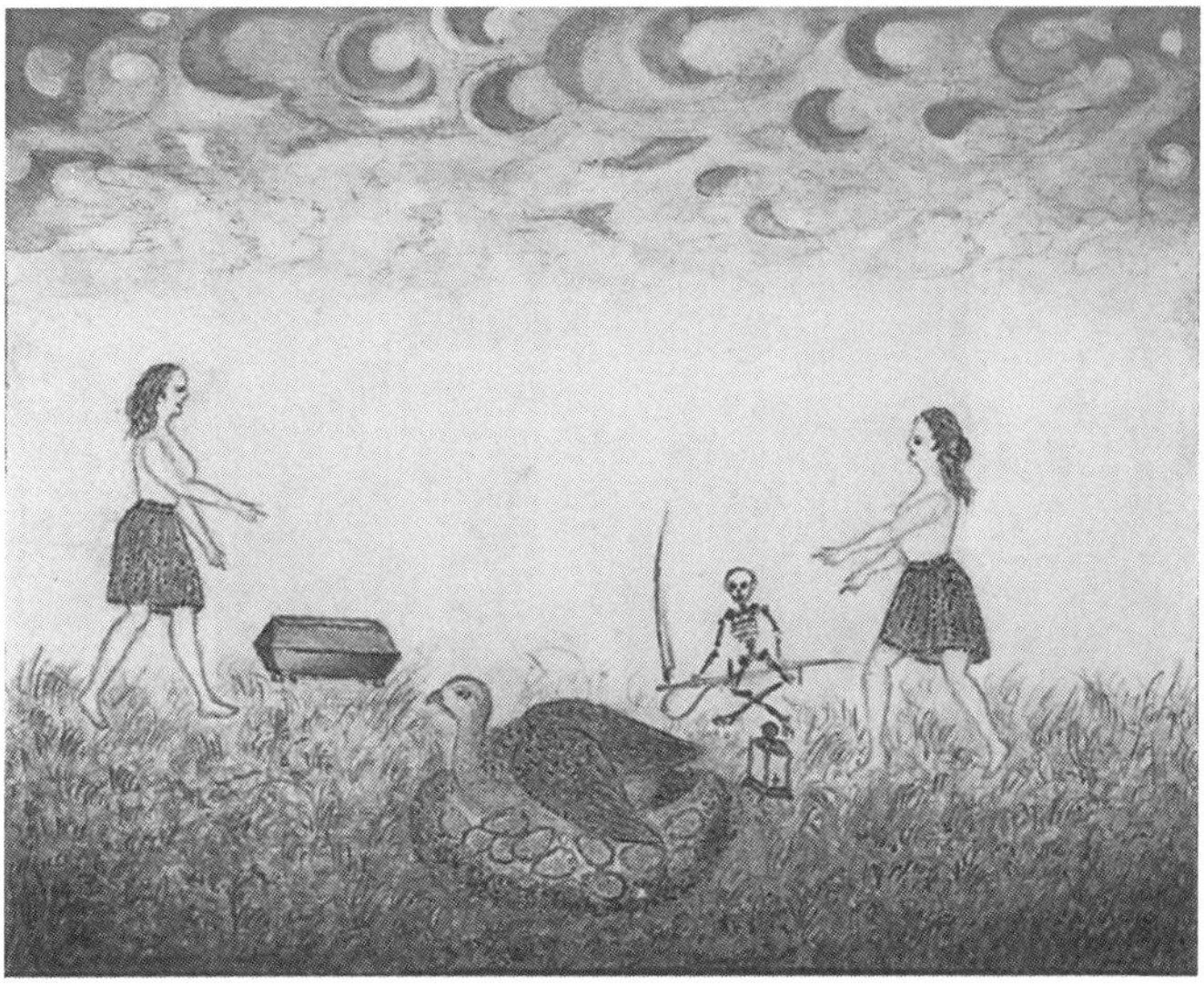

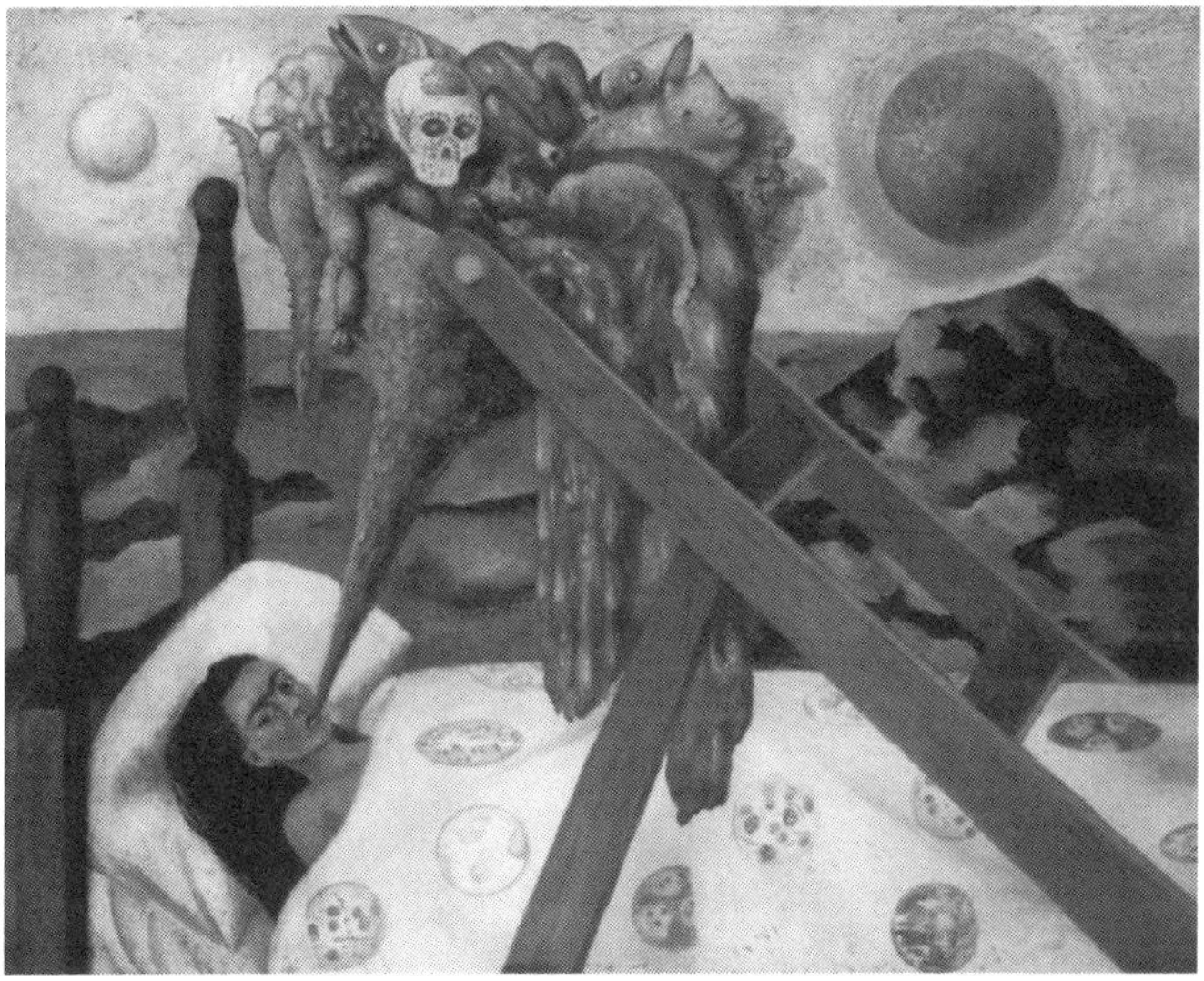

図6-8　ハインリッヒ・ヘルマン・メーベス「卵を抱くヤマウズラあるいは君臨する罪」(上)、フリーダ・カーロ「希望をなくして」(1945)(下)

作品は、画像に二重の意味がこめられており、あたかも絵画パズルのように描かれているが、これは、偏執症によってもたらされる視覚の変化を表している。プリンツホルン・コレクションにも同じような多義性をもつ作品がある。ロスケは展覧会で、ダリの作品をナッテラの「ウサギがいる世界の車軸」と並べて展示した（図6－9）。

第四のプロセスは、「図の融合」と呼ばれる手法で、身体のさまざまな部位をいったん分解し、改めて配置した上で融合させる。しばしば、ぞっとさせる効果をもたらす。シュルレアリストのハンス・ベルメールはこの手法を使った。

シュルレアリストは、自らの無意識にアクセスする方法を考案することにより、サイコティック・アートに存在しているような絵画的芸術をつくりだすことを目指した。精神疾患の患者が意識することなく自然に行っていたことを、シュルレアリストは意識的に努力して行った。その努力が成功したことは、ロスケの企画した展覧会からもわかる。どちらの作品も、プリンツホルンが指摘したように、我々に「奇妙で不安な感覚」をもたらす。精神疾患の患者はもともと美術教育を受けていなかったが、シュルレアリストたちは、それまでに芸術家として学んだことを白紙に戻すのに長い時間を費やした。ピカソは、かつてラファエロのように描くことができた自分が、子どものように描けるようになるまでには生涯かかった、と言っている[22]。

他の脳障害と創造性

作家や芸術家に気分障害の人が通常よりもずっと多いことから、創造性は狂気から生まれるという考

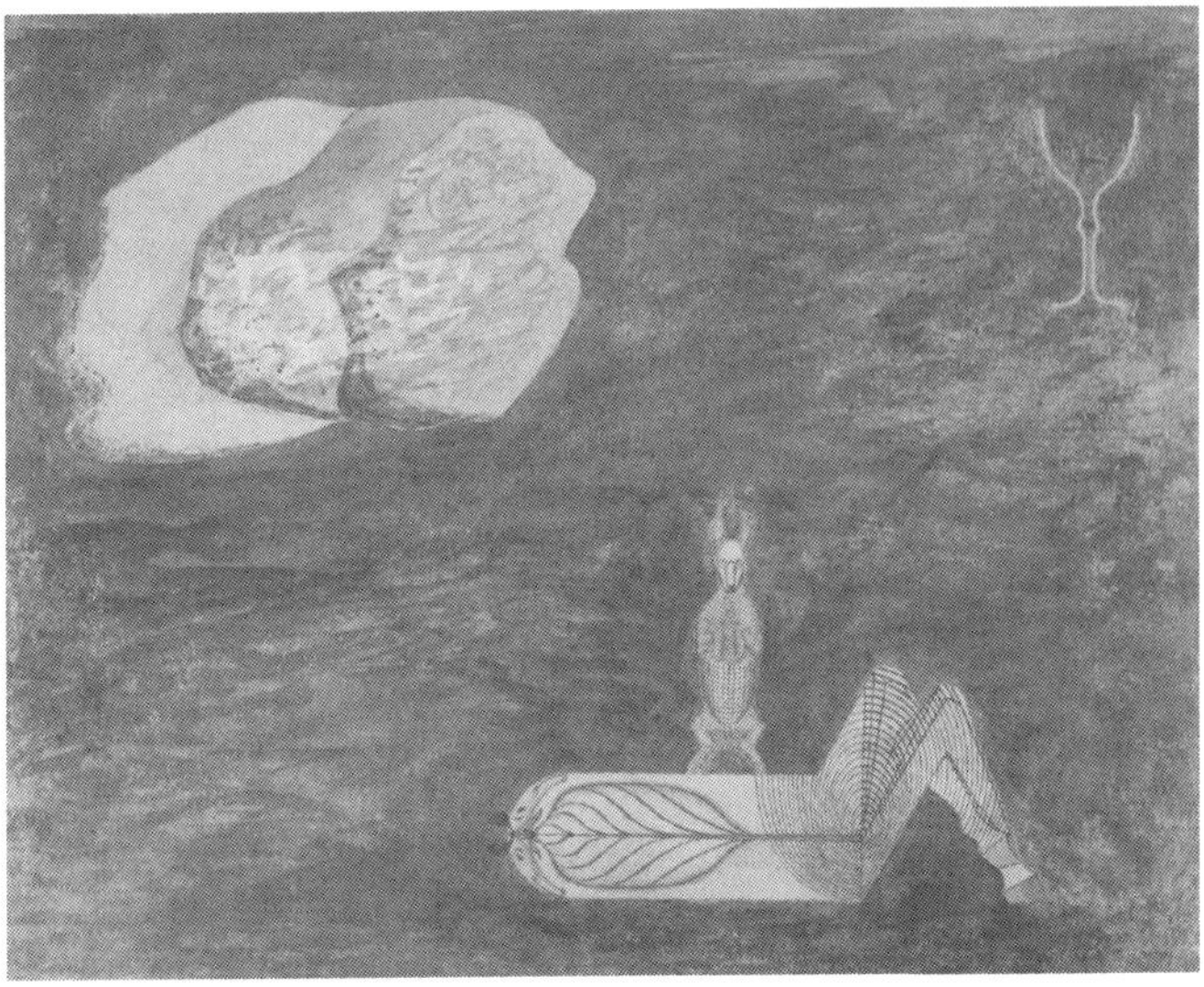

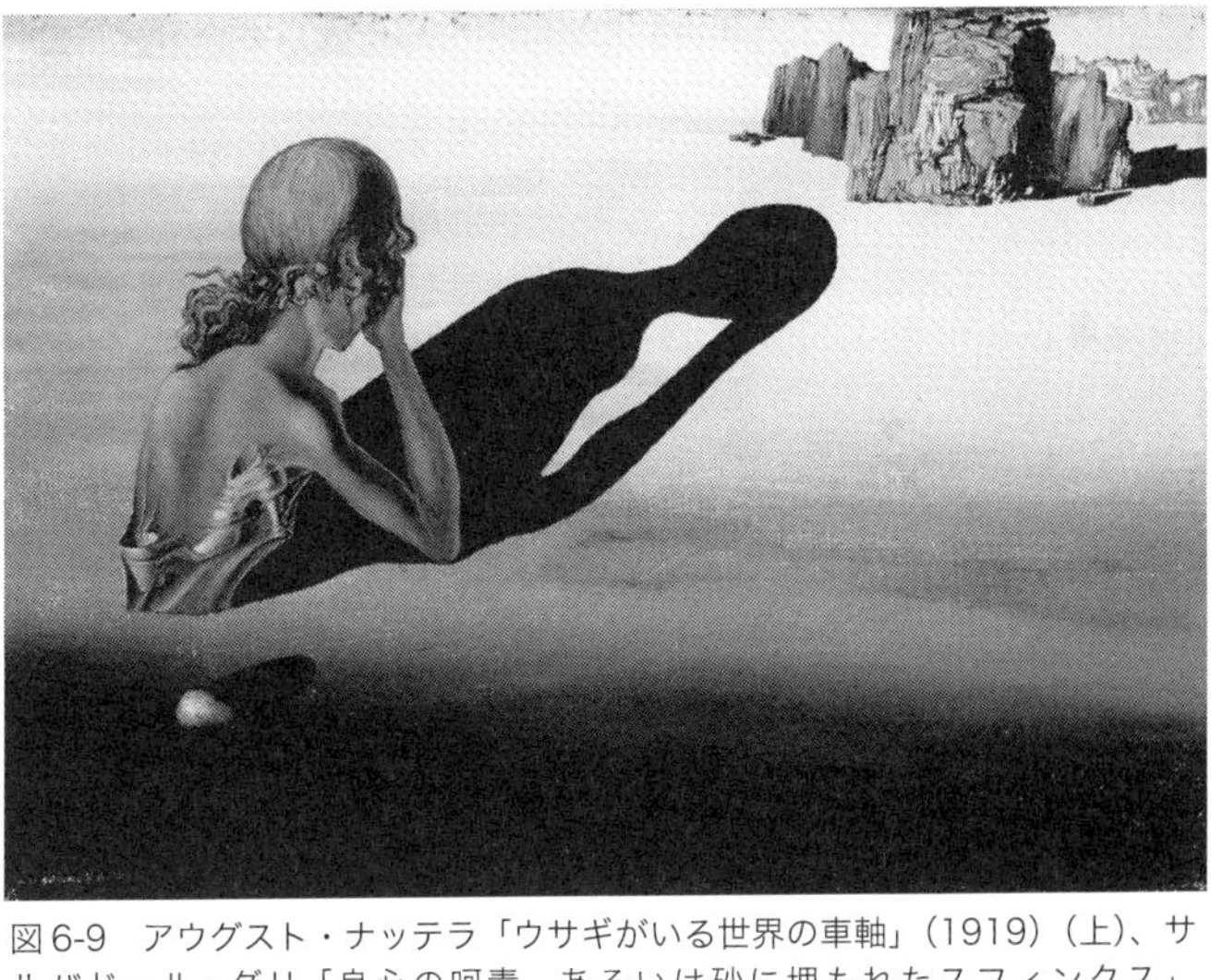

図6-9　アウグスト・ナッテラ「ウサギがいる世界の車軸」（1919）（上）、サルバドール・ダリ「良心の呵責、あるいは砂に埋もれたスフィンクス」（1931）（下）

え方が何世紀にもわたって支持されてきた。自閉スペクトラム症の人の中では、別のタイプの天才、サヴァンの存在が観察されている。アルツハイマー病や前頭側頭型認知症といった神経的障害によっても創造的能力が引きだされることがある。

第3章で紹介したケイ・レッドフィールド・ジャミソンは著書『炎に触れて——躁うつ病（双極性障害）と芸術的気質（Touched with Fire: Manic-Depressive Illness and the Artistic Temperament）』で、多くの論文を検証し、作家や芸術家は、一般の人よりも双極性障害の発生率が圧倒的に高いと示唆した。[23] たとえば、表現主義の創始者であるフィンセント・ファン・ゴッホやエドヴァルド・ムンク、あるいはロマン派詩人のバイロン卿や作家のヴァージニア・ウルフらである。アイオワ大学の精神科医ナンシー・アンドリアセンは、現存の作家の創造性について研究し、彼らは創造的な活動をしていない人に比べて双極性障害になる確率が四倍高く、うつ病にかかる確率が三倍高いことを見つけた。[24]

ジャミソンは、双極性障害の人はほとんどの時間、症状がないと指摘した。しかし、うつ状態から躁状態に移行する際、うきうきしてエネルギッシュになり、さまざまなアイデアを思いつく能力が湧き出てくるような感覚を経験し、芸術的な創造性が劇的に高まる気分になるという。気分の状態が変化する際の緊張や変容、また症状がない健康な期間の維持や規律のある生活はきわめて重要である。双極性障害の芸術家に創造性を発揮させるのは、気分の変化に伴う緊張や移行期の状態であると主張する人もいる。[25]

ハーバード大学のルース・リチャーズは分析をさらに進めた。[26] 双極性障害を発症するリスクを高める遺伝的背景が、高い創造性を発揮する傾向と関係しているかどうかを検証した。そして、双極性障害の患者と、双極性障害を発症していない第一度近親者（両親や子どもなど遺伝情報の半分を共有している親族）の遺伝的背景を調べ、まさに相関関係があるのを見つけた。その発見に基づき、双極性障害の発症リスクを高める遺伝子が、高い創造性をもたらすことがあると提唱した。これは、双極性障害が高い創造性をもたらすのではなく、双極性障害と関連する遺伝子が、豊かな創造性を発揮する情熱やエネルギーを高めている可能性があるという意味である。これらの研究から、遺伝的要因が創造性の発揮に重要な貢献をしていることが明らかである。

自閉スペクトラム症と創造性

自閉スペクトラム症の人は、定型発達の人とは異なる方法で創造的な問題解決に取り組んでいる。イギリスのイースト・アングリア大学のマーティン・ドハティらは、定型発達の人と自閉スペクトラム症の人を対象に行った研究で、自閉スペクトラム症的な特性を多くもつ人は、思いつくアイデアの数は少ないものの、より独創的なものを思いつく傾向があることを見つけた。ドハティは、自閉スペクトラム症の人が珍しいアイデアを直接的に思いつく傾向があるのは、考えるときにあまり記憶や既存のアイデア同士の連結に頼らないからではないかと推察している。アイデアの連想や記憶は創造的な発想を抑制することがあるからだ[27]。

一つの実験では、参加者に、書類をとめるペーパークリップの活用方法をできるだけたくさん考えるよう依頼した。多くの人は、物をひっかける留め金やピン、小さな場所の掃除に使うことができると答えた。珍しい回答としては、紙飛行機の重し、花を切るワイヤー、あるいはゲームの仮想通貨などとしての利用が挙げられた。より珍しい回答をした人は、自閉スペクトラム症的な特性を多くもっていた。参加者に抽象的な画像を見せ、その画像の解釈をできるだけたくさん考えるという課題を出したところ、やはり自閉スペクトラム症的な特性を多くもつ人は、回答数は少ないものの、より珍しい解釈を考えだす傾向があった。

自閉スペクトラム症の人の中には驚異的な才能をもつ人がおり、音楽や計算、絵画などの分野で非凡な才能を発揮する。そういった自閉スペクトラム症のサヴァンの多くの人が有名になっている。その一人はスティーブン・ウィルシャーである。イギリスの王立芸術院の元会長ヒュー・カッソン卿が、英国内でおそらくもっとも優秀な子どもの芸術家だろうとみなした。ウィルシャーは、建物を数分間見ただけで、その建物を素早く、かつ自信をもって正確に描くことができた。メモをとることなしに、完全に記憶だけから描くことができ、細部が抜けることも、加わることもほとんどなかった。カッソンは「スティーブン・ウィルシャーは見た通り正確に描く。それ以上でもそれ以下でもない」と表現した(28)。

著名な神経学者で作家でもあるオリバー・サックスは、ウィルシャーには感情的にも知的にも弱点があるにもかかわらず、芸術的に非常に才能があることに興味をもった。そして、「芸術は究極的に個人的なものの見方、自己の表現ではなかったのだろうか？〝自己〟がなくても芸術家になれるのだろうか？」という疑問を抱いた(29)。自己の感覚をもつ人は、他者への共感という感覚ももっているはずだと推測できる。サックスは数年間にわたり、ウィルシャーと一緒に研究を行った。その間に、ウィルシャーがいかに非凡な知覚的技能をもつかが次々に明らかになっていったが、他者に対する共感が大きく発達することはなかった。芸術のもつ二つの要素、知覚と他者への共感が、ウィルシャーの脳の中では分離しているかのようだった。

もう一人の非常に優れた芸術的サヴァンはナディアである。二歳半で馬を描き始め、その後も、心理学者が不可能だと思うほど、さまざまな物を素晴らしい方法で描いた。五歳になったときにはプロに匹敵するような馬の絵を描くことができた。彼女は幼いころから、三次元空間の描き方や、外形や影の描写に習熟していた。通常であれば、遠近法を踏まえた描き方は、才能のある子どもでも一〇代にならないとできるようにならない[30]。

なぜ自閉スペクトラム症の人がこのような創造性を発揮できるのかはまだわかっていない。しかし、フランチェスカ・ハッペとウタ・フリスが多数の研究をもとに書いた総説によれば、鋭敏な感覚や細部に焦点をあてる傾向、視覚的な記憶の優秀さ、一定の様式を認識する能力の高さ、そして、脅迫観念にとりつかれたように何度も何度も練習するという特性が関係している可能性がある。自閉スペクトラム症の人の約三〇%は、音楽や記憶、数字の計算、暦の計算、絵画、言語などに特別な能力を発揮している。しかも一部の人は複数の能力を兼ね備えている。たとえばスティーブン・ウィルシャーは、絵画の能力に加え、完璧な音感と音楽の才能ももっている。これらの研究結果から、計算の才能も、芸術や音楽の才能も、背景にある生物学的基盤は同じであり、定型発達の人についても、同じことが言えるだろうという結論が導かれる[31]。

サヴァンを研究するウィスコンシン大学のダロルド・トレファートは、「自閉スペクトラム症のサヴァンを含めたサヴァン症候群について深く研究することで、脳の機能とヒトのもつ潜在能力についてこれまで以上に理解し、さらにはその能力を高めることができる」と述べている[32]。オーストラリアのシドニー大学の精神センター所長アラン・スナイダーは、脳の左半球が右半球の創造的な活動を抑制する働きが、自閉スペクトラム症の人では弱まっているという見解について、研究を続けている[33]。

アルツハイマー病の人の創造性

大勢のアルツハイマー病患者が、家族とコミュニケーションをとる手段として芸術活動を始める。芸術は創造性の表現であるだけでなく、他の方法でのコミュニケーションが難しい場合に、言語としての役割も果たす。

その逆もまた真である。芸術家がアルツハイマー病を発症しても、興味深い作品を描き続けることができる。抽象表現主義とニューヨーク・スクールの創始者の一人、ウィレム・デ・クーニングの創作活動をみると、それが明らかだ。デ・クーニングは一九八九年、アルツハイマー病のような症状が現れていると診断された。重度の記憶障害や精神的な混乱にしばしば悩まされた。しかし、ひとたびスタジオに入ると、力強く、熱心に創作に没頭した。後期の作品は、初期の作品とは劇的に異なり、純真で陽気で、かつしみじみとした味わいがあり、彼の作品群をより豊かなものにした[34]。複数の美術史家は、デ・クーニングのような抽象表現主義者は、知性よりも直感によって創造性が引きだされる場合が多いので、このような現象は驚くべきことではないと述べている。

前頭側頭型認知症の人の創造性

前頭側頭型認知症が脳の左半球に起因して始まる場合、言語能力が影響を受け、失語症になる。カリフォルニア大学サンフランシスコ校のブルース・ミラーは一九九六年、進行性の言語障害を伴う認知症患者の中に、芸術的な創造性を発揮し始める人がいることに気がついた。以前から絵を描いていた人は、より大胆な色を使い始め、絵を描いたことがなかった人の中にも絵を描き始める人がいた。とくに、左脳の前頭部領域が損傷されている患者は、芸術的な創造性に関与した領域だと考えられている右後頭部領域の活動が増加していた[35]。

この芸術的な創造性の爆発は、左脳と右脳が異なる機能をもち、お互いに抑制しあっているという、ジョン・ヒューリングス・ジャクソンの主張が正しいことを支持している。ただし、この右脳・左脳の区分は本質を単純化しすぎている。創造性のような複雑な精神的活動のプロセスには、多くの神経回路が関与していると考えられるからだ。それでも、脳イメージング研究からは、芸術的な創造性や音楽的な創造性の一部は、脳の右半球の活動に由来していると結論づけるのに十分な証拠がある。

アルツハイマー病と同じように、前頭側頭型認知症は、芸術家の行動だけでなく、作品のスタイルにも劇的な変化をもたらす可能性がある。作家のウィル・S・ヒルトンは米ニューヨーク・タイムズ・マガジン誌への寄稿「チャック・クローズの不思議な大変貌（The Mysterious Metamorphosis of Chuck Close）」で、著名な画家が七六歳でそれまでの肖像画の独特なスタイルを根本的に変え、さらには生活全体を変えた様子を観察している。ヒルトンは次のように書いた。

この一年間、私は東部の海岸沿いのさまざまな家やアパートメントにクローズを訪ね、彼の人生に起きている変化と、それが作品にどう影響しているのかを理解しようとしてきました。直近の彼のビーチハウスへの訪問では……彼は日焼けしていて、気力が充実している様子でした。午前中はずっと、私たちがいる場所の後ろにあるスタジオで、大きな自画像に取り組んでいたそうです。彼がその作品に興奮しているのがわかりました……。

過去二〇年間の作風とは根本的に決別していました。それまで格子一つひとつの中に描いていた曲線や渦は消え、各格子を一色か二色で塗り、コモドール64［訳者注／一九八〇年代初頭に販売が始まった、八ビットの家庭用コンピューター］で描いたコンピューターグラフィクスのようなゴツゴツしたイメージをつくりだしていました。色は鮮やかでぎらぎら輝いており、まばゆいピンク色やきらめくような青色でした。肖像画に描かれていた顔、つまり彼自身の顔は右半分と左半分でまっぷたつに分かれ、左右は異なる明るさで描かれていました(36)。

部屋に入ってきてヒルトンに絵について話し始めたクローズは、しばしば思考が中断し、話が途切れてしまった。ヒルトンは少し休憩をとろうと提案し、翌日、また会う約束をした。

クローズとの面会と彼の新しい作風について考える中で、ヒルトンは一九世紀の批評家ウィリアム・ヘイズリットが高齢の芸術家について書いていたことを思い出した。「彼らが死を逃れられないとは感じられない。彼らは何か不滅の部分をもっているように思える」。それは、テオドール・アドルノが「晩年のスタイル」と呼んだものでもある(37)。

クローズは翌日、ヒルトンに、前の年にアルツハイマー病という誤診を受けたと話した。数週間、パニック状態になっていたが、診断が誤っていたことを知った。そして別の診断を受けた(38)。以来、クローズは自分が前頭側頭型認知症であると公表している。前頭側頭型認知症が行動を変え、作風を輝かしく新しいスタイルに変化させたと考えられる。

生まれながらに備わっている創造性

ロマン主義が主張した、創造性は精神疾患と相関関係にあるという考え方は間違っていた。創造性は精神疾患から生じるのではなく、ヒトが生まれながらにしてもっている天性の一部である。ルドルフ・アルンハイムがこう指摘するように。「精神疾患が芸術的な才能を生みだすのではない。精神疾患はせいぜい、社会的な規範や教育的な規範によって抑制され、閉じ込められていた想像力を自由に解放するだけである。それが現代の精神医学の見解である」[39]。

前述したアンドリアセンは、創造性と精神疾患の関係について、やや異なるアプローチをとっている。エッセイ「創造的な脳の秘密（Secrets of the Creative Brain）」で、「なぜ世界でもっとも創造的な人々は、精神的に苦しむことが多いのか？」と問いかけている[40]。

アンドリアセンや他の多くの研究によって、創造性と知能指数には相関関係のないことがわかっている。IQの高い人の中には創造的ではない人もいるし、逆もまた真である。大半の創造的な人は賢明だが、アンドリアセンいわく、「それほど賢明である必要はない」。

アンドリアセンが調べた、創造的な活動をしている作家の多くは、気分障害に苦しんだ時期があったこともわかった。一方、対照群の、IQは同程度でも創造的な活動をしていない人たちでは、気分障害の経験があるのは三〇％程度だった。ジャミソンと精神科医ジョセフ・シルドクラウトの研究では、研究対象にした創造的な活動をする作家や芸術家の四〇〜五〇％は、うつ病や双極性障害などの気分障害を患っていた[41]。

アンドリアセンはまた、非常に創造的な人は対照群に比べ、統合失調症を患う第一度近親者が一人以上いる割合が高いことも見つけた。この発見は、とくに創造的な人は、「精神疾患を発症するほどではないものの、創造性を強化するのには十分な程度に、既存の連想におけるつながりが緩んでいる」という、統合失調症の潜在的な症状の恩恵を受けている可能性があることを示唆している[42]。

彼女は創造性についてのエッセイをシルヴィア・ナサーが著した『ビューティフル・マインド　天才数学者の絶望と奇跡』の引用でしめくくった。この本は、ノーベル経済学賞を受賞した数学者であり、統合失調症を患っていたジョン・ナッシュの伝記である。

ナサーは、マクリーン病院に入院中のナッシュを同僚の数学者が訪問した際の様子を描いている。同僚は、ナッシュに尋ねた。「理性と論理的な真実に忠実な数学者であるあなたが、どうしたら、宇宙人からのメッセージを受け取っていると信じられるのですか？　どうしたら、宇宙から来たエイリアンに、世界を救うために起用されたと信じられるんですか？」。ナッシュは答えた。「数学的な考えが思い浮かんだのとまったく同じように超自然的な存在についての考えも思い浮かんだので、私は真剣に受け止めたんです[43]」。

科学誌『ネイチャー・ニューロサイエンス』に最近、発表された大規模な研究によると、デコード・ジェネティクス社に所属する科学者ロバート・パワーたちは、双極性障害や統合失調症のリスクを高める遺伝的な要因が、創造性の高い職業についている人により多くみられることを見つけた[44]。画家や音楽家、作家、ダンサーは、より創造性の少ない職業だと思われている農業従事者や肉体労働者、販売員よりも、平均して二五％程度高い割合でそのような遺伝子変異をもっていた。デコード・ジェネティクスの創設者でCEO、この論文の共著者でもあるカリ・ステファンソンは、次のように述べている。「創造的であるためには、他の人と異なる考え方をする必要があります。しかし私たちは、他の人と異なる人たちに、おかしい、クレージー、ときには狂気じみているとラベルをはる傾向があります[45]」。

精神疾患を発症している状態を通常の行動とは完全に異質な状態だとみなしてしまうと、精神疾患の症状はしばしば一般的にみられる性格や気質がより劇的に表現されただけであり、創造的な思想家や科学者、芸術家に多くみられるものである、という本質を理解することができなくなってしまう。また、脳障害のある人はそうではない人に比べて、無意識下のいくつかの領域により簡単にアクセスできる、という違いがある点も重要である。この点は、創造性の発揮においてはとりわけ決定的な意味をもつ。同様に重要なのは、シュルレアリストの芸術家たちが試みたように、精神疾患を患っている人々が無意識の世界にある創造性により簡単にアクセスできているのを真似することが可能であるという点だ。

今後の展望

創造性がミューズや狂気によって生まれるという考えを捨て、脳の働きによって生じるものであると受け入れた後も、疑問は残る。

創造性はどうしてもありふれたものではないように思える。我々はみな、想像力があり、問題を解決したり新しいアイデアを思いついたりするときにはそれを創造的な方法で活用している。しかし、特別に新しいものを創造することができる人には、何か異なるものが備わっているに違いない……。内面的な動機や多大な努力は不可欠だが、それだけでは並はずれて創造性のある人について説明するには十分ではないように思える。

統合失調症や双極性障害などの精神障害は、創造的な活動において無意識の精神的プロセスが中心的な役割を果たしていることを示している。自閉スペクトラム症の人に関する研究は、才能や創造的な問題解決の本質について新たな光を投げかけている。アルツハイマー病や前頭側頭型認知症は、脳の可塑性を明らかにしている。これらの精神障害で、脳の左側の機能が損なわれることによって、より創造的な右半球が解放され、新しい創造性を生みだしたり、それまでと根本的に異なる創造性が発揮できたりする可能性があることもわかってきた。

生物学的にわかったことは、創造性は部分的には、脳内の抑制が緩和され、脳内の無意識の領域で新しい連想がつくりだされることによって生まれるということである。その結果、アンドリアセンが発見したように、しばしば大きな喜びや強い興奮がもたらされる[46]。問題を解くときでも、二つの科学的な発見の何らかの新しい関連性を考えるときでも、肖像画を描く、あるいは肖像画を鑑賞するときでも、あらゆる創造的な活動をするときには、我々はみな無意識の世界に頼っている。

無意識！　健康的であれ病的であれ、あらゆる行動や知覚、思考、記憶、感情、そして意思決定において、我々は無意識に頼っている。意識も同じである。意識は、ヒトの脳に関して残された最後の大きな謎である。第11章で詳しくみるように、意識も無意識の精神的プロセスを伴っている。

第7章　運動――パーキンソン病とハンチントン病

多くの人にとって身体を動かすことは直感的な行動に感じられ、その複雑さに気づかないかもしれない。しかし、身体を動かす前には脳から筋肉に対し、収縮または弛緩するよう指令が出されなければならない。脳の指令は、神経回路と神経経路の複雑な組み合わせから構成される脳の運動系によって制御されている。運動系は大脳皮質から始まり、脊髄を経由して身体のすみずみまで伸びている。

運動系がうまく働かないと、行動や動作が異常になったり、運動の制御ができなくなったりする。脳にもそれがはっきりと現れる。そのため脳神経学者は、運動系をになう脳の解剖学的な構造や、神経回路のどこに運動系の障害が起因しているのかを調べることに熱心に取り組んできた。

神経疾患の研究は、通常の脳機能の解明に大きく貢献した。実際のところ一九五〇年代までは、冗談めかして、臨床神経学はすべての疾患を診断できるが、ほとんど何も治療できない医学分野だと言われていた。しかしその後、神経疾患の背景にある分子的な基盤についての新しい洞察のおかげで、パーキンソン病や脳卒中、さらには断裂した脊髄に対しても革新的な治療が開発されつつある。

脳神経学の新しい洞察の多くは、たんぱく質の折りたたみに関する研究と関連している。たんぱく質は通常、特定の三次元の形状になるよう折りたたまれる。誤って折りたたまれたり、その他の機能不全があったりすると、たんぱく質は脳内で凝集し、ニューロンの死を引き起こす可能性がある。すでに記したように、アルツハイマー病や前頭側頭型認知症はたんぱく質の折りたたみの異常が原因で起こる疾患である。現在では、パーキンソン病やハンチントン病などの疾患も、たんぱく質の折りたたみに問題があるとわかっている。

本章では、まず運動系の働きについて考察する。次にパーキンソン病とハンチントン病についてこれまでにわかっていることを紹介する。そして最後に、たんぱく質の折りたたみの障害が原因で起こる疾患の共通点や、「プリオン」という自己増殖する奇妙なたんぱく質、そしてたんぱく質の折りたたみの異常を引き起こす遺伝子についての研究に触れる。

運動系の驚異的な技能

脳の運動系は、六五〇以上の筋肉を制御し、痒《かゆ》いところをかくことからバレリーナのピルエット（旋回）、くしゃみ、綱渡りまで、非常に多彩な動きを可能にしている。こういった動きの一部は生まれつきのものであり、脳と脊髄に組み込まれている。たとえば、我々は生来、直立歩行するような運動系のプログラムをもっている。しかし、生まれつき備わっているもの以外の動きの多くは学習によって習得しなければならないため、何千時間もの練習が必要である。

これだけ多数の筋肉のすべてを調整するのは非常に困難なことであるが、脳の運動系は、ほとんどの運動を意識的な指令なしに実行している。走る、飛び跳ねる、あるいは何か物を取るとき、我々はいちいちどうやってそれをするかを考えず、単にそうするだけだ。複雑な一連の動きを、脳はどのように開始し、調整するのだろうか？

約一〇〇年前、英国の生理学者チャールズ・シェリントンは、感覚がとらえた情報が脳に入ってくる際の入り口はたくさんあるのに、出口は一つ、運動だけしかないことに気がついた。脳は絶え間なく感覚情報を取り込み、最終的にそれを、調整された運動に変換する。シェリントンは、運動について理解することができれば、脳を理解する大きな一歩になるだろうと考えた。

シェリントンは、脊髄にある個別の運動ニューロンは、六五〇ある筋肉の一つ、あるいは複数にシグナルを送っていることを発見した。さらに、脳は、運動を開始して実行するだけでなく、身体がどのように遂行したのかフィードバックも必要とすることに気がついた。筋肉は意図したような動きをしたか？　どのくらい速く？　どのくらい正確に？　といったフィードバックである。

脳には、個別の筋肉の運動について報告する特別なニューロンがある。「感覚フィードバックニューロン」と呼ばれている。しかし、感覚器官から脳に外の世界の情報を伝達する感覚ニューロンとは異なる。フィードバックニューロンは運動系の一部で、脳はそこからの情報を利用して、自分自身の身体についての感覚や、手足の相対的な位置に関する内面的な感覚をつくりだす。この感覚は「固有受容覚」と呼ばれる。固有受容覚がないと、我々は目を閉じた状態で自分の身体の特定の部位を指し示すことができないし、足元を見ないで歩くこともできないだろう。

シェリントンは、脳の運動系の調整された動きを研究するために、もっとも単純な運動神経回路である「反射」を調べた。反射的な動きは、脳を介さず、筋肉のフィードバックニューロンが脊髄の運動ニューロンと直接つながった経路によって制御されている。このため、反射的な動きは、自分で制御しようと試みても意図的に制御することができない。

シェリントンはネコの反射を調べる実験で、運動ニューロンは、二種類のまったく異なるシグナルについて、選択的に受け取ったり反応したりしていることを発見した。興奮性シグナルと抑制性シグナルである。たとえば、興奮性シグナルが下肢を伸ばす動作を始める運動ニューロンの活動を引き起こすとき、抑制性シグナルはそれと反対の動き、屈曲を制御する運動ニューロンの活動を低下させる。したがって、単純な、膝《ひざがしら》頭の下をたたくと下腿が反射的にはね上がる「膝蓋腱《しつがいけん》反射」が起きるときでさえ、二種類の正反対の指令が同時に実行される必要がある。つまり、膝を伸ばす筋肉は興奮し、膝を曲げる筋肉は抑制されなければならない。

この驚くべき発見からシェリントンは、反射だけでなく、脳組織全体の仕組みにも適用できる原則を考案した。もっとも広い意味で、神経系のあらゆる神経回路の活動は、受け取る興奮性シグナルと抑制性シグナルをまとめて、その情報を次に伝達するかどうかを決定するのである。シェリントンはこの原則を「神経系の統合作用」と呼んだ(1)。

シェリントンは、より単純な系による研究で、複雑な神経回路についての理解が得られることを初めて示した研究者である。この原則は現在、神経科学で広く用いられている。彼は、我々が今日、直面している課題を明らかにし、同時に、それらを克服する方法も確立した。一九三二年、彼と第1章で紹介したエドガー・エイドリアンは、ニューロンの巧みな組織的活動についての発見により、ノーベル生理学医学賞を共同受賞した。

パーキンソン病

アメリカでは約一〇〇万人がパーキンソン病を患っている。毎年六万人の新規患者が見つかり、もっと大勢が診断を受けずにいる。世界的にみれば、約七〇〇万〜一〇〇〇万人がこの障害に苦しんでいる。発症は通常六〇歳前後である。

パーキンソン病は一八一七年、英国の医師ジェームズ・パーキンソンが「震え（振戦《しんせん》）と麻痺に関する小論文」で初めて報告した。(2) パーキンソンは六人の患者について記述し、三つの共通した特徴があるとした。じっとしている最中の振戦、異常な姿勢、そして動作が遅くしかも少なくなる（動作緩慢）という三点である。時間の経過とともに、患者の症状は悪化していった。

その後、パーキンソン病に関する追加の情報が報告されるまでに、さらに一〇〇年の歳月が過ぎた。一九一二年、フレデリック・レビーは、パーキンソン病で亡くなった人の脳内の特定のニューロンに、たんぱく質の塊である封入体が存在すると報告した。一九一九年には、パリ在住のロシア人の医学研究者コンスタンティン・トレチャコフが、パーキンソン病の発症に関与していると考えられる脳の一領域が「黒質」であると論文に記した（図7－1）。

黒質は中脳の両側にある暗い帯状の領域である。ドーパミン由来の「神経メラニン」という化合物によって黒っぽい色がついている。トレチャコフはパーキンソン病患者の剖検をした際に、色素が減少しているのを見つけた。それは細胞の喪失を示唆していた。さらに、トレチャコフはレビーが報告した封入体も見つけ、それらを「レビー小体」と命名した。レビー小体の存在は、パーキンソン病の特徴である。

それからさらに四〇年後、アーヴィッド・カールソンは、パーキンソン病患者の脳内ではドーパミンの濃度が低いことを発見した。カールソンは三種類の神経伝達物質、ノルアドレナリンとセロトニン、

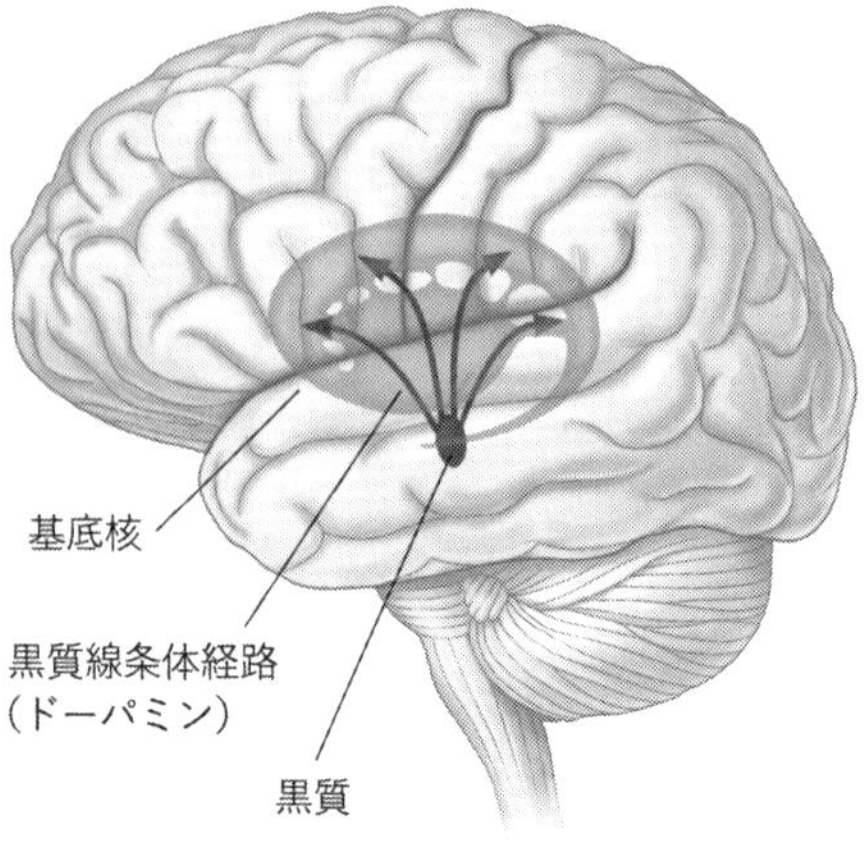

図 7-1　パーキンソン病で影響を受ける脳の領域。黒質で産生されるドーパミンは、黒質線条体経路を経て基底核に伝達される。

ドーパミンに関心があった。とくに、薬物で誘発されるパーキンソン病が、どの神経伝達物質に関係しているのかを知りたいと考えていた。高血圧の治療薬として使われていたレセルピンは、ヒトや動物でパーキンソン病に似た症状を引き起こすことが知られていた。レセルピンがどのように作用するのかはわかっていなかったが、初期の研究で、セロトニンの減少をもたらすことが明らかになった。

カールソンは、レセルピンがドーパミンも減少させるのだろうかと疑問に思い、レセルピンをウサギに注射した。するとウサギは元気がなくなり、耳を垂らし、動けなくなった。症状を和らげるために、セロトニンの前駆体をウサギに注射したが、何も起こらなかった。ところが、ドーパミンの前駆体であるL－ドーパ（L－ドパ）を注射すると、ウサギは目を覚ましたかのように元気になった。カールソンはこの発見の重要性に気づき、一九五八年、ドーパミンが何らかの形でパーキンソン病の発症に関与していると提唱した。[3]

その後のカールソンの研究により、ドーパミンは筋肉の動きを調整するのに必須であることが明らかになった。[4]第4章で紹介したように、統合失調症の治療で使われる抗精神病薬は、脳内のドーパミンを減らし、パーキンソン病でよくみられる筋肉の異常な動きを引き起こす。カールソンは、黒質にあるドーパミン産生ニューロンの死滅が原因でパーキンソン病の初期症状が起きることを発見した。[5]当時はまだわかっていなかったが、その後、細胞を死滅させているのは、たんぱく質の折りたたみ異常であると判明している。ドーパミン産生ニューロン内のレビー小体は、異常に折りたたまれたたんぱく質の塊であり、これが細胞を死滅させているのである。パーキンソン病が進行するにつれ、黒質以外の脳の領域にも影響が及ぶようになる。

オーストリアのオレー・ホルニキーヴィクツは剖検を行い、パーキンソン病患者の脳内ではドーパミンが枯渇しているのを発見した（図7－2）。[6]ブルックヘブン国立研究所のジョージ・コツィアスは一九六七年、ドーパミンの枯渇を補うために、患者にドーパミンの前駆体L－ドーパを投与した。[7]当初、L－ドーパは病気を治癒する薬だと期待されたが、数年間のハネムーン期間の後には効果が衰えた。効果がでるのは、黒質にドーパミン産生細胞が存在するからだった。死滅する産生細胞の数が増えると、薬の効果は突如として消え、患者に不随意運動（ジスキネジア）を引き起こしてしまう。明らかに、別の治療が必要だった。

治療における別の選択肢は外科手術だった。最初の有効な外科手術は、パーキンソン病が初めて報告されてから一五〇年後に実施された。制御が不可能な過剰な振戦が起きたり、身体がうまく動かせなく

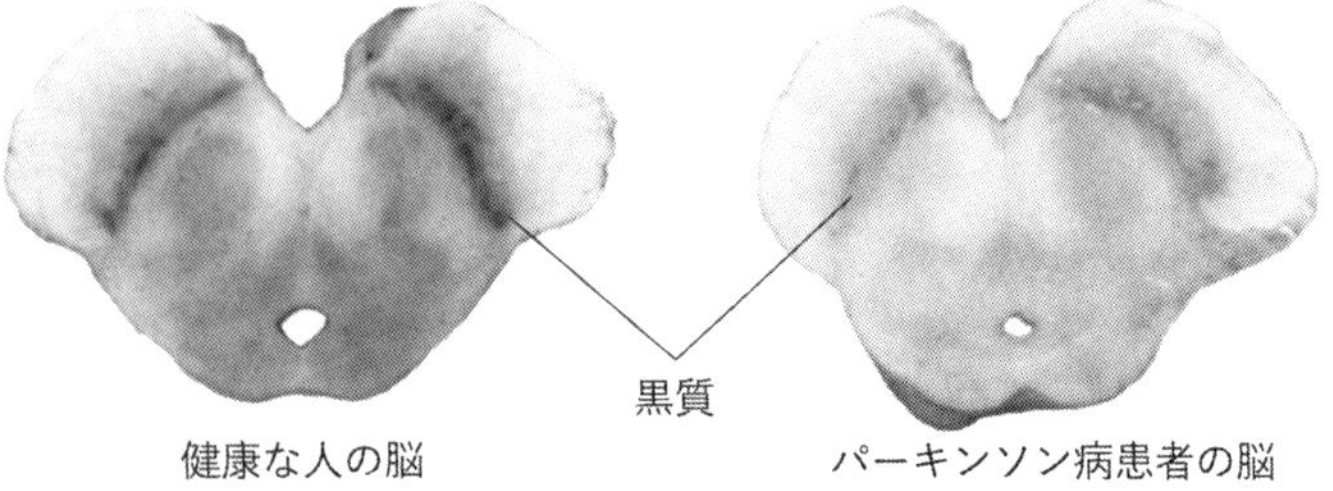

図7-2　パーキンソン病患者では、黒質のドーパミン産生細胞（黒い斑点）が失われる。

なってしまったりした患者を助けるのが目的だった。脳神経外科医は試行錯誤しながら、主に基底核と視床の特定の領域にある神経回路が振戦の原因になっていることを突き止め、それらの領域を手術で破壊することにより患者の症状を和らげた。

一九七〇年代と八〇年代には、運動系の解剖学的な理解と生理学的な理解が大きく進展した。当時ジョンズ・ホプキンス大学に所属しており現在はエモリー大学にいるマーロン・デロングによる研究が貢献した。デロングは、基底核の特定の領域、「視床下核」は、ドーパミン産生ニューロンが豊富にあり、動作の制御においてきわめて重要な役割を果たしていることを発見した。[8]

デロングが視床下核について研究をしていたのと同じころ、新しい薬物が流通し始めた。薬物のディーラーによって「合成ヘロイン」と宣伝されていたものだった。この薬物にはＭＰＴＰ（1-メチル-4-フェニル-1,2,3,6-テトラヒドロピリジン）が混入していた。ＭＰＴＰは、パーキンソン病の典型的な症状である動作の緩慢さや振戦、筋肉の硬直を引き起こす。この薬物を使った若者たちの中には死亡者も出た。検死の結果、ＭＰＴＰによって視床下核や、そこにあるドーパミン産生細胞が破壊されていることがわかった。生存者の脳の損傷を回復させることはできなかったが、Ｌ-ドーパの服用で症状は改善した。

この事件の後、ＭＰＴＰを用いてサルのパーキンソン病モデルがつくられた。サルにＭＰＴＰを投与することでドーパミン産生細胞が破壊され、視床下核の活性が低下し、パーキンソン病のような症状が生じるだろうと予想された。しかし、デロングがサルの視床下核にある一つのニューロンの電気信号を記録してみると、予想とまったく異なる現象が起きていることが判明した。ニューロンが異常に活性化していたのだ。驚くべきことに、パーキンソン病の症状は、ニューロンの活動が低下したからではなく、異常なほど活動が増加したために生じていたのである。

このニューロンの異常な活動がパーキンソン病の振戦や筋肉の硬直の原因であるかどうかを確認するため、デロングは脳の片側の視床下核を破壊し、異常な活動が停止するかどうかをみた。彼は一九九〇年、驚くような結果を公表した。パーキンソン病モデルのサルの脳の片側の視床下核を損傷すると、身体の反対側の振戦や筋肉の硬直が消失したのである[9]。

デロングの発見を受け、フランスのグルノーブルにあるジョセフ・フーリエ大学の神経外科医アリム・ルイ・ベナビドは、パーキンソン病の治療に脳深部刺激療法が使えるかどうかの可能性を検討し始めた。前述のように、脳深部刺激療法は、脳に電極を埋め込み、身体の別の場所にバッテリー式の装置を装着して行う。この装置は高周波の電気刺激を神経回路に送る。パーキンソン病治療の場合には、視床下核の神経回路に送信する。すると、サルの視床下核を損傷させたのと同じように、神経回路の活動が非活性化し、制御された動作の妨げとなっている異常な活動を防ぐことができる（図７－３）。この治療法は調整可能で、可逆性がある。

パーキンソン病の治療における脳深部刺激療法は、一九九〇年代までにほぼすべての外科的治療に取って代わった。ただし、すべての人に効果があるわけではない。また、治療は症状を抑えるだけで、病

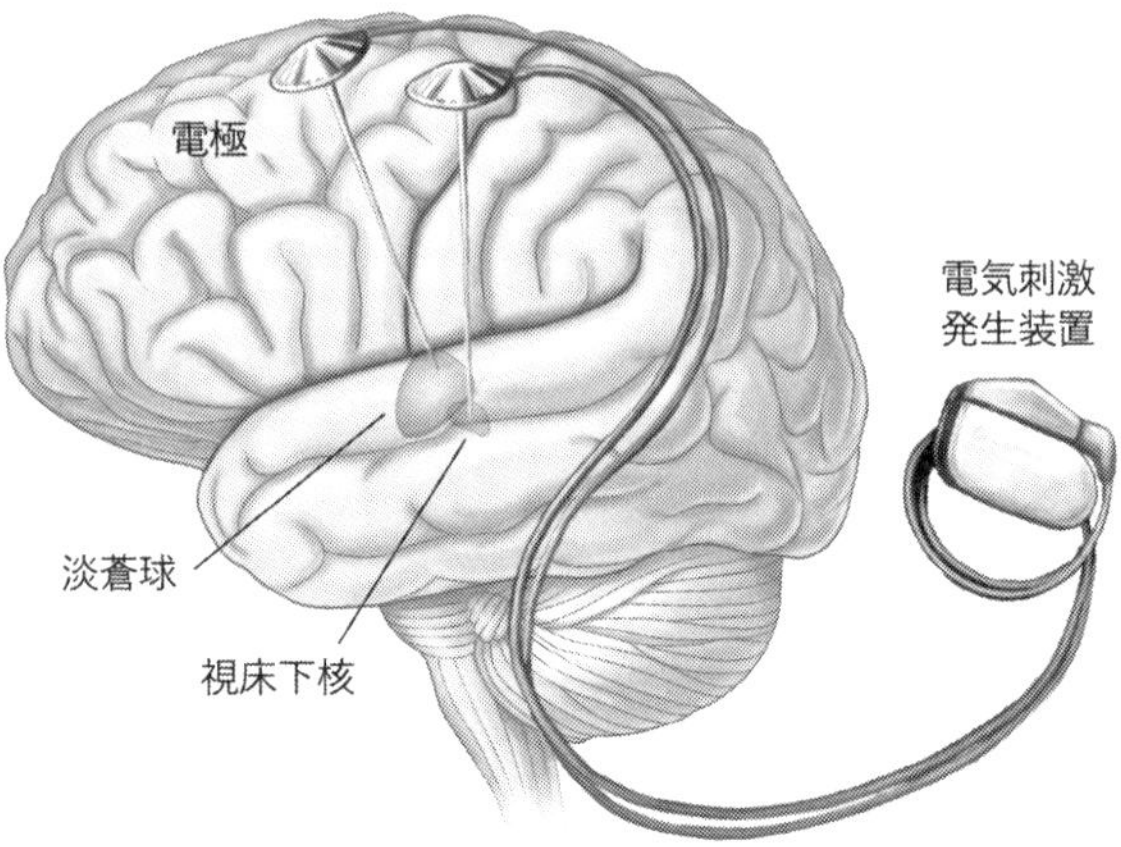

図7-3　脳深部刺激療法。高周波の電気刺激を神経回路に送り、活動を非活性化させる。

気を治癒するわけではない。非常にまれなことではあるが、電気刺激を送る装置のバッテリーが故障したり配線が切れたりすると、治療効果はただちに消える。

脳深部刺激療法はうつ病などの精神疾患の治療でも効果を上げている。運動障害の症状を緩和するために運動系の神経回路を刺激する代わりに、電気刺激で脳の報酬系を刺激すると、うつ病の症状が和らぐ。したがって、脳深部刺激療法は、特定の疾患に対する治療法というわけではなく、基本的には、特定の神経回路に対する治療法だと言えるかもしれない。

ハンチントン病

アメリカには約三万人のハンチントン病患者がいて、男女比は同じである。発症する年齢は幅広いが、平均年齢は四〇歳である。ハンチントン病を初めて報告したのはコロンビア大学で訓練を受けた医師ジョージ・ハンチントンで、一八七二年のことだった。遺伝性で、不随意運動を伴い、人格や認知機能の変化が特徴であ

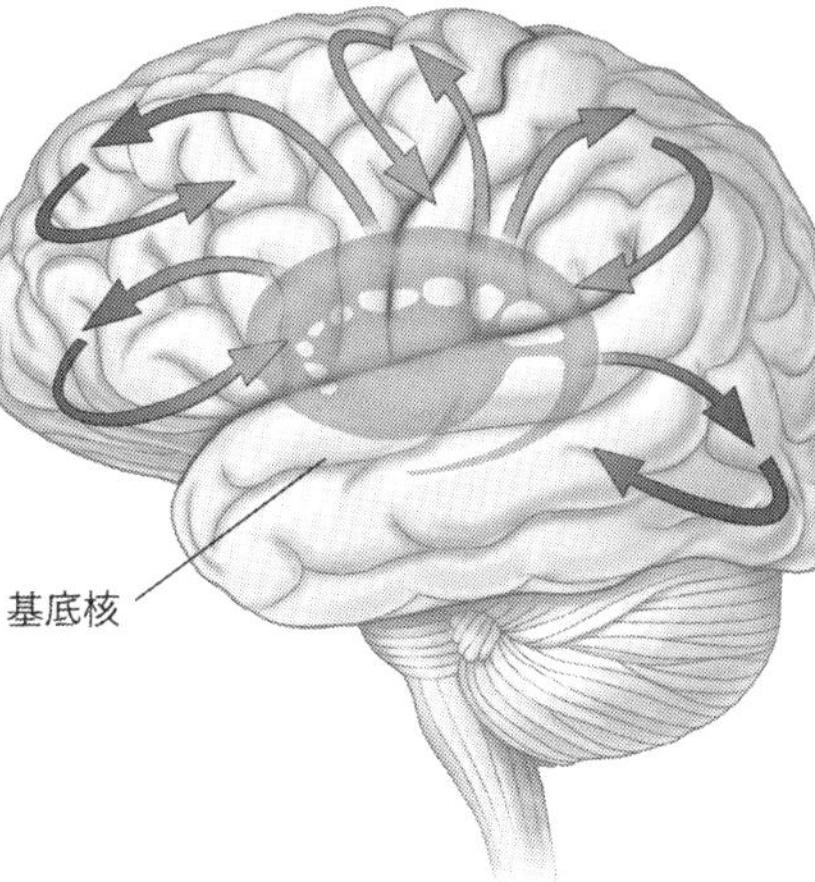

図7-4　ハンチントン病では、発症直後は基底核が損傷を受け、その後、大脳皮質全体に影響が及ぶ。

る。ハンチントンの記述は非常に明確で正確だったので、他の医師もすぐにこの疾患を診断できるようになった。そのため、彼の名前に由来して疾患名が命名された。

初期は脳のかなり限定的な局所で始まるパーキンソン病とは異なり、ハンチントン病は早期からより広範囲に影響が及ぶ。睡眠障害や認知症を含め、認知機能だけでなく運動機能にも異常が生じる。主に基底核が変性するが、大脳皮質や海馬、視床下部、視床、そしてときには小脳も影響を受ける（図7－4）。

ハンチントン病に対する理解や治療が進展するのには長い年月が必要だった。ハンチントン病の妻をもつ著名な精神分析医ミルトン・ウェクスラーは一九六八年、遺伝性疾患財団を設立した。その目的は二つあり、一つは基礎研究のための資金調達、もう一つはハンチントン病に焦点をあてた科学的な研究チームの組織化であった。財団はハンチントン病の解明に大きく貢献してきた。

ハンチントン病は遺伝性疾患であるため、初期のころの財団の研究は、発症に大きく関与する遺伝子の探索に焦点があてられた。一九八三年、デイビッド・ハウスマンとジェームズ・グゼラは、「エクソン増幅」と呼ばれる新しい方法を用いて、ハンチントン病は、4番染色体の先端にある遺伝子「ハンチンチン」が原因で発症すると突き止めた[10]。

一〇年後、遺伝性疾患財団によって組織された国際的な共同研究チーム「ジーン・ハンターズ（遺伝子の狩人たち）」が、ついに突然変異型のハンチンチン遺伝子を単離し、塩基配列を解析した[11]。遺伝子がひとたび単離されれば、それを線虫やハエ、マウスに挿入し、病気がどのように進行するのかを観察することができる。ジーン・ハンターズは、突然変異したハンチンチン遺伝子の一部分が正常よりも大きいことに気がついた。この部分は「CAG伸長」と呼ばれ、これが病気の原因であるとわかった。

我々の遺伝子の本質は、四文字のアルファベットで書かれた設計図のようなものである。C（シトシン）、A（アデニン）、T（チミン）、G（グアニン）という四つの核酸塩基がアルファベットに相当する。単語は三文字で構成される。「CAG」という単語は、アミノ酸のグルタミンをコードする、つまり、たんぱく質が合成される際に、グルタミンを挿入するという指示である。ハンチントン病では、変異した遺伝子の一部に何度も何度もCAGという単語が繰り返されていて、結果としてグルタミンが過剰に挿入される。この通常よりも伸長したグルタミンの鎖によって、ニューロンの内部でハンチンチンたんぱく質が凝集し、ニューロンを死滅させるのである。ハンチントン病ではない人も含めてすべての人のハンチンチン遺伝子にはCAGの繰り返しがあるが、変異型の遺伝子には三九回以上のCAGの繰り返しがあり、その結果、ハンチントン病を引き起こす（図7－5）。

その後、脆弱X症候群や、いくつかの異なる種類の脊髄小脳変性症、筋強直性ジストロフィーなど、

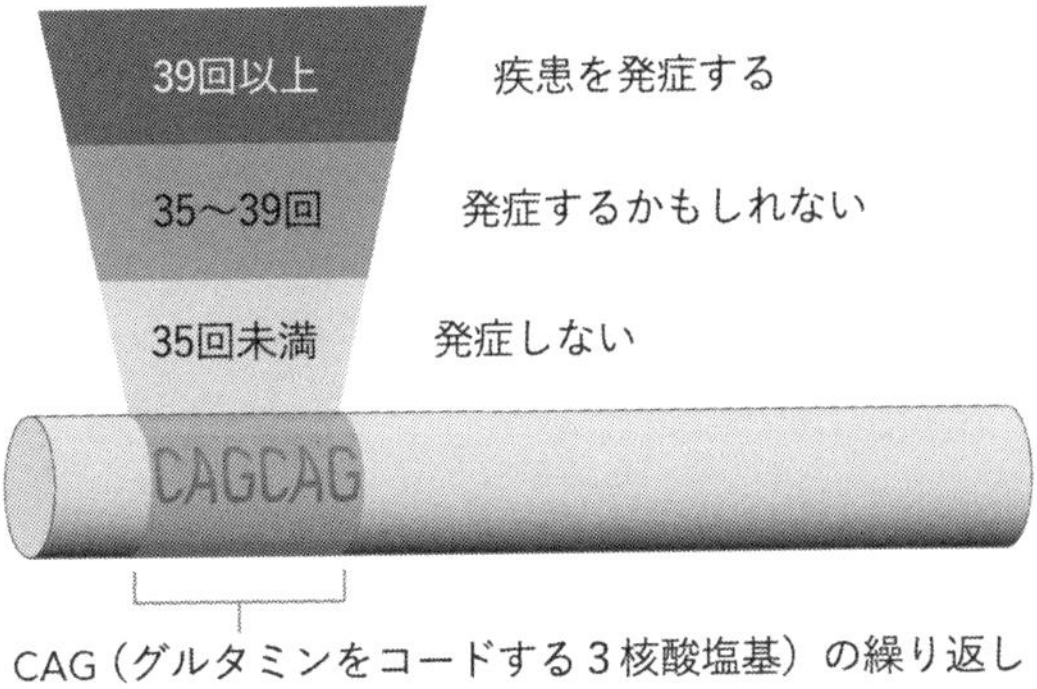

図7-5　たんぱく質内で「CAG（グルタミン）」が長く連なると、細胞内で凝集し、有毒になる。ハンチントン病のリスクは遺伝子内のCAGの繰り返しの数によって高まる。

他の一〇の疾患が、ＣＡＧなど三核酸塩基の伸長に起因していることがわかった。これらの疾患はすべて、たんぱく質の折りたたみ異常が原因で凝集体ができ、細胞が死滅してしまうために発症し、神経系に影響が及ぶ。

たんぱく質折りたたみ異常に起因する疾患の共通点

パーキンソン病やハンチントン病の主要な原因分子は、いくつかの神経変性疾患の原因分子と似ていることがわかっている。クロイツフェルト・ヤコブ病やアルツハイマー病、前頭側頭型認知症、繰り返し頭部に脳損傷を受けた人に起こる進行性の慢性外傷性脳症、筋萎縮性側索硬化症（ＡＬＳまたはルー・ゲーリック病）などである。これらの疾患はすべて、異常に折りたたまれたたんぱく質が脳内で凝集体を形成し、有毒になり、最終的にはニューロンを死滅させることで発症する（図７－６）。

カリフォルニア大学サンフランシスコ校のスタンリー・プルシナーは一九八二年、驚くべき発見について発表した。まれな脳神経変性疾患であるクロイツフェル

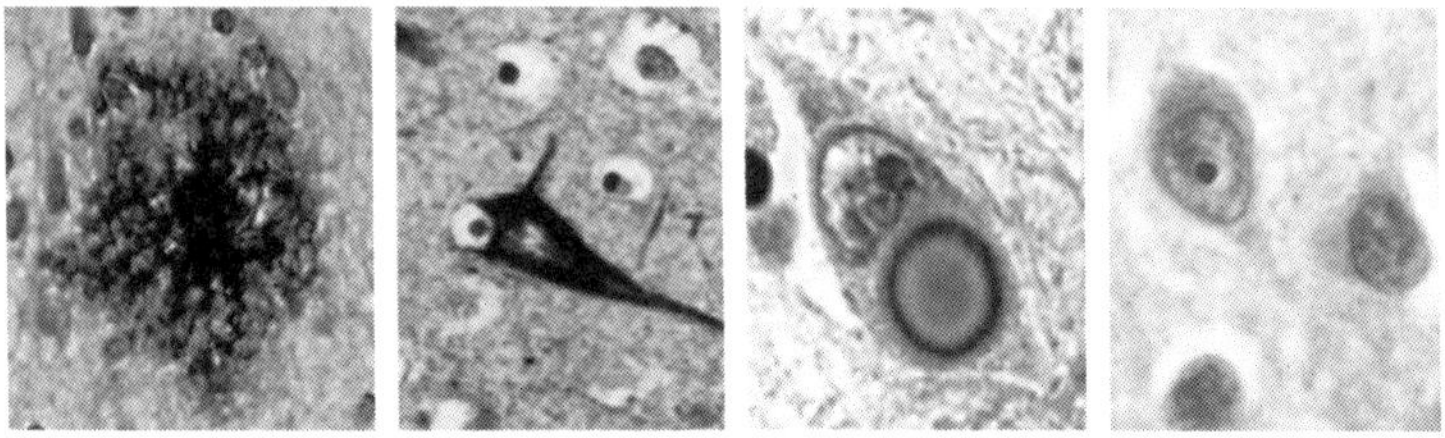

図7-6　たんぱく質の折りたたみの異常が脳内で凝集体をつくり、神経変性疾患を引き起こす。

ト・ヤコブ病に、感染性をもつ、異常に折りたたまれたたんぱく質が関与しているというのだ[12]。プルシナーはこのたんぱく質を「プリオン」と呼んだ。

プリオンは、正常なたんぱく質の前駆体が誤って折りたたまれたときに形成される。正常な構造をしたたんぱく質の前駆体は、細胞の健康な働きを助けるため、脳内のあちこちにある。ニューロンには他の細胞と同じように、たんぱく質の形状を監視するメカニズムが備わっており、通常は、突然変異や細胞への損傷が起こると、そのメカニズムが作動して変異などを補正する。しかし、加齢に伴って監視の働きが弱くなるため、たんぱく質の形状変化を防ぐ機能が低下する。すると、変異遺伝子や細胞の損傷により、正常なたんぱく質の前駆体が誤って折りたたまれ、致死的な毒性をもつプリオンの構造になってしまう。プリオンはニューロン内で不溶性の凝集体を形成し、ニューロンの機能を妨げ、やがてニューロンを死滅させる（図7－7）。

プリオンがとくに異常で、危険な理由は、自己増殖能力があるからだ。言い換えると、プリオンは複製される際に、遺伝子を必要としない。その結果、この異常に折りたたま

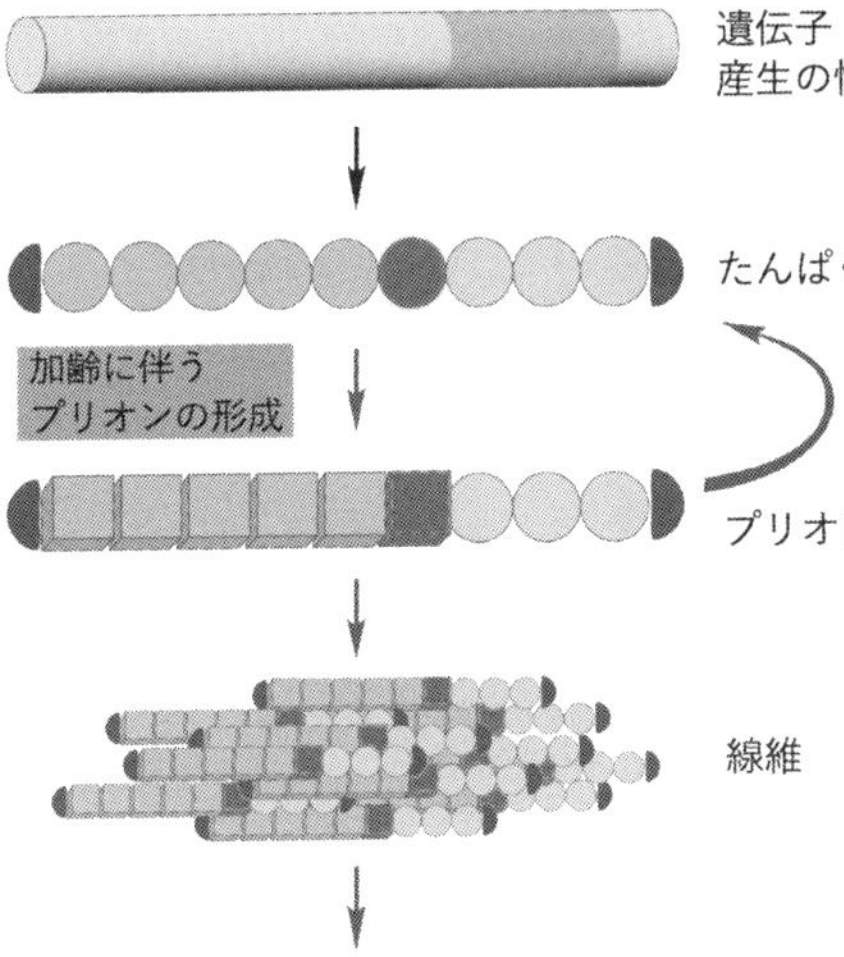

図7-7　加齢に伴うプリオンの形成。たんぱく質前駆体の変異体は正常なたんぱく質の形状を変えることができる。

れたたんぱく質は基本的に感染性をもつ。プリオンの影響を受けたニューロンから放出されたプリオンは、今度は近隣の細胞に取り込まれ、そこにある正常なたんぱく質の前駆体を異常な形に折りたたませてプリオンに変化させ、その細胞も死滅させる（図7－8）。

プリオンがどのように形成されるのかを解明することは、たんぱく質の折りたたみ異常を防いだり、修正したりする方法を研究する新しい可能性を生みだす。現在、脳神経の変性を遅らせる薬は存在しないが、プリオンの形成過程を考えると、介入が可能で、創薬の標的になりうる段階が三つある。①正常なたんぱく質の前駆体がプリオンの構造に折りたたまれる段階、②プリオンが線維状に凝集する段階、③プリオンの線維がもつれて塊となり、凝集体が形成される段階、の三つである（図7－9）。

プリオンにはDNAが含まれていないにも

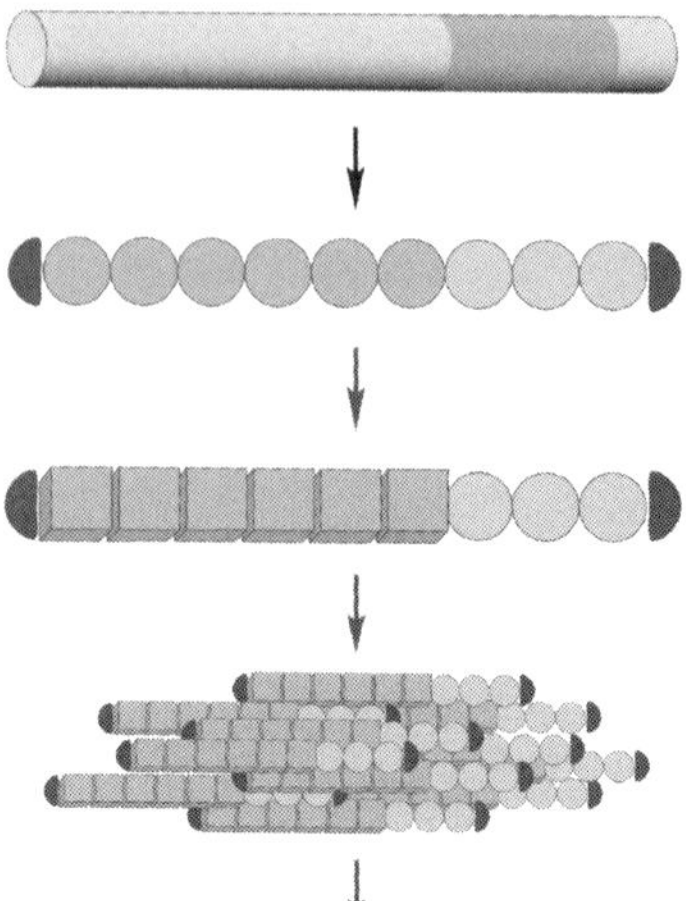

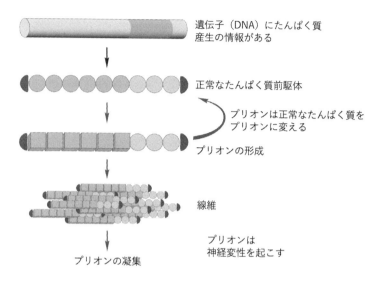

図7-8　異常な折りたたみが正常なたんぱく質前駆体をプリオンに変え、それが脳内で有毒な凝集体を形成する。

かかわらず増殖し、他の細胞にも感染するというプルシナーの驚くような観察結果は、当初、多くの科学領域において大きな反発にあった。しかし、自己複製能のある、誤って折りたたまれたたんぱく質の発見から一五年後の一九九七年、プルシナーはノーベル生理学医学賞を受賞した。彼は二〇一四年、その間の体験について記した本を出版した。

私の研究についての正確な物語を書くことは、科学史家にもジャーナリストにもおそらく無理だと思ったので、自分自身でこの本を書きました。本書は、感染性をもつたんぱく質、プリオンの発見につながった思考や実験、その周りで起きた出来事についての一人称の報告です。原因不明の家畜農場の病気だった「スクレイピー」を引き起こす因子を明らかにしようという、振り返ってみれば無謀な

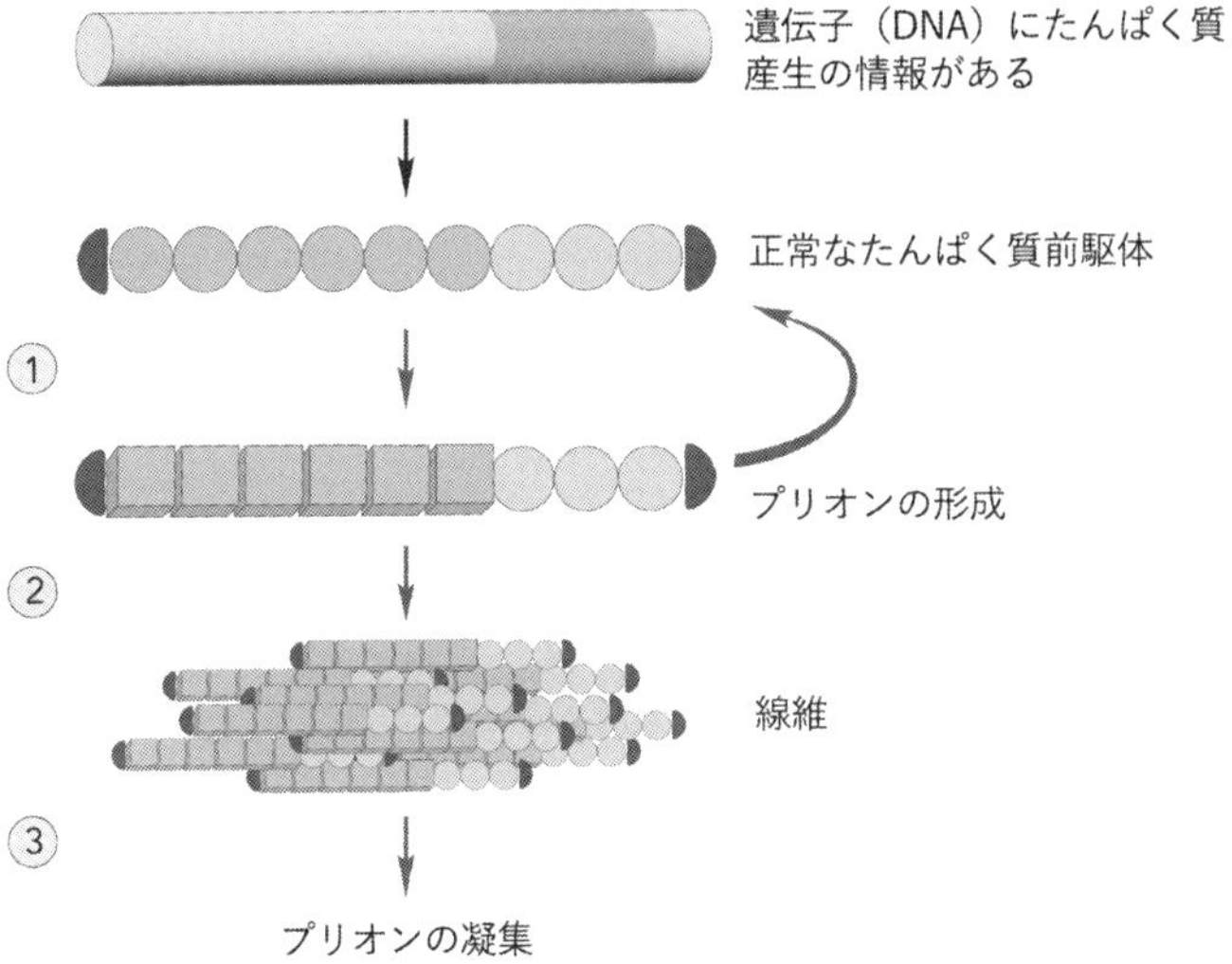

図7-9　たんぱく質の折りたたみの異常を防いだり修正したりすることが可能かもしれない３つの介入ポイント（①〜③）。

計画について書こうとしています。私は何度も、得られたデータを追究していくと研究が行き詰まるのではないかと心配しました。その問題に魅了されていたにもかかわらず、失敗するのではないかという恐怖にとりつかれ、常に不安を感じていました。問題の解明は手に負えないのではないか？　小さな成功がみえてくるたびに、私の研究の知識や科学的な能力を疑問視する否定論者たちの大群が現れました。自分の愚直さと情熱だけが支えだった時期もありました。

科学界のさまざまな領域から、プリオンに対して懐疑的、かつ、しばしば敵対的な反応があり、それは、考え方が根本的に変わることへの抵抗を反映していました。プリオンは異常な存在とみなされました。遺伝物質であるＤＮＡもＲＮＡも含まれないのに、複製して感染するからです。これは、生物学の世界において、それまでの常識を崩壊させるような転換となります。プリオン発見の影響は計り知れないほど大きく、今もなお拡大し続けています。アルツハイマー病やパーキンソン病の発症を引き起こす原因であることは、大勢の患者がいる、致命的な疾患の診断や治療法の開発に、重要な示唆を与えています[13]。

たんぱく質の異常な折りたたみに関与する遺伝子研究

ショウジョウバエは無脊椎動物における卓越したモデル動物である。コロンビア大学のトーマス・ハント・モーガンにより、遺伝における染色体の基本的な機能を研究するための実験用生物として最初に開発された。その後、シーモア・ベンザーは、行動に関与する遺伝子に焦点をあてた。そして、複数の遺伝子が、「遺伝子経路」と呼ばれる複雑なネットワークで一緒に機能することを発見した。

ショウジョウバエとヒトは、多くの疾患に関する遺伝子だけでなく、全体的な遺伝子経路も共有している。進化の過程で保存されてきた、こういった共通の特徴を用いることで、神経障害を含むヒトの疾患に関する重要な洞察を得ることができる。ハエを使う利点の一つは、研究プロセスを加速することができる点である。パーキンソン病のような疾患は、ヒトでは発症までに数十年かかることがあるが、ハエなら数日から数週間で症状が現れる。パーキンソン病に関与している主要な変異遺伝子α《アルファ》-シヌクレイン（SNCA）は、最初にショウジョウバエで同定された（図7-10）。

パーキンソン病は通常、まだ解明されていない原因により自然に発症するが、複数の要因もそれぞれ発症に何らかの寄与をしている。そのうちの一つが、患者の遺伝子である。いくつかの特定の遺伝子変

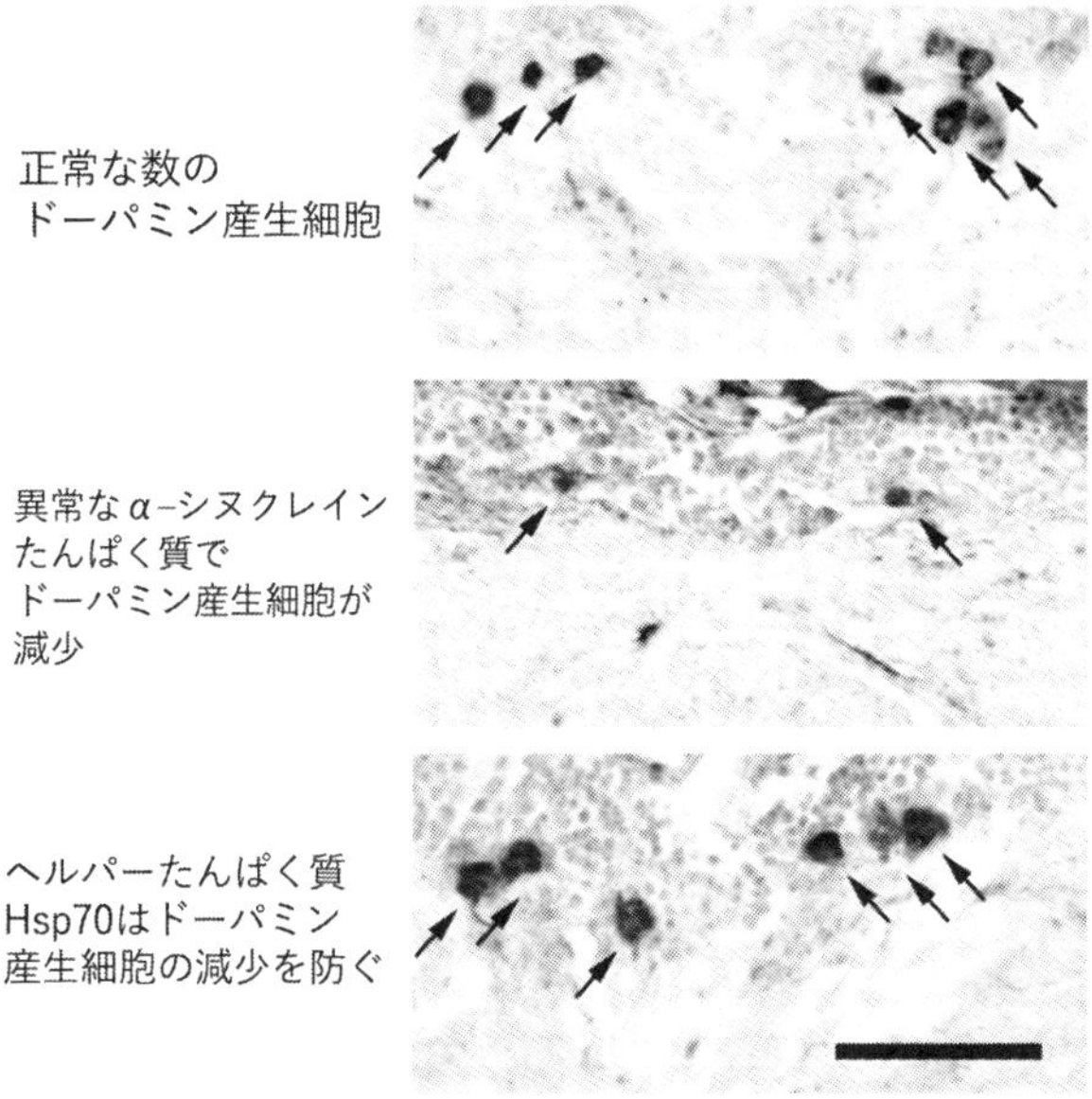

図7-10　正常なα-シヌクレインたんぱく質をもつショウジョウバエの脳（上）、変異した遺伝子によってできたα-シヌクレインたんぱく質（中）、異常遺伝子によってつくられたα-シヌクレイン（中）。変異たんぱく質とヘルパーたんぱく質Hsp70。Hsp70は正常な折りたたみを促進する（下）。ドーパミン産生細胞を矢印で示す。

異はパーキンソン病のリスクを高めると考えられている。また、特定の毒素への曝露も要因の一つである。パーキンソン病のうちまれな遺伝性の家系では、SNCA遺伝子が変異しており、脳内でα-シヌクレインたんぱく質が過剰に産生されたり、誤って折りたたまれたα-シヌクレインたんぱく質が増えたり、あるいはその両方が増えたりする。遺伝性に限らずパーキンソン病の患者は全員、脳内に、過剰なたんぱく質か折りたたみ異常のあるたんぱく質、あるいはその両方がある。そこで科学者は、変異遺伝子を研究することが、パーキンソン病の一般的な特徴の解明につながる可能性があると考えた。

変異した遺伝子によって産生されるたんぱく質は、レビー小体の主成分であることが明らかになった。レビー小体は、ニューロン内でα-シヌクレインたんぱく質が異常に折りたたまれて形成される有毒な凝集体であった。

ショウジョウバエの実験で、脳のドーパミン産生ニューロンに変異したSNCA遺伝子を導入し、何が起こるか調べられた。ドーパミンは筋肉の制御に不可欠であり、ドーパミンが不足すると、パーキンソン病の特徴である麻痺を含めた異常な運動が引き起こされることがわかっている。ショウジョウバエに変異した遺伝子を導入すると、ドーパミン産生ニューロンの機能が損なわれることが明らかになった。その結果として、ハエの行動にパーキンソン病の患者と非常によく似た変化が生じた。(14)

ハエはヒトと同様、「分子シャペロン経路」と呼ばれる、進化を経て保存されてきた分子経路がある。これは、たんぱく質が正常な形状に折りたたまれるのを請け負い、ときには誤った折りたたみを修正する役割を果たしている。研究者は、シャペロン経路で働くヘルパーたんぱく質をハエで増やしたらどうなるだろうかと考えた。おそらく、ヘルパーたんぱく質が多くなれば、正常に折りたたまれるα-シヌクレインたんぱく質が多くなり、正常なドーパミン産生ニューロンも増えるだろうと予想された。

ヘルパーたんぱく質を加えると、ドーパミン産生ニューロンの機能が損なわれないようになった。ヘルパーたんぱく質は、ハエの運動障害を防ぐことも判明した。SNCA遺伝子に変異のあるショウジョウバエは、はいのぼる動作がうまくできないが、変異をもつショウジョウバエにヘルパーたんぱく質を過剰発現させると、通常通りにのぼることができるようになった。このヘルパーたんぱく質の遺伝子を導入する技術は、他の多くの神経変性疾患のモデルショウジョウバエや、一部の神経変性疾患のモデルマウスでも効果があることがわかっている。ここでもまた、モデル動物がヒトの疾患研究において有用であることが示された。

今後の展望

パーキンソン病やハンチントン病、アルツハイマー病、前頭側頭型認知症、クロイツフェルト・ヤコブ病、慢性外傷性脳症などが我々の思考や行動、記憶、感情に与える影響は、それぞれ多様で異なる。しかし、これらの疾患やそれ以外の神経変性疾患は、たんぱく質が正しく折りたたまれないことに起因し、最終的にはニューロンが死滅する、という共通の分子メカニズムで発症している。

たんぱく質の機能は、途方もなく精密な折りたたみのプロセスによってできる、独自の形状に規定される。したがって、たんぱく質の折りたたみ異常によって引き起こされる劇的に異なった症状は、脳の異なる特定の機能をになう、さまざまなたんぱく質の形状の変化に起因する。たとえば、誤って折りたたまれたたんぱく質によって生じるドーパミン産生ニューロンの死滅は、パーキンソン病につながる。たんぱく質が合成される最中に、グルタミンが過剰に挿入されるような変異遺伝子は、ハンチントン病をはじめとする脳神経疾患の原因となる、折りたたみ異常のあるたんぱく質の凝集体につながる。クロイツフェルト・ヤコブ病や関連疾患の原因となる、折りたたみ異常の起きたたんぱく質プリオンは、自己複製能があり、有毒な凝集体をつくるだけでなく、感染性もある。

現時点では脳の変性を遅らせる薬はないが、脳深部刺激療法は、パーキンソン病における、運動の制御ができなくなるという症状に関与している神経回路を鎮める効果があり、患者の苦痛を和らげている。神経学的障害に関する研究は、遺伝子関連、あるいは分子生物学的な研究も含めて、たんぱく質の誤った折りたたみを防いだり、修正したりするために、どの時点で介入すればいいのかという糸口を与えてくれる。これまでみてきたように、モデル動物における遺伝子研究は、予防や修正という目標に向かってすでに進みつつある。

第8章 意識と無意識の感情の相互作用──不安、ＰＴＳＤ、不適切な意思決定

スーパーマーケットで買い物をしたり、パーティで見知らぬ人と話をしたりする際、我々は無意識のうちに自分の感情を頼りに、状況を判断している。意思決定をする際にも無意識に感情を頼りにしている。感情は、周囲の環境に対する反応として脳内に生じる心の準備であり、外の世界に関する重要なフィードバックとして、我々が行動や意思決定をする用意を整えてくれる。第３章では、気分や個人的な気質という側面から感情について考察し、とくに気分障害の生物学的研究から自己の感覚に関してどのような知見が得られるかを紹介した。本章では、感情の本質について、意識的要素と無意識的要素の両方から検討し、感情が我々の人生で果たす他の重要な役割についても触れる。

脳には、快い感情を呼び起こす体験を求め、苦痛や恐怖を引き起こすものを避けるよう促す、「接近－回避システム」が備わっている。本章では、動物の研究から、恐怖の感情に関与する脳の調節機能についてどのようなことがわかったのか、また、ヒトの不安障害、とくに極度の恐怖に対する反応である心的外傷後ストレス障害（ＰＴＳＤ）の性質を検討する。不安障害などを研究することで、感情が脳内のどこで生じ、それがどのように行動を制御しているのかがわかる。薬物療法や精神療法を用いた、不安障害の新しい治療法についても紹介する。

単純なものであれ複雑なものであれ、あらゆる決断において、感情は大きな影響力をもっている。本章では、倫理的な問題についての決断を含め、我々が意思決定をする際の生物学的な基盤も紹介する。感情を制御している脳の領域に損傷があると、いかに感情の働きが衰え、選択する能力が低下するのかもみていく。また、感情に関連したプロセスや倫理的決断を制御する脳の領域に障害があると、サイコパス的な行動につながることがあることも触れる。

感情の生物学的基盤

感情を生物学的に考察した最初の人物は、チャールズ・ダーウィンだった。ダーウィンは進化について研究する過程で、感情は、どのような文化においてもあらゆる人が共有している精神状態であると理解した。とくに、感情を純粋な形で強く表現すると考えられる、子どもに関心をもった。子どもは気持ちを抑制したり、実際とは異なる気持ちを表したりすることがほとんどないため、感情の重要性を研究するには理想的な被験者だと考えたからである（図8－1）。ダーウィンは一八七二年に出版した著書『人及び動物の表情について』で、種を超えた感情の比較研究を初めて行った。感情のうち無意識の側面はヒトだけでなく動物にも存在すると示し、無意識の側面は進化の過程で非常によく保存されていることに注目した。

恐怖や喜び、嫉妬、怒り、興奮などは我々がよく経験する感情である。これらの感情はある程度、反射的に感じるものであり、感情を生みだしている脳のシステムは、意識することなしに作動する。我々は同時に、自分が怖がっている、怒っている、不機嫌である、驚いている、幸せであるなどという気持

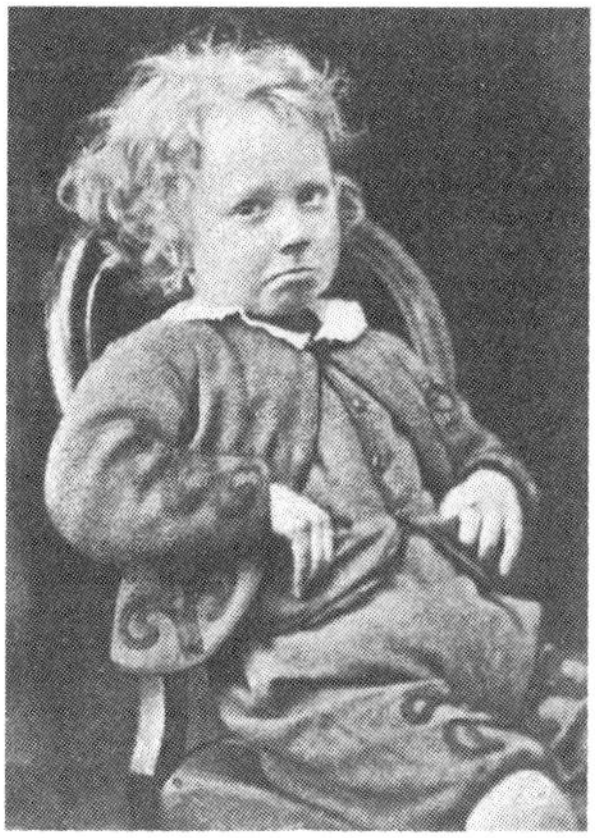

悲しみ

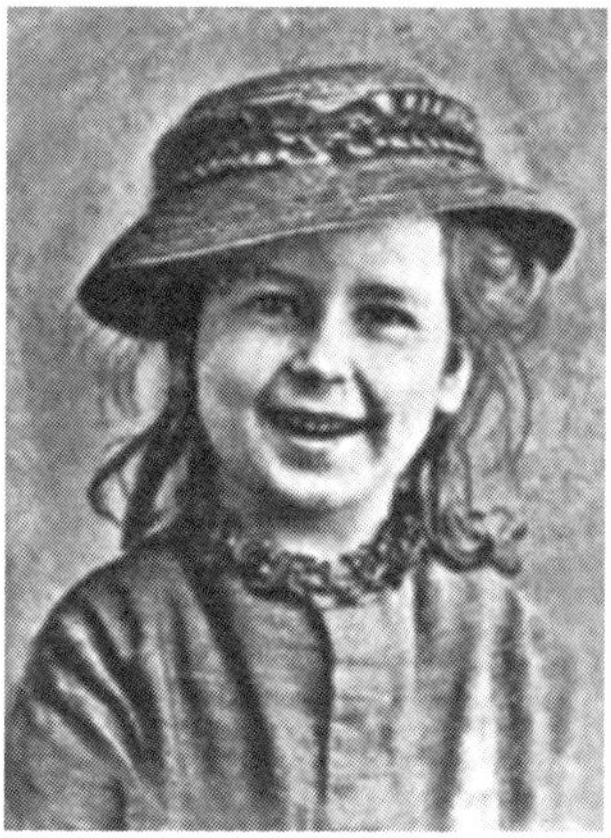

幸福感

図 8-1　ダーウィンは、子どもの感情について研究した。子どもはもっとも純粋な形で感情を表すからである。

ちを自覚している。感情と気分に関する研究により、無意識と意識された精神的プロセスの境界は穴だらけであることや、一見、まったく異なるようにみえる無意識的知覚と意識下の知覚は常に相互作用しあっていることが明らかになっている。創造性について論じた第6章で、無意識と意識された脳内のプロセスの違いについてはすでに取り上げた。第11章で無意識について論じる際にも、再度、このテーマに立ち戻ることにする。

感情は二つの要素からなる。一つは無意識に始まり、外に向かって表現される。二つ目は主観的な、内面的な表現である。アメリカの偉大な心理学者ウィリアム・ジェームズは一八八四年、「感情とは何か?」と題する論文で、感情のこの二つの要素について説明した。ジェームズは非常に深い洞察をもっていた。脳が身体に情報を伝えているだけでなく、同じくらい重要なのは、身体も脳に情報を伝えているという点である。

ジェームズは、我々が意識する感情体験は、身体に生理的な反応が起きた後にのみ起こると提唱した。たとえば、道ばたで熊を発見するなど潜在的に危険な状態に遭遇した際、我々は意識的に危険性を評価し、それから恐怖を感じるわけではない。むしろ、本能的に無意識のうち熊の姿に反応して逃げだし、その後で恐怖を感じる。つまり、感情の起こる過程は、まずは下から上へ、ボトムアップで進行する。感覚的な刺激が心拍数や呼吸数を急速に上昇させ、我々を逃げださせる。その後に上から下へ、トップダウンで感情発生の過程は進行し、身体に起こった生理的な変化に認知的な説明を与える。ジェームズは、「知覚に伴って起こる身体的な状況変化がなければ、知覚は純粋な認知にとどまり、色あせて、感情的な温かさを欠いたものになるであろう」と述べた[1]。

感情の第二の要素は、主観的で内面的な体験であり、自分がどう感じているのかを自覚的に意識する感情である。本書では、南カリフォルニア大学の脳・創造性研究所の所長であるアントニオ・ダマシオの見解に従い、「感情（情動）(emotion)」という言葉を、観察可能な無意識の行動に関与する要素という意味で限定して使い、「気持ち (feeling)」という言葉を、感情の主観的な体験を指す際に使用する。

感情の解剖学

感情は、二つの軸で分類することができる。「感情価」と「強度」である。感情価は、あるものを我々がどれだけ悪く感じるか、あるいは良く感じるかを表す、感情の性質と関係する指標である。逃げだしたいほど悪いと思う「回避」から、近よりたいほど良いと思う「接近」までの範囲がある（図8－2）。一方、強度は、ある感情が引き起こされたときに、その感情がどれくらい強いのかを表す（図8

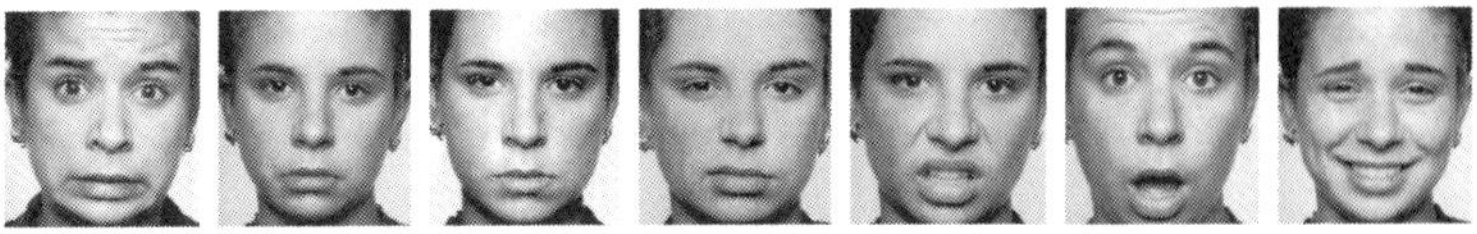

図8-2　感情価。回避から接近まで

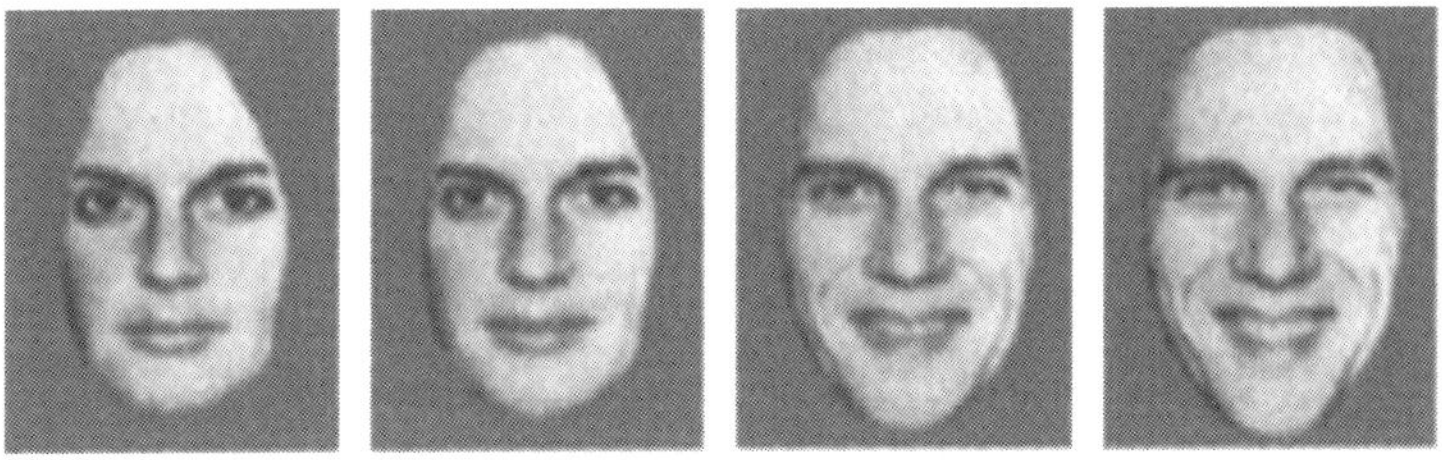

図8-3　幸福感の強度

－3）。我々はこれら二つの軸を使って、ほとんどの感情について、どこに位置するのかを示すことができる。そうやってつくった感情マップは、ある感情の全体像をとらえているわけではないものの、顔の表情とそれを生みだしている脳のシステムの関係性を考える際には便利である。

感情に関与している脳の領域はたくさんある。そのうち四カ所がとくに重要である。まず視床下部は、感情を生じさせる執行機関の役割を果たしている。扁桃体は、感情を生みだすためにさまざまな脳の領域の働きを調整する。線条体は、依存症を含め、習慣性が生じる際に重要な役割を果たす。そして前頭前皮質は、ある状況に対する反応として生じた感情が適切だったかどうかを評価する。前頭前皮質は、扁桃体や線条体と相互作用しあい、ときにはそれらの領域を制御することもある（図8－4）。

感情が生じる際に、扁桃体がさまざまな脳の領域の働きを調整していると説明できるのは、扁桃体が感情の無意識的な側面と意識的な側面を結びつける

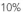

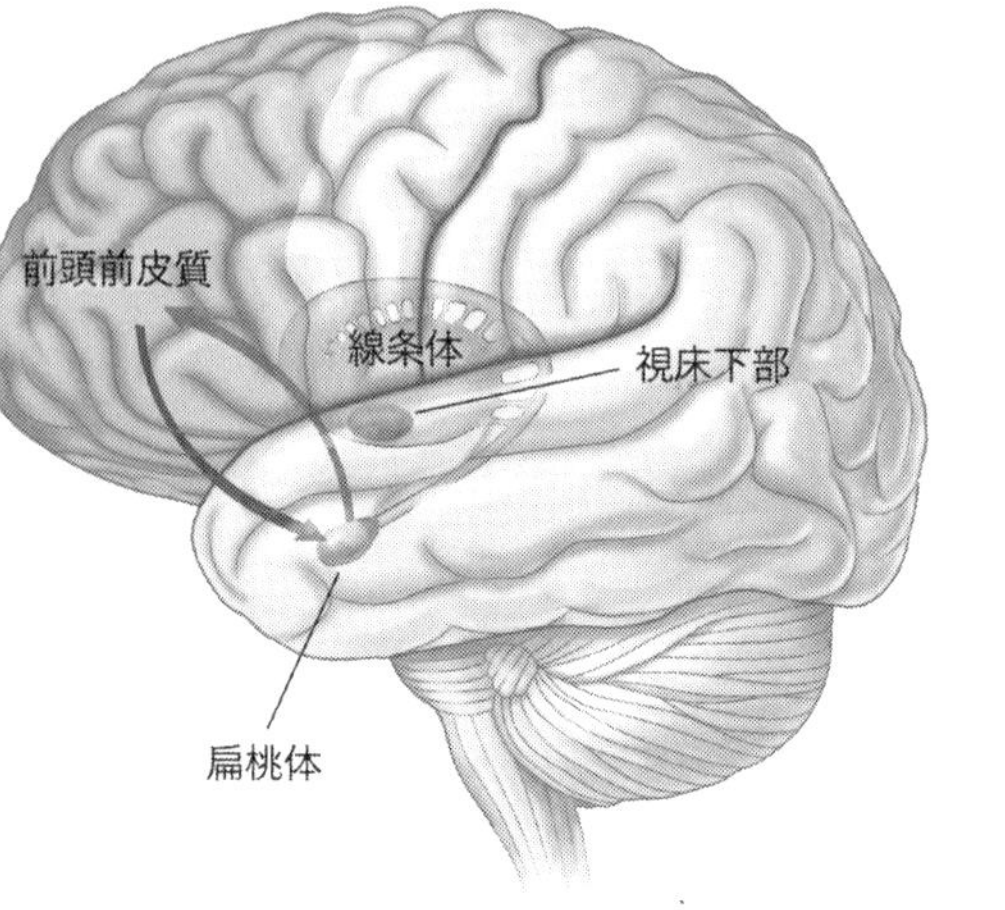

図 8-4　視床下部と扁桃体、線条体、前頭前皮質は、感情に関与している脳の主要な４領域である。

役割を果たしているからである。扁桃体は、視覚や聴覚、触覚などの感覚シグナルを受け取ると反応する。反応は、主に視床下部や、自律神経系の生理学的な反応を制御しているその他の脳内領域によって中継される。笑ったり泣いたりに限らずどんな感情であってもそれが生じるのは、脳のさまざまな領域が扁桃体に応答し、その指示に従って作動しているからである。扁桃体はまた、前頭前皮質にもつながっている。前頭前皮質は、感情の意識的な側面である気持ち、さらには気持ちが認知に与える影響を制御している。

感情は制御される必要があることは言うまでもない。アリストテレスは感情の適切な調整こそが知恵の決定的な特徴であると主張し、『ニコマコス倫理学』でこう記した。「誰でも怒ることはできる。それは簡単である。しかし、正しい相手に対して、適切な程度、適切なとき、適切な目的、そして適切な方法で怒ることは、誰にでもできるわけではなく、簡単ではない[2]」。

恐怖

他の感情と同じように、恐怖には無意識的な側面と意識的な側面の両方がある。恐ろしい刺激に対する感情的な反応の身体的な側面、たとえば心拍数や呼吸数が増加したり、皮膚にある汗腺が開いたりという現象は、自律神経系によって無意識のレベルで引き起こされる。ジェームズが主張したように、恐怖に対してまず身体的反応が先に起こり、それによって意識される恐怖感が生じる。したがって、身体がなければ恐怖はない。この洞察は、恐怖に関する研究の方向性を決定した。

恐怖が生じる背景にある神経回路については非常に理解が進んでいる。最初の反応は扁桃体から始まる。扁桃体はあらゆる感情を調整しているが、とくに恐怖には敏感であるようだ。恐ろしい刺激が扁桃体に到達すると、危険に対する表象（潜在記憶）が活性化され、恐怖に対する身体の反応を引き起こす。一連の反応は反射的で、生まれつき備わっている生理的反応と行動である。

恐怖をになう神経回路の中で次にくるのは、前頭葉と頭頂葉の奥深くにある一握りのニューロンでできた島皮質である。この領域は、身体的感情が自覚されるように翻訳する。たとえば痛みの程度など身体的な反応を評価し、内臓と筋肉で何が起きているのかを観察し、心拍数や汗腺の活動などを精力的に追跡する。後の時代になって発見された島皮質の機能は、恐怖に対する身体的反応が、恐怖感情の自覚に先行して起こる、というジェームズの提唱した説が生物学的に正しいことを裏づけた。

恐怖に関与する神経回路にあるもう一つの領域は、前頭前皮質の一部、「腹内側前頭前皮質」である。ここは怒りにも関与している。また、「倫理的感情」と呼ばれる、憤りや思いやり、困惑、恥といった感情が生じる際にも重要な役割を果たす。

最後に、前頭前皮質のもう一つの領域である「背側前頭前皮質」は、決断や意思といった意識下の心が、感情に影響を与えることのできる部位である。

恐怖に対する反応は、我々の生存を助ける「適応的な反応」である。これは、「闘争、逃走、凍りつき反応」と呼ばれることもある、行動や身体の活動に関するプログラムである。そこには、顔面筋が恐怖を表す表情をつくるといった筋骨格の変化や、突然の驚きに続いて身体が硬直するなど身構えの変化、心拍数や呼吸の増加、胃や腸の筋肉の収縮、コルチゾールなどのストレスホルモンの分泌などが含まれる。こういった身体的な変化はすべて一斉に起こり、脳にシグナルを送る。

恐怖に関して重要な点が二つある。第一に、感覚器がシグナルを扁桃体に送ることで、脳の他の領域の活動が誘発される。恐怖に対するこの最初の反応が生じるときに脳内で何が起こっているのかは、脳イメージング研究によって正確にわかっている。第二は、島皮質と協調して起こる身体の変化は、我々に恐怖感を自覚させる。恐怖を感じるのは、脳が体内で進行する変化を知らせてくれるからである。ゆえに、なぜ走って逃げる必要があるかわからないうちから走り始めるのである。

恐怖の古典的条件づけ

一九世紀末まで、人間の心という謎について研究する方法は、内省や哲学的探究、そして作家の洞察力しかなかった。すべてを変えたのがダーウィンである。ヒトの行動は祖先の動物から進化してきたものだという彼の主張は、ヒトの行動を研究するために実験動物をモデルとして使えるだろうという発想を生みだした。

この発想を最初に系統的に探ったのは、胃液分泌の研究で一九〇四年にノーベル生理学医学賞を受賞したイワン・パブロフである。第5章でみたように、パブロフはイヌに二つの刺激を関連づけることを教えた。たとえばベルの音など中立的な刺激と、条件づけを強化させる刺激である。条件づけには、報酬を予測させる肯定的条件づけもあれば、罰を予測させる否定的条件づけもある。パブロフの実験は、脳が刺激を認識し、それを利用して食物の到着といった出来事を予測し、予測される出来事への反応として唾液の分泌といった行動を起こすことができると示した。

パブロフは、何か喜ばしい出来事を予期する、肯定的な予測刺激の研究だけでなく、恐怖によって生じる、否定的な予測刺激の研究にもこの発見を活用した。ベルの音のような中立的な刺激と、電気ショックを組み合わせて実験したのである。イヌの足に電気ショックを与えれば、強い恐怖が引き起こされるのは驚くに値しない。実際のところは、イヌが何を感じているのかはわからないし、それを尋ねることもできない。しかし、イヌの行動から、恐怖が表現されているのを観察することはできる。

ニューヨーク大学の神経科学者ジョセフ・ルドゥーは、パブロフの戦略をマウスやラットに適用した。(3)まず動物を小部屋に入れ、音を鳴らした。動物は音を無視した。次に、音を鳴らす代わりに、動物にショックを与えた。すると動物は跳び上がり、縮み上がった。それからルドゥーは、ショックを与える直前に音を鳴らした。するとマウスやラットはすぐに、音とショックを関連づけた。つまり、音がショック刺激を予期させることを学んだのである。その後、動物が同じ音を聞くと、それが翌日であれ二週間後であれ一年後であれ、恐怖に対する古典的反応を示した。凍りつき、血圧と心拍数が急上昇したのである。

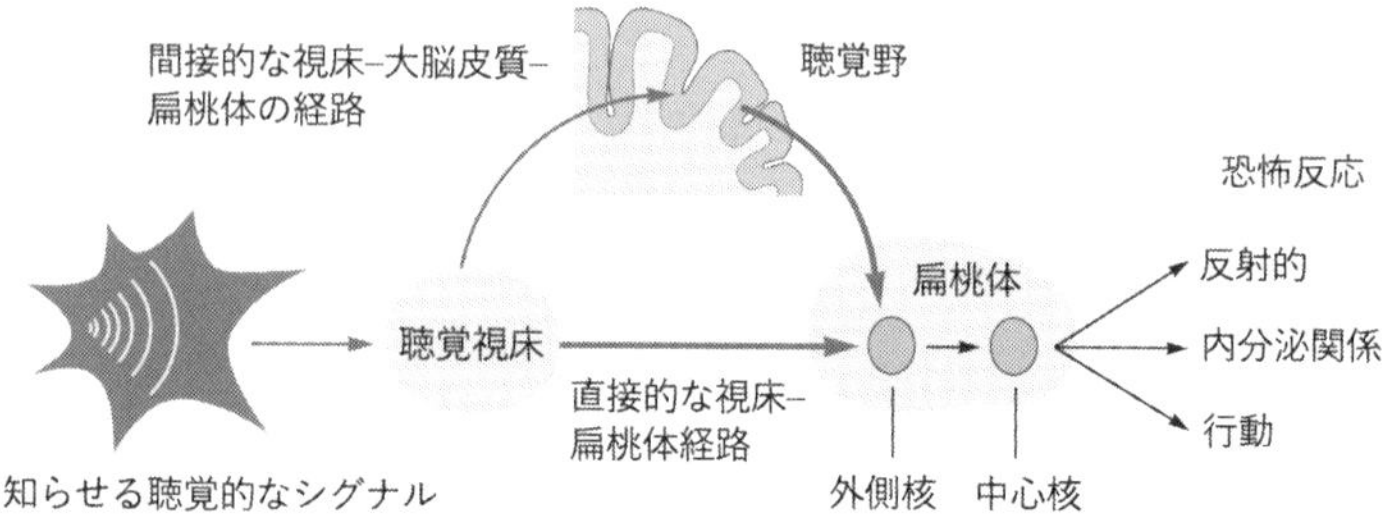

図 8-5　古典的な恐怖の条件づけの基盤となる神経回路の模式図。まずは条件づけの刺激から始まる。

動物実験で確かめられた恐怖反応は、音とショックの関連づけから生じている。これまでみてきたように、感情に関係するすべての感覚器官からの情報は、扁桃体を介して脳に伝達される。たとえば音の刺激はまず、さまざまな感覚刺激を処理する視床の中でとくに聴覚をになう領域「聴覚視床」に行き、そこから直接、扁桃体へと伝達される。また、その刺激は間接的に、大脳皮質の中で聴覚をになう「聴覚野」にも伝わる（図8－5）。つまり、扁桃体に達した音の刺激は、聴覚野に到達する前に、恐怖に対する反応を引き起こしている。ただし、扁桃体に直接的に刺激を伝える経路の反応は迅速だが、伝えられる情報はあまり精密ではない。車のバックファイアなどの音に我々が驚くのは、その音が何であるかを理解するよりも前なのである。

音とショックを関連づける学習は、扁桃体内でどのように行われるのだろうか？　研究により、古典的条件づけが起こる主な要件の一つは、恐怖に関連した連想が脳内でつくられ、保存され、固定化されることであるとわかった。音のすぐ後にショックが続くと、扁桃体の「外側核」という、最初に刺激を中継する領域の細胞に、音とショックが連続的に記憶される。そのときに古典的な条件づけができる。すると、もともとはそれらの細胞を活性化しなかった音が、効果的に細胞を活性化するようになり、活性化した細胞は、扁桃体の「中心核」という部位に情報を伝えるようになる。中心核は運動に関連する細胞を活性化し、その結果、音に反応して、跳び上がったり、縮み上がったりといった行動をとり始める。

扁桃体には恐怖に関与している領域が二カ所あることから、脳内の二種類の異なる経路で、病的な恐怖が生じることがあるとわかった。一部の人は、外の世界の刺激に対して外側核が過剰に敏感になり、人が通りかかったり、鳥が頭上を飛んでいる音がしたりという、他の人が気にもとめないものに恐怖を感じて反応する。また他の人は、中心核が過剰に反応し、実際の脅威に見合わない過度の感情反応を引き起こす。

マウスやラットのショック刺激に対する反応についての解剖学的な研究により、ヒトの恐怖への反応について理解を掘り下げることができた。恐怖に関連する脳の神経回路が適切に機能しないと、さまざまな不安障害が生じる。イメージング研究から、不安やＰＴＳＤ、ストレスなど恐怖と関係する障害のある人の扁桃体は、過剰に活性化していることが確認されている。

不安障害

危険な状況に直面したときなどには誰しも不安を感じる。しかし、明らかな理由がないのに慢性的に過剰な懸念を感じたり、罪悪感をもったりする状態の人は、広い意味で不安障害に苦しんでいると言える。不安障害は、うつ病とともに起こることが多い。恐怖に関連する不安障害には、パニック発作や高所恐怖症、動物に対する恐怖症、あるいは人前で話すことに対する恐怖症といったさまざまな恐怖症、

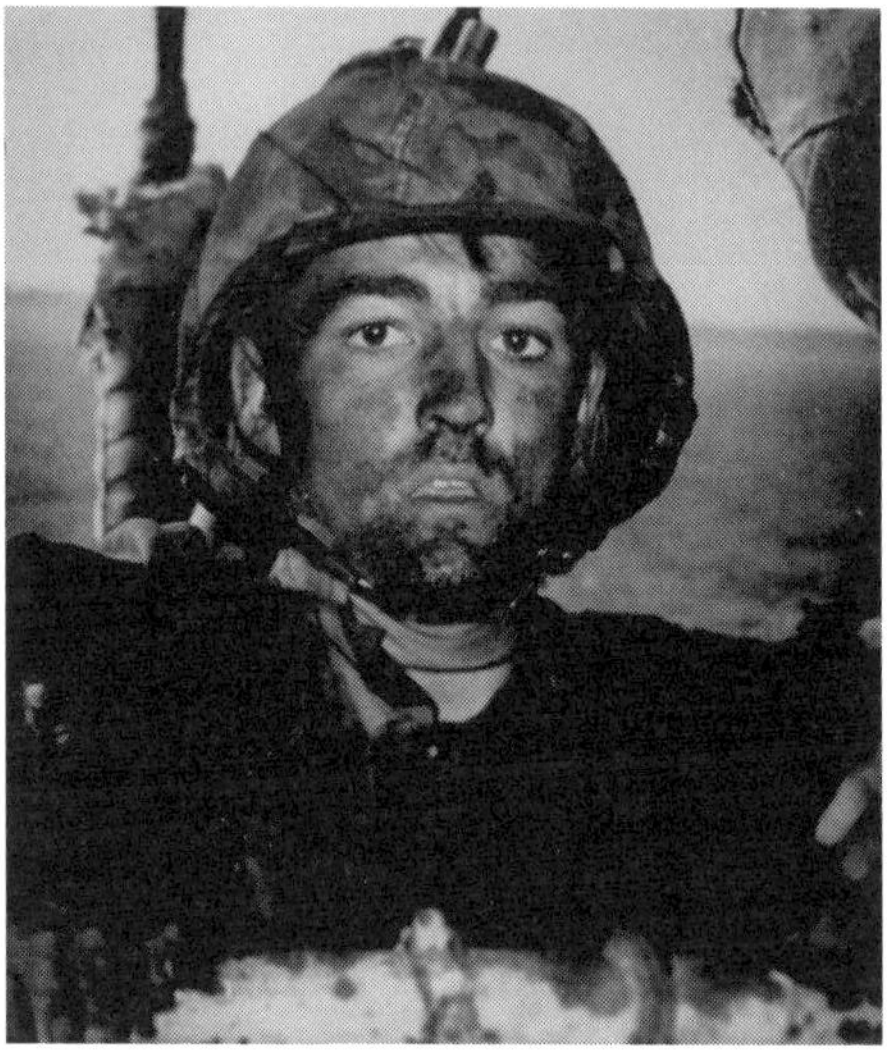

図8-6　心的外傷後ストレス障害（PTSD）は歴史を通じて兵士を苦しめてきた。1944年2月のマーシャル諸島における2日間の戦闘から帰還した海兵隊員。

そしてＰＴＳＤが含まれる。長い間、さまざまな不安障害はそれぞれ個別の症候群だと考えられていたが、類似性が多くあるため、科学者は現在、これらはみな密接に関連している一群の障害だとみなしている。

アメリカ人の約三分の一は、少なくとも生涯に一度は不安障害の症状を経験している。不安障害はもっとも一般的な精神疾患で、子どもにも成人にも起こる。

恐怖に関連する精神障害の中でもっともよく知られているのはＰＴＳＤであろう。これは、身体的な暴力や虐待、戦争、テロ攻撃、突然死、自然災害といった、生命が脅かされるような出来事を経験したり目撃したりすることで引き起こされる。アメリカの人口の約八％、少なくとも二五〇〇万人がＰＴＳＤを経験したことがある。また、アメリカの退役軍人の四万人以上がＰＴＳＤに苦しんでおり、報告されていない人も数千人いると考えられている（図８‐６）。

心的外傷（トラウマ）にさらされると、恐怖に対する反応を引き起こす扁桃体や、その反応を制御する背側前頭前皮質が影響を受ける。だが、もっとも影響を受けるのは海馬である。前述したように海馬は、人や場所、物についての記憶を保存するのに重要な部位であるだけでなく、外部の刺激に反応して記憶を呼び起こす際にも重要な役割を果たしている。トラウマが海馬を損傷する結果、PTSDの患者は複数のきわだった症状を発症する。たとえば、トラウマが引き起こされた出来事を突然、再経験する、フラッシュバックが起きる。その出来事と関連するような感覚を体験するのを回避したり、感情を鈍らせたり、他の人と距離を置いたり、イライラしたり、びくびくしたり、攻撃的になったり、不眠に悩まされたりする。PTSDはうつ病や依存症を併発することが多く、自殺にいたる恐れもある。

これまでみてきたように、ほとんどの精神障害は、遺伝的な素因と、引き金となる外部環境の相互作用で発症する。PTSDは、この相互作用の影響がきわめてよくわかる疾患である。トラウマとなるようなストレスにさらされたすべての人がPTSDを発症するわけではない。実際、トラウマとなるような同じ出来事にさらされた一〇〇人のうち発症するのは、おおよそ男性四人と女性一〇人だとみられている。なぜストレスにさらされた男性の方がPTSDを発症する可能性がはるかに低いのかは、科学的にはまだ解明されていない。

また、一卵性双生児を対象にした研究では、一人がトラウマとなるようなストレスへの反応としてPTSDを発症すると、もう一人も同じストレスに反応してPTSDを発症する傾向があるとわかっている。こういった発見は、一つ以上の遺伝子が、PTSDを発症しやすい素因となっていることを示している。これは、PTSDの患者がしばしば他の精神障害を併発しやすいこととと関係があるのかもしれない。PTSDと他の精神疾患の発症のしやすさには、同じ遺伝子が関与している可能性がある。

PTSD発症のもう一つの主要な原因は、子ども時代のトラウマだ。小児期にトラウマを経験した人は、成人になってPTSDを発症する可能性が高くなる。なぜならトラウマは、発達中の脳に、成人の脳に対するのとは異なる影響を与えるからである。とくに幼少期のトラウマは、「エピジェネティックな変化」を起こしやすいとされている。これは、外部環境の変化に反応して起こる、遺伝子の発現に影響を与える分子的な変化だ。遺伝子のＤＮＡそのものは変わらない。エピジェネティックな変化には、幼少期に始まって成人期まで持続するものもある。そのような変化の一つは、ストレス反応を調節する一つの遺伝子に起こることが知られており、その変化があると、トラウマを引き起こすようなストレスに対してＰＴＳＤを発症するリスクが高まるとわかっている。

不安障害の治療

不安障害の主要な治療法は現在、薬物療法と精神療法である。どちらも扁桃体の活動を低下させるが、その方法は異なる。

第３章で紹介したように、うつ病は、脳内のセロトニン濃度を上げる薬で治療することがよくある。同じ抗うつ薬は、全般性不安障害の治療で五〇〜七〇％の人に効果がある。うつ病に関連するとされる不安や罪悪感を和らげるからだ。しかし、特定の恐怖に関連した不安障害のある人には、同じような効果は発揮しない。そのような患者には、精神療法の方がはるかに効果的であることが証明されている。たとえばＰＴＳＤは、「持続エクスポージャー（長期曝露）療法」や「バーチャルリアリティ曝露療法」などを含めた認知行動療法で症状を安定化させることができる。

ペンシルベニア大学不安障害治療・研究センターの創設者エドナ・フォアらは最近、恐怖に関連する精神障害のある人に対して、長期曝露療法がとくに効果的であることを明らかにした。(4) この精神療法は、基本的には、扁桃体が学習した恐怖と関連づけられた恐れを、恐怖体験以前の状態に戻すことで、恐れなくていいと脳に教える。もしルドゥーが実験したマウスの恐怖心を取り除こうとするなら、音を何度も何度も聞かせながら、その後に電気ショックを与えないようにする。するとやがて、恐怖との関連づけをになっていたシナプスの接続が弱まり、消失するため、マウスはもう音に反応しなくなる。

恐怖を引き起こす原因に二〜三回さらすことは、恐怖を悪化させる場合があるが、適切に曝露する治療により、恐怖を消滅させたり抑制したりすることができる。ときには患者をバーチャルな仮想体験にさらすこともある。エレベーターに一〇〇回乗るなど、現実的に体験するのが難しい状況については、仮想体験が便利である。バーチャルな曝露による治療は、現実世界の曝露とほぼ同じくらい効果的である。

エモリー大学の、トラウマと不安障害からの回復プログラムの代表を務めるバーバラ・ロスバウムは、バーチャルリアリティ曝露療法のパイオニアの一人である。彼女は、慢性的なPTSDに悩むベトナム戦争の退役軍人にバーチャルリアリティ用のヘルメットを装着してもらい、着陸地帯あるいは飛行中のヘリコプターの内部、という二種類のシナリオの映像のどちらかを見せた。そして映像を見ている患者の反応をモニターで観察し、患者がトラウマを引き起こすような体験を再度経験している最中に、患者に話しかけた。この治療法が有効であるとわかった後、ロスバウムは他の不安障害の患者に対してもこの治療法を適用していった⑤。

もう一つの治療法は、恐ろしい記憶を完全に消去する方法である。第5章で説明したように、短期記憶はシナプス間の既存の接続が強化されることで生じる。一方、長期記憶には、反復によって条件づけられた新しいシナプス接続の形成が必要である。長期記憶として固定されるまでの過渡期は、記憶が混乱しやすい。最近の研究により、記憶が固定されるまでの過渡期と同じように、ある記憶が長期記憶から引きだされた際には、その記憶が混乱しやすくなると判明した。つまり、記憶は、長期記憶から引きだされる最中には、一時的に不安定になるのだ[6]。したがって、ラットの場合なら、恐怖反応を引き起こす記憶を呼び起こしたとき、つまり恐怖を呼び起こす音を再度、聞かせたときに、その記憶は数時間にわたって不安定になる。その間に、行動や薬剤によって、記憶を保存する脳内のプロセスが妨害されれば、記憶は正しく保存されなくなる。そして、消えたり、再度、引きだすことができなくなったりする。そして、ラットはもはや恐怖を感じなくなる。ヒトの場合なら、気分がましになる。

モントリオールのマギル大学の臨床心理学者アラン・ブルネットは、ＰＴＳＤに数年間、苦しんできた患者一九人を対象に研究を行った。ＰＴＳＤを発症した原因は性的暴行や自動車の衝突事故、暴力的な強盗などであった[7]。患者を二グループに分けた。治療グループの人たちは、ストレスに反応して放出される神経伝達物質ノルアドレナリンの作用を阻害する薬、プロプラノロールが投与された。ノルアドレナリンは、ストレスに対する「闘争、逃走、凍りつき反応」を引き起こすきっかけとなる。ブルネットは、治療グループにプロプラノロールを投与した上で、トラウマとなっている体験について詳細な説明を書くよう依頼した。彼らは恐ろしい出来事を思い出してはいたが、恐怖反応のうちの内臓で起きる反応が薬によって抑制されていたため、否定的な感情も抑制された。ジェームズが最初に提唱したように、身体的な感情反応を最小限に抑えることで、自覚される感情も最小限に抑えることができたのである。

一週間後、患者たちはブルネットの研究室で、再度、トラウマ体験を思い出すように求められた。プロプラノロールの投与を受けなかった研究参加者は、心拍数が急激に上がるなど、不安と関連する症状を強く示した。しかし、薬の投与を受けた人たちは、ストレス反応が著しく弱くなっていた。彼らはまだ出来事の生々しい詳細は覚えていたが、恐怖感情の要素である、扁桃体にある記憶が修正されていたからだ。恐怖は消え去ったわけではないものの、もはや病的に障害を起こすほどではなかった。

感情は、行動だけでなく意思決定にも影響を与える。ときには気持ちに任せて衝動的な判断をすることがあるのは、誰もが認めるところだろう。ところが驚くべきことに、それだけではなく、感情は、倫理的なものも含め、我々のすべての決定に影響を及ぼしているのである。実際のところ、感情がなければ、適切な判断を下す能力が損なわれる。

意思決定における感情の役割

ウィリアム・ジェームズは、意思決定における感情の役割を提唱した最初の科学者の一人だ。一八九〇年に出版された教科書『心理学原理（The Principles of Psychology）』で、人類の心を「合理主義者」として説明することに批判的な立場をとった。「事実は実に明白です」と彼は書いた。「人類は、他のどの動物よりも多様な衝動をもっています[8]」。つまり、人類には「本能的な側面はほとんどなく」、純粋に合理的な生き物であるとする、当時、支配的だった見解は誤りである、とジェームズは信じていた。ジェームズの主要な洞察は、人類の感情的な衝動は必ずしも悪いものではない、というものだった。彼は、実際のところ、習慣や本能、感情の優位性こそがヒトの脳が非常に効果的に働くことを可能にしており、脳に不可欠な要素であると信じていた。

複数の科学者が、意思決定における感情の重要性を明示する実例を記録している。アントニオ・ダマシオは著書『デカルトの誤り――情動、理性、人間の脳』で、エリオットという男性について記した[9]。

一九八二年、エリオットの脳の腹内側前頭前皮質に小さな腫瘍が見つかった。腫瘍は外科医によって摘出されたが、脳が傷つき、彼の行動は劇的に変わった。

手術前、エリオットは模範的な父親であり夫であった。大企業の重要な管理職についており、地元の教会の活動にも熱心に参加していた。手術後、エリオットの知能指数に変化はなく、ほぼ平均値の九七のままであったが、意思決定において深刻な欠陥がみられるようになった。続けざまに無謀な選択をしていくつかのビジネスを始め、すべてがほどなく失敗に終わった。詐欺師と関わり、倒産に追い込まれた。妻は彼のもとを去り、離婚した。彼に対する米内国歳入庁（ＩＲＳ）の調査も始まった。最終的に、彼は両親と一緒に住むことを余儀なくされた。同時にエリオットは、物事を決めるのが苦手になった。とくに、昼食をどこで食べるか、どのラジオ番組を聴くかといった些細なことについて、決定能力に欠けるようになった。ダマシオは、「エリオットは、正常な知性をもちながら、個人的な問題や社会的な問題について、適切な意思決定をすることができない人物になりました」と書いた[10]。

なぜエリオットは突然、個人的な意思決定を適切に行うことができなくなったのだろうか？　人生が悲劇的な転機を迎えたことについてエリオットと話し合っている最中に、ダマシオはその原因についてひらめいた。ダマシオはこう記述している。「エリオットは常に自制がきいていました。冷静で、関係のない観察者のように、起きたことを説明しました。彼自身が主役で、自分に起きたことなのに、どこにも、苦しみを感じさせるものはありませんでした……何時間も話をしましたが、感情のかけらもみられず、悲しみも焦りも、挫折感もありませんでした[11]」。

この感情の欠如に興味をもったダマシオは、エリオットの手のひらに、汗腺の活動を測定する器械をつけた。強い感情を経験すると、皮膚は文字通り興奮し、手のひらが汗ばむ。ダマシオは、通常なら即座に感情的反応を引き起こすであろうさまざまな写真をエリオットに見せた。切断された足や裸の女性、火事が発生した家などの写真だ。どんなに劇的な写真を見せても、エリオットの手のひらは決して汗ばむことがなかった。彼は何も感じなかった。明らかに、感情を処理するのに不可欠な脳の領域が手術によって損傷されていた。

ダマシオは、似たような脳の損傷をもつ別の人についても研究し始めた。彼らはみな、知的であり、通常の認知機能を調べるテストでは問題はみられなかった。しかしみな、まったく同じ深刻な欠陥を抱えていた。感情を感じることができず、そのために意思決定を行うことに困難を抱えていた。

倫理的な意思決定

倫理的な機能と脳に関係のあることが最初に示されたのは、第1章でも触れたように、一八四〇年代に起きた、フィネアス・ゲージの有名な事故であろう。ゲージは鉄道作業員で、爆薬を扱っていた。恐ろしい事故が起き、鉄の棒が彼の頭蓋骨を貫通し、脳を大きく損傷した（図8－7）。地元の医師の見事な治療により、ゲージは身体的には驚くほど回復した。数日で歩いたり話したりできるようになり、日常生活を効率的に送れるようになった。数週間後には職場にも復帰した。しかし、ゲージは劇的に変わってしまった。

事故が起きる前、ゲージは現場監督を務めており、とても信頼できる人物だった。職場ではいつも頼りにされ、任された仕事を上手にこなしていた。しかし事故の後は、まったく無責任になってしまった。時間通りに出勤しなくなり、不埒な言葉遣いや行動をするようになった。同僚にも注意を払わなくなっ

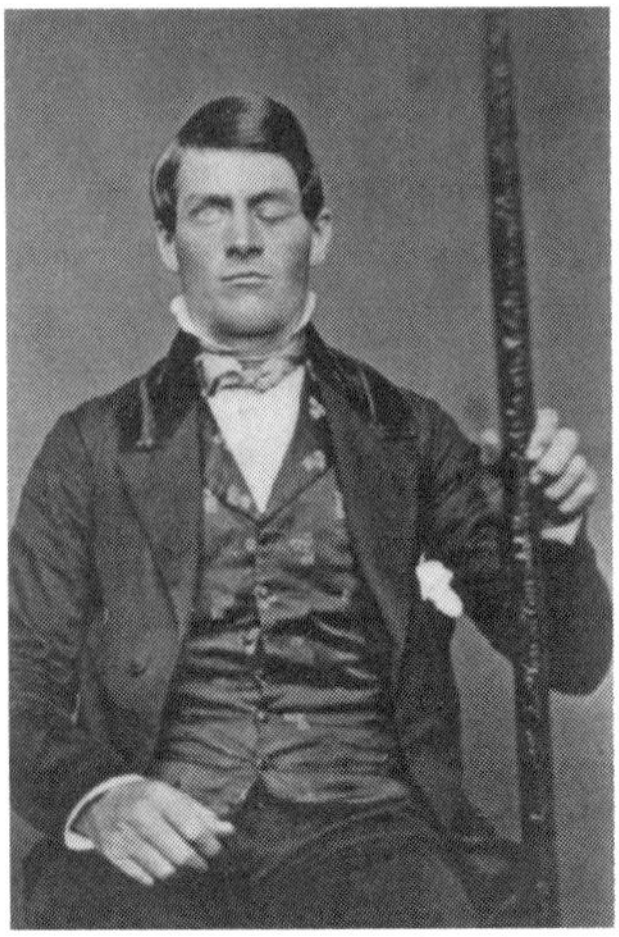

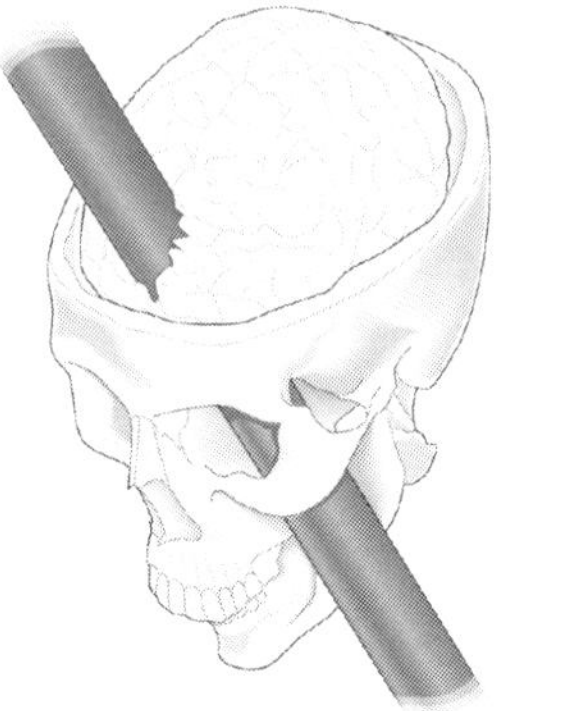

図8-7　フィネアス・ゲージと、彼の脳を傷つけた鉄の棒（左）、鉄の棒がゲージの脳を貫通した経路の再現図（右）。

た。倫理的な判断力を失ってしまったのだ。

ゲージの死後、何年も経ってから、ハンナ・ダマシオとアントニオ・ダマシオは、ゲージの頭蓋骨と鉄棒を用いて、鉄棒が脳をどのように貫通したのかを再現した（図8－7）。前頭前皮質、とくにその下部の、腹内側前頭前皮質と眼窩前頭前皮質の存在する領域が損傷していた。これらの領域は、感情や意思決定、倫理的行動を行う上で、非常に重要な部位である。

ハーバード大学の実験心理学者であり神経科学者、哲学者でもあるジョシュア・グリーンは、倫理的な意思決定に感情がどのように影響するかを研究するために、「トロッコ問題」として知られる、興味深い難問を利用してきた。[12] トロッコ問題には多くのバージョンがあるが、もっとも単純なものは、二つのジレンマを提示している（図8－8）。そのうちの一つ、スイッチに関するジレンマは次のようなものだ。

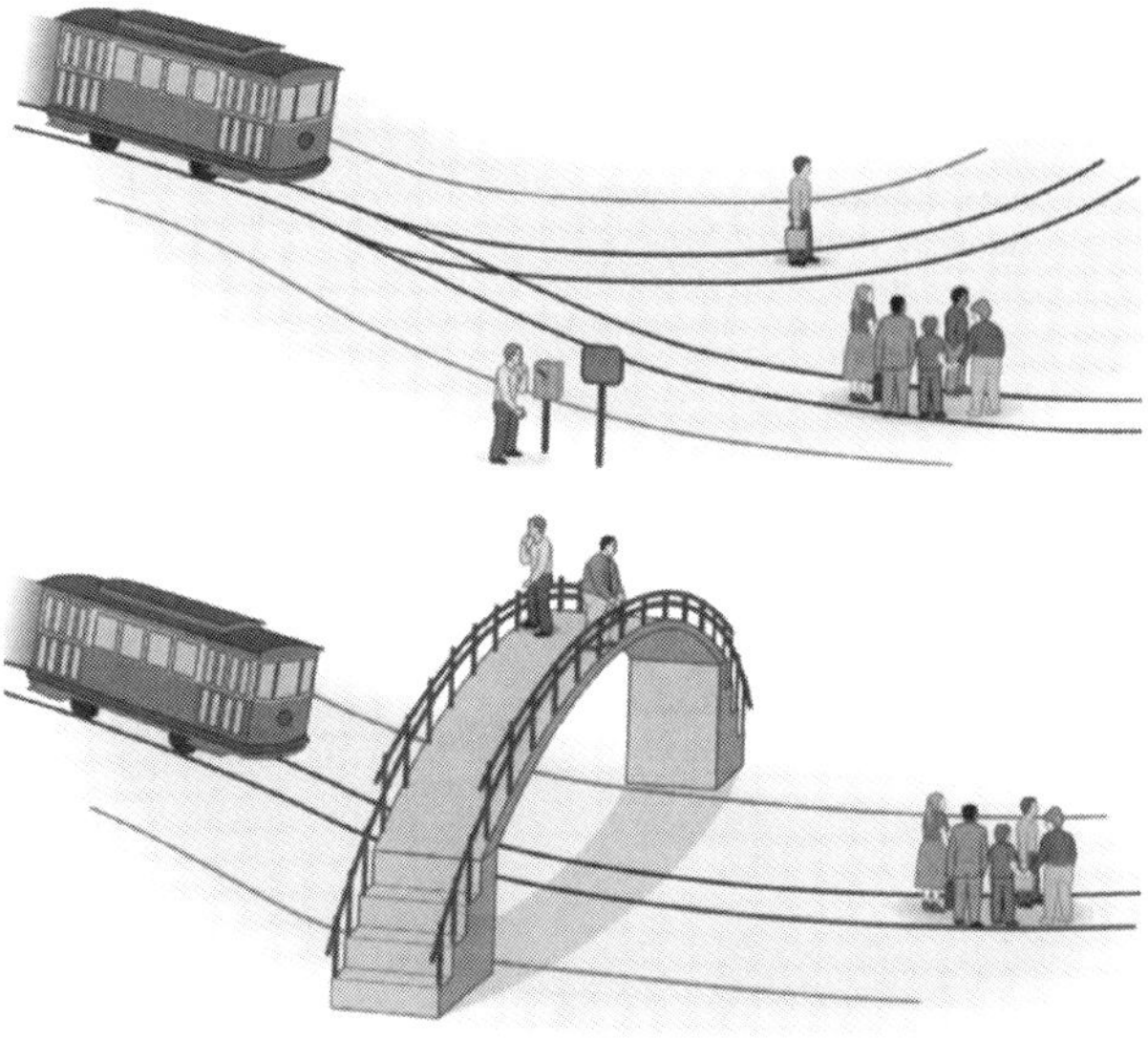

図8-8　トロッコ問題。進路を切り替えるスイッチのジレンマ（上）、歩道橋のジレンマ（下）。

〈ブレーキが故障したために暴走しているトロッコが、高速で線路の分岐点に近づいています。何もしなければそのまま右の線路に進み、線路上にいる旅行者五人をひき殺してしまいます。しかし、スイッチを切り替えてトロッコの進路を左の線路に変えれば、ひき殺されるのは旅行者一人になります。あなたは、トロッコの進路を左に変えますか？〉

ほとんどの人は、トロッコの進路を変えることは倫理的に許容されるという考えに同意する。その意思決定は単純な計算に基づいている。より少ない人数が殺される方がましだからだ。一部の倫理哲学者は、トロッコの進路を変更しないことは非倫理的であるとさえ主張する。なぜなら、そのような消極性は追加で四人の命を奪うことになるからだ。それでは、もう一つのジレンマ、歩道橋のジレンマの場合はどうだろうか?

〈あなたは歩道橋の上で、トロッコが旅行者五人に向かって暴走しているのを見ています。トロッコが止まらなければ、五人ともひき殺されてしまいます。歩道橋のあなたの隣には、大柄な男性が立っています。彼は手すりに身を乗りだし、トロッコが旅行者に向かって突進するのを見ています。あなたが男性を押せば、彼は手すりから落ち、トロッコの進路に転落します。彼は非常に大柄なので、トロッコは止まり、旅行者は死なずにすむことになります。あなたは男性を歩道橋から突き落としますか? それとも旅行者五人が死ぬのを放置しておきますか?〉

どちらのシナリオも事実関係は同じである。五人を生かすためには一人が死ななければならない。もし我々の意思決定が完全に理性的であれば、両方の場面で同じように行動するだろう。トロッコの進路を変えるのと同じように、歩道橋の男性を押すこともいとわないだろう。しかし、他の人を線路に転落させようと思う人はほとんどいない。どちらのシナリオにおける意思決定も、同じような暴力的な結末を迎えるが、多くの人は、片方を倫理的だとみなし、もう片方を殺人とみなす。

グリーンは、歩道橋の男性を突き落とすことが間違っていると感じる理由は、男性の身体を傷つけるのに自分の身体を使い、殺人が直接的であるからだと考えた。グリーンはこれを、「個人的な倫理的意思決定」と呼んだ。一方、スイッチを切り替えてトロッコの進路を変えるときには、他の人を直接的には傷つけない。トロッコの進路を変え、その結果として起こる一人の死亡は、間接的にみえる。このような場合は、「非個人的な倫理的意思決定」を下している。

この思考実験が興味深いのは、曖昧な倫理的な差異、つまり個人的な倫理的意思決定と非個人的な倫理的意思決定の違いが、脳に内蔵されていることを明らかにした点である。どのような文化の社会に住んでいようが、どのような宗教を信じていようが関係なく、この二つのトロッコ問題は、脳内で異なるパターンの活動を引き起こす。

グリーンが実験参加者にトロッコの進路を変えるべきかどうか尋ねた瞬間に、彼らの意識的な意思決定の仕組みが作動し始めた。脳内の複数の領域間のネットワークがさまざまな選択肢を検討し、判断の結果を前頭前皮質に送った。そして実験参加者は明らかに優れた選択肢を選んだ。彼らの脳は、五人殺すよりも一人を殺す方がいいとすぐに気づいたのだ。

しかし、歩道橋から男性を線路上に突き落とすかどうかと尋ねられたときには、実験参加者の脳では別のネットワークが活性化された。活性化されたのは、自分自身や他の人の感情にかかわるプロセスの処理をになっている領域だ。参加者たちは、自分たちの倫理的な意思決定を正当化することはできなかったが、確信は揺らがなかった。橋から男性を突き落とすことはただただ間違っていると感じたのである。この研究は、倫理的な判断が無意識の感情によって形成されていく、驚くような過程を明らかにした。心拍数が上がる理由や胃がむかむかする理由はわからなくても、こういった駆り立てられるような衝動に影響を受けているのは確かである。恐怖やストレスを感じると攻撃的な行動が引き起こされる一方で、他の人を傷つけることへの恐怖は、暴力をふるうのを回避させる。

エリオットやゲージのような脳に損傷のある人、つまり腹内側前頭前皮質が傷ついている人を対象にした研究は、脳のこの領域は、感情的な情報を統合して意思決定をする際に重要であることを示唆している。もしそうならば、こういった人たちは、グリーンのトロッコ問題に対して、異なる意思決定をすると予想される。彼らはそれを単に計算の問題とみなすかもしれない。五人の命と引き換えに一人の命？　それなら、大柄な男性を使ってトロッコを止めればいい、と。実際、このジレンマに直面したとき、腹内側前頭前皮質に損傷がある人は、より大きな義のために「歩道橋から男性を突き落とす」と答える人が、脳に損傷のない人より四〜五倍多いとわかっている。

この発見は、脳内の異なる系統に埋め込まれた、異なる種類の倫理があるという理論を裏づけている。片や、「そんなことするな！」と警鐘を鳴らす、感情的な系統がある。その一方で、「もっとも多くの命を救いたい。だから五人の命と引き換えに一人の命というのは悪くないように思える」と判断する脳内の別の系統がある。脳に損傷のない人の場合、この二種類の倫理は競合するが、ゲージのような脳に損傷のある人は、片方の系統が失われ、もう一つの系統だけが残っている。

サイコパスの生物学的基盤

歩道橋から人を突き落とすという判断をするのに何の問題も感じない、反社会的な異常性格をもつサイコパスの人の場合はどうであろうか？　これまでの研究からサイコパスは、反社会的な行動と、他人への共感の欠如という二つの特徴をもつ感情障害であると考えられている。前者は恐ろしい犯罪を犯すことがあり、後者は犯した犯罪に対する良心の呵責の欠如となる。

ニューメキシコ大学のケント・キールは、移動式のｆＭＲＩを刑務所に運び込み、受刑者の脳の活動を調べた。標準化されたチェックリストで評価すると、受刑者の多くはサイコパスであるとみられた。キールは、倫理的な論法、あるいはその欠如が、サイコパスの心を理解するのに使えるのか、そしてサイコパスの心を理解することで、倫理的な論法について理解を深めることができるのかどうかを知りたいと考えた。

グリーンの理論に従えば、サイコパスは、歩道橋から男性を突き落とすのを悪いことだと感じるような感情的な反応を示さないと予想される。彼らは数字を優先し、五人の命のために一人を犠牲にするだろう。しかし、サイコパスは脳に損傷のある人たちとは異なり、普通にみえるように心をくだき、普通の人と一体化しようと非常に努力する。彼らが実際にはどう考えているのかを知るために、キールは、受刑者が何をするかだけでなく、どれだけ速くそれを行うかも観察した。たとえば、サイコパスは、言葉や画像などの刺激に対する感情的な反応を隠すことはできるかもしれないが、迅速にはできない。そして、脳イメージングは、最初の反応をとらえることができる。

キールは脳イメージングを使い、サイコパスの受刑者は、非サイコパスの受刑者や非受刑者よりも、大脳辺縁系の内部や周辺に、より多くの灰白質があることを発見した。大脳辺縁系には、扁桃体や海馬など、感情を処理する領域が含まれる。しかも、サイコパスの受刑者の脳は、大脳辺縁系と大脳皮質の前頭葉をつなぐ神経回路が壊れていた。複数の研究により、サイコパスの受刑者が感情を処理したり、倫理的な意思決定をしたりする際に、その神経回路が通常よりも少ししか活性化していないことがわかっている。キールはその点に注目する[13]。

もしサイコパスな行動に生物学的な基盤があるとしたら、それは自由意志や個人の責任を考える上で、どのような意味があるのだろうか？　内在的な神経活動のプロセスによってある種の意思決定が行われることは、変えようがないのか、それとも、倫理的な自覚や認知的な精神活動が最終的な決定権をもつのだろうか？

この問いは、刑事司法制度においてますます注目を浴びるようになってきている。裁判官たちは、科学的な発見の価値と限界を理解しようと、心理学者や脳神経科学者に支援を求めている。科学的な発見の信頼性は非常に高いのか、その発見は人間の行動を考える上でどのような意味があるのか、そして、司法制度における公平性を高めるために、そういった知見を法廷でどのように使うべきなのかを知りたがっている。たとえば、米連邦最高裁判所は最近、未成年犯罪者に対する、仮釈放のない終身刑の判決は違憲であると判断した。思春期の子どもと成人とでは、行動を制御する際に脳の異なる領域が使われることを示唆する脳科学の発見がある、と裁判官たちは指摘した。

多くの脳神経科学者は、我々は自分の行動に責任をもつべきだと考えているが、反対の意見にも一定の妥当性がある。脳に損傷があるために適切な倫理的判断ができない人々を、倫理的判断が下せる人と同じように扱っていいのだろうか？　脳科学がこの問いに関連してどのようなことを解明するかは、今後何十年にもわたって司法制度や社会に影響を与えるだろう。

サイコパスについての研究は、我々が適切な判断を下す際にどのような影響を受けているのかを理解する上で大きく貢献するだけでなく、新しい診断法や治療法の開発にも貢献する可能性がある。研究によれば、他の精神疾患と同様、サイコパスの発症には遺伝子と環境の両方が影響を及ぼす。キールはサイコパスの傾向を見つけるバイオマーカーを探す研究の一環として、最近は、脳イメージング研究を、サイコパスの傾向を示す若者に対しても行うようになった[14]。サイコパスの傾向がある人が必ずしも全員、暴力的な犯罪者になるわけではないことから、この研究は重要である。もしサイコパスの傾向がある子どもを特定できれば、将来、暴力的な行動をしないような行動療法を開発できるかもしれない。もし脳の特定の領域の機能障害が同定されれば、脳の他の領域がその機能を引き受けるように促し、暴力的な行動を抑制することができるようになるかもしれない。

今後の展望

ダーウィンやジェームズの時代から行われてきた感情に関する研究は、感情と理性、身体と心は分離していると言った哲学者ルネ・デカルトは誤っていた、というダマシオの主張が正しいことを裏づけている。それがよくわかる一例は恐怖である。我々は、心だけで身体反応を乗り越え、PTSDや慢性的な不安障害から抜けだすことはできない。動物がいかに恐怖を学習するかという研究と、ヒトの脳イメージング研究を組み合わせることで、恐怖の記憶がどのように強化されるのかを含め、恐怖が脳のどこでどのように引き起こされるのかがわかってきた。最近は、革新的な精神療法や薬が、不安障害の人に一度植えつけられた恐怖を消し去る手伝いをし始めた。

感情は、我々の個人的、社会的、そして倫理的な意思決定に不可欠な要素だ。意思決定に際して感情に関する情報を統合する脳の領域に損傷がある人は、簡単な日常生活における意思決定も困難になることが研究で明らかになっている。そのような人は倫理的な意思決定を行う際にも感情が関与しないために、倫理的なジレンマに直面すると、脳に損傷のない人とはしばしば異なる選択をする。

脳イメージング研究により、サイコパス的な行動をする人は、感情の処理や倫理的な機能をになう脳のいくつかの領域に異常がみられることが明らかになっている。これらの異常は、共感力の欠如や他者とのつながりの欠如に結びつく。犯罪を犯したサイコパスの受刑者を対象に研究をすることに対する社会の反応から、この分野の研究を行うのは複雑ではあるものの、もし科学者がサイコパスの生物学的な背景や遺伝子関連マーカーを特定することができれば、治療や、場合によっては予防法を開発することが可能になるかもしれない。同時に、我々の倫理機能の背景にある生物学的な仕組みについても、大いに理解が深まるだろう。

第9章　快楽の原理と選択の自由——依存症

通常の恐怖がらせん状に連続的に激しくなってPTSDとなり、日常生活を送るのが難しくなることがある。同じように、快楽に惹きつけられるという通常の心の動きが暴走し、脳がドーパミンを過剰に生成するようになり、結果として依存症を引き起こすことがある。依存症の対象は、薬物やアルコール、またはタバコといった物質のこともあるし、ギャンブルや飲食、または買い物といった行動のこともある。

依存症は人々の人生を破壊する。仕事や健康、あるいは配偶者を失う原因となるかもしれない。貧困に陥ったり、刑務所に入れられたりする可能性もある。ときには、死をもたらすこともある。依存症を抱える人は、自分が行っていることを続けたくないのに、やめることができない。乱用が繰り返されるうちに、脳の欲望や感情を制御する能力がむしばまれる。したがって、意志や、どのような行動をとるかについて多くの選択肢の中から自由に選び取る能力は、依存症によって奪われる。

物質への依存は我々の社会に莫大な損失を与えており、アメリカだけでも経済的損失は年間七四〇〇億ドル以上になると推計されている。依存症に似た強迫性障害、たとえば病的ギャンブルや過食を考慮に入れると、その経済的損失はさらに大きくなる。依存症がもたらす人的な損失は、個人にとっても社会にとっても計り知れない。過去数十年にわたり、アルコール依存症など一部の依存症の治療は改良された。一方、大半の依存症に対する現存の治療法は、行動療法であろうと薬物療法であろうと、十分ではない。幸い、科学者たちは過去三〇年間に、依存症の生物学的な基盤の解明において重要な進展を遂げてきた。これらの新たな知見から新たな治療法が生みだされることが期待されている。

依存症はかつて、倫理的な性格の弱さの表れであるとみなされていた。今日では、依存症は精神障害であり、脳の報酬系、つまり肯定的な感情と報酬の期待をになう神経回路がうまく機能しないために起こることがわかっている。本章では、脳の報酬系について紹介し、依存症がそれをどのようにあやつるのかを説明する。そして依存症の複数の段階について解説し、さまざまな研究手法を探求する。最後に、これらの慢性的な障害を治療する新しい方法について触れる。

快楽の生物学的基盤

すべての肯定的な感情や快楽を感じる気持ちは、神経伝達物質のドーパミンに由来している。脳内には比較的少ないドーパミン産生ニューロンしか存在しないが、行動の制御においては、その数以上に、特大の役割を果たしている。快楽を生みだす過程と密接にかかわっているからである。

ドーパミンは、スウェーデンの薬理学者アーヴィッド・カールソンが一九五〇年代に初めて発見した。主に脳の二つの領域、腹側被蓋野と黒質のニューロンによって放出される。腹側被蓋野にあるドーパミン産生ニューロンの軸索は海馬に伸びている。海馬は、人や場所、物の記憶に関与している。ドーパミン産生ニューロンの軸索はさらに、感情を制御する上でもっとも重要な三つの脳の領域にも伸びている。

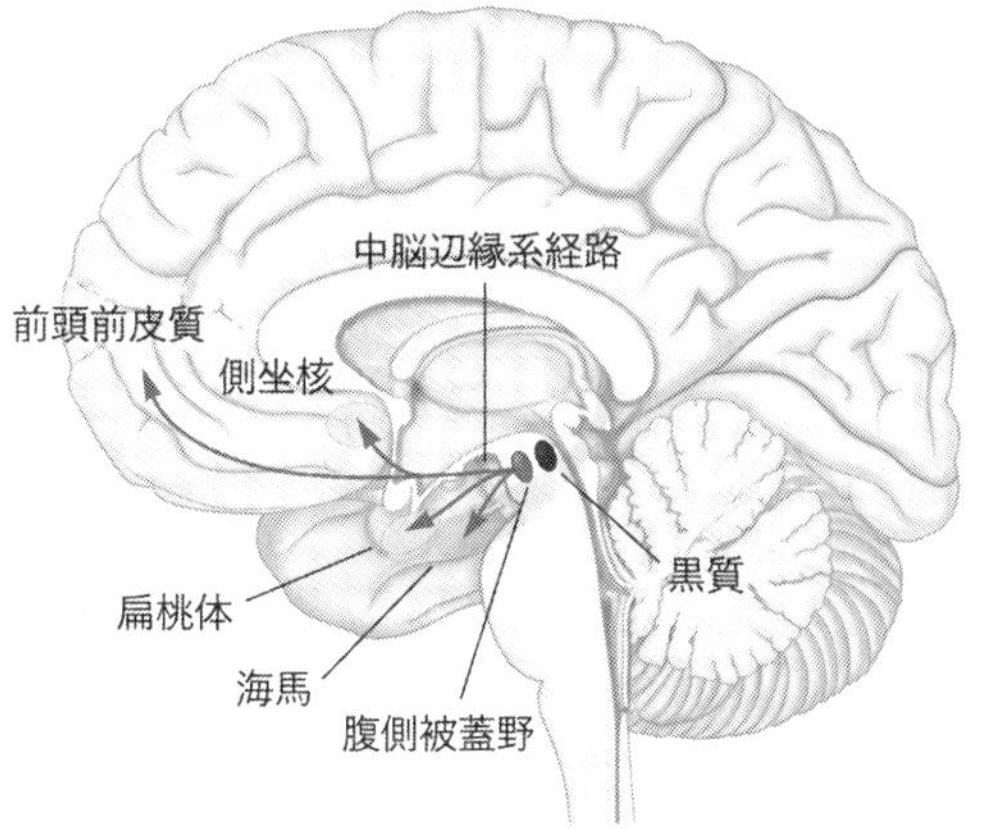

図9-1　ドーパミン産生ニューロンによって形成されるネットワーク「中脳辺縁系経路」は、脳の報酬系で中心的な役割を果たしている。

感情を統合する扁桃体、感情がもたらす影響を媒介する線条体の一部である側坐核、そして意志によって扁桃体の働きを制御する前頭前皮質である。このネットワークは「中脳辺縁系経路」として知られており、脳の報酬系における主要なネットワークである。これにより、ドーパミン産生ニューロンは、大脳皮質全体を含む広範囲に情報を広く発信することができる（図9－1）。

　カールソンがドーパミンを発見した直後、マギル大学の神経学者ジェームズ・オールズとピーター・ミルナーはこの神経伝達物質の機能をさらに調べた[1]。まず、ラットの脳の中心部深くに電極を埋め込むことから始めた。電極を埋め込む位置は大部分が偶然まかせであったが、中脳辺縁系経路の重要な構成要素である側坐核のすぐ隣に電極が挿入されていたと判明した（図9－1）。その後、彼らはラットのケージにレバーを設置し、ラットがレバーを押すと、側坐核の近くにある電極からごく短い時間、電流が流れるようにした。

電流は非常に微弱で、オールズとミルナーが自分の皮膚にあてても何も感じないほどであった。しかしそれがラットの側坐核に流れると、快楽をもたらした。ラットは望ましい刺激を得るために何度も何度も繰り返しレバーを押し続けた。電極からもたらされる快感は非常に強烈で、すぐにラットは他のすべてのことに対する関心を失った。飲食もやめた。求愛行動もしなくなった。彼らはただケージの隅にうずくまり、幸福感に魅了されていた。多くのラットは数日のうちに脱水により死亡した。

数十年間にわたる丹念な研究により、オールズとミルナー、そして最終的には他の研究者たちも、ラットがドーパミンの過剰放出による症状に苦しんでいることを発見した。側坐核への電気刺激によりこの神経伝達物質が大量に放出され、ラットを快楽で破滅させていたのである。

依存症の生物学的基盤

報酬という概念は一般的には、我々を幸せな、いい気分にさせるものだと考えられている。それはチョコレートケーキかもしれないし、新しい道具かもしれないし、美しい芸術作品かもしれない。しかし、脳神経科学者が定義する報酬の概念は少し異なっている。脳神経学において報酬は、基本的に「接近」行動を引き起こし、注意を向け、エネルギーを注ぐ対象となるような物や出来事だと考えられている。接近行動を強化することで、報酬は、我々の学習を助けるのである。

身の回りにある快楽をもたらす刺激、たとえば食べ物や水、性行為、社会的な交流に対する反応を制御する脳内の特定の領域は、生物の進化の早い段階で出現した。すべての乱用薬物はこの報酬系に作用する。薬物によって作用の標的は異なるが、どの薬物にも、脳内のドーパミンの量とその持続性を増加させるという作用がある。ドーパミン関連シグナルの活性化や、薬物ごとに異なる複数の他の重要な報酬系シグナルの活性化により、人々が薬物を使ったときに最初に経験する高揚感が引き起こされる。

ケンブリッジ大学の神経科学者ウォルフラム・シュルツは、学習における報酬の役割を研究してきた[2]。シュルツが行ったサルでの実験は、パブロフのイヌを用いた条件づけ学習の初期の実験に基づいている。サルに大きな音を聞かせ、その数秒後、口の中にリンゴジュースを注入した。実験を進めながら、シュルツはサルの脳内のドーパミン産生ニューロン内部の電気活動を観察した。最初のうちは、ジュースが口の中に注入されるまでニューロンは発火しなかった。しかし、サルが音はジュースが与えられる予兆であることを学習すると、同じニューロンが、音が聞かされた時点で発火し始める。つまり、報酬そのものではなく、報酬を予測した時点で発火するのである。シュルツは、このドーパミン学習システムの興味深い特徴は、それがすべて期待に準拠している点だと考えた。

報酬に対する期待は、我々が習慣を身につけるのに役立つ。良好な習慣は適応的であり、多くの重要な行動を、いちいち考えることなしに反射的に行うことを可能にし、生き残るのを助けてきた。適応的な習慣の形成は、前頭前皮質や線条体といった、制御や報酬、動機づけに関与する脳内の領域にドーパミンが放出されることによって促進される。ドーパミンの放出は快感を生みだすだけでなく、条件づけも行うのである。条件づけは、ある刺激と次の機会に遭遇した際にそれを認識し、しかるべき反応ができるような、長期記憶をつくる。刺激が肯定的な場合、適応的な習慣の場合と同じように、条件づけにより、我々はその刺激を追求しようとする動機を与えられる。たとえばバナナを食べて美味しいと思えば、次にバナナを見たときにはそれを食べようという動機がもたらされるだろう。

依存性のある薬物もやはり脳の報酬系のドーパミン産生ニューロンを刺激する。薬物が合法であろうが非合法であろうが、身体はその違いを識別しないので、同じ作用がある。薬物は、前頭前皮質と線条体のドーパミン濃度を大幅に増加させる。この過剰なドーパミンは強い快楽をもたらし、快楽を期待させる身の回りにある刺激に対する条件づけ反応を生じさせる。そのような条件、たとえばタバコの煙のにおいをかいだり注射針を見かけたりすることは、薬物に対する強烈な渇望を誘発し、薬物を求める行動を引き起こす。

なぜコカインのような物質は、適応的な習慣ではなく依存症を生みだすのだろうか？　通常、ドーパミンはターゲットとなる細胞の受容体に結合すると、短時間のうちに取り込まれてシナプスからなくなる。しかし、脳イメージング研究により、コカインという高度に依存性のある薬物は、シナプスからドーパミンが取り除かれるのを妨げることが明らかになっている。その結果、ドーパミンはシナプス内にとどまり続け、通常の生理的な刺激が生みだすものをはるかに超える持続的な快感をもたらす。このようにして、コカインは脳の報酬系を乗っ取るのである。

薬物による脳の報酬系の乗っ取りは、明確に定義できる、複数の段階を経て進行していく。薬物が脳の報酬系を支配する、依存状態が生じる過程から始まり、最終的には薬物の使用を抑制できない状態にいたる。我々が知っているすべての乱用薬物は、大脳皮質の快楽中枢におけるドーパミンの濃度を増加させ、薬物体験に特徴的な、報酬をもたらす作用があると考えられている。多くの依存性薬物は、報酬系を媒介する、ドーパミン以外の化学物質も放出させる。

薬物を継続的に摂取していると、その薬物に対する耐性が生じる。ドーパミン受容体が以前ほど効果的に反応しなくなるからである。薬物を摂取し始めた当初、高揚感や快感をもたらしたのと同じ量の薬物を摂取しても、通常の感覚しか起きなくなる。その結果、同じ高揚感を得るためにはもっと多くの薬物が必要になる。米国立薬物乱用研究所の所長であり、依存症がヒトの脳に与える影響に関する研究の先駆者であるノラ・ヴォルコウは、一定期間コカインを摂取し続けた人の線条体がコカインに反応しなくなるプロセスを、一連の脳イメージング研究で明らかにした[3]。

一見すると、薬物耐性が生じた状態は、意味をなさないようにみえる。いい気分になるために薬物を摂取するとしたら、快感をもたらすドーパミンを増加させる効果がその薬物になくなったのに、なおも薬物を摂取することにどのような意味があるのだろうか？　その理由は、肯定的な連想が生じているからである。依存者は薬物を特定の場所や人、音楽、あるいは一日のうちの特定の時間帯と関連づける学習をした状態にある。逆説的に言えば、薬物そのものではなく、こういった薬物と関連づけられた連想が、依存症のもっとも悲劇的な状況、すなわち再発を引き起こす。

薬物の使用をたとえ何週間、何カ月、あるいは何年もやめていても、再発する可能性は常にある。薬物がもたらす快楽の記憶と、それと関連づけられた刺激は、基本的に永遠に消えずに残るからだ。薬物の外観やにおい、かつて薬物を買い求めていた通りを歩くこと、または薬物を使用していたときに一緒にいた人々に遭遇すること。そういったさまざまな刺激に曝露されると、再び薬物を使いたいという強烈な衝動が生じる。

ワシントン大学セントルイス校の社会学者リー・ロビンスによる依存症に関する研究は、ベトナム戦争に派遣された最中にヘロインに対する依存症になってしまった退役軍人を対象にしており、非常に興味深い。驚くべきことに、彼らの大半はアメリカに帰国すると、依存症を克服することができた。なぜなら、ベトナムでヘロインを使用するきっかけとなった条件が、母国には存在しなかったからである[4]。

依存症の研究

依存症が容易に再発することから、今日では依存症は糖尿病と同じような慢性疾患であると考えられている。再発しないよう支援を受けることはできるが、依存症からの回復は、患者自身による大いなる努力と警戒心が必要な、一生涯続く道のりである。現時点では依存症を根治する治療法は存在しないが、近年、科学者たちによってこの障害の解明が進んでいる。

依存症の研究で最初に重要な道をひらいたのは、ヴォルコウが先陣を切って行った脳のイメージング研究である。イメージングにより、依存症患者の脳のどの部分が損傷されているのかがわかる。脳内の異常な活動パターンにより、薬物自体がもはや快楽をもたらさないにもかかわらず、一部の人は、なぜ薬物に対する衝動を制御できないのかが説明できる[5]。

ヴォルコウは一つの研究で、依存症患者とそうではない人にコカインを与え、陽電子放射断層撮影（PET）で撮影した脳内の画像を比較した。彼女は、脳の報酬系をつかさどる主要な領域が活発に活動していると予想した。依存症のない人の脳内では、まさに予想した通りの活動がみられ、ドーパミン濃度が増加するにつれ、報酬系の活動は劇的に増えた。しかし、驚いたことに、依存症患者の脳内では、ほとんど何の活動もみられなかった。これらの発見は、脳が薬物に対する耐性をどのように獲得するのかを示している[6]。

ヴォルコウが依存症の研究にひきつけられたのは、それが脳の正常な働きについての洞察を提供してくれるからだ。彼女は私信で、ヒトの脳がどのように行動を制御したり継続したりしているのかに常に関心があると述べている。

乱用薬物と依存症を研究することで、自己制御能力が損なわれている状態を調べることが可能である。さらに、脳イメージングを使うことにより、依存症に苦しむ人を解析することが可能である。薬物が脳に与える影響を研究することにより、環境的な要因への応答としてある行動が形成される際に、脳の神経回路がどう働くのか、洞察を得ることができた。そして、これら神経回路で起こる一連の過程が、個人によってどのように主観的に体験されるのかについての理解を深めることもできた。ヴォルコウはとくに、快楽と恐怖、渇望と関連づけられている変化に関心があった。

同様に、依存症患者とそうでない人の脳を比較することで、依存症によって損なわれた神経回路を特定し、その損傷が自己制御のできなくなった状態とどのように関連しているのかも探求することができた。これらの研究から、依存症は脳の疾患であり、薬物への曝露がきっかけで引き起こされた変化が、動機づけや報酬系の処理をになう脳の神経回路に影響を及ぼすことが明らかになった。

ダーウィンは予測していたかもしれないが、依存症の研究で第二の重要な道をひらいたのは動物実験である。ドーパミン系はヒト以外の多くの動物に似たような形で存在するため、サルやラット、ショウジョウバエなどを使い、渇望や依存症を研究することができる。現代医学における多くの進展はモデル動物の実験によってもたらされたが、それはとくに依存症研究において顕著である。

動物は薬物に容易に依存するようになり、脳に生じる生理的変化や解剖学的変化はヒトと似ている。依存症の動物は、もはや脳の報酬系をつかさどる領域での活動が起こらない。さらに、ヒトで依存症のリスクを高める要因は、動物の依存症のリスクも高める。たとえばラットでもヒトでも、慢性的なストレスがあると薬物乱用のリスクが高まる。なぜなら、薬物は、ストレスによってもたらされる生理的なつらさや感情的なつらさを一時的に和らげるからだ。また、ラットは、ヒトが使うのと同じような種類

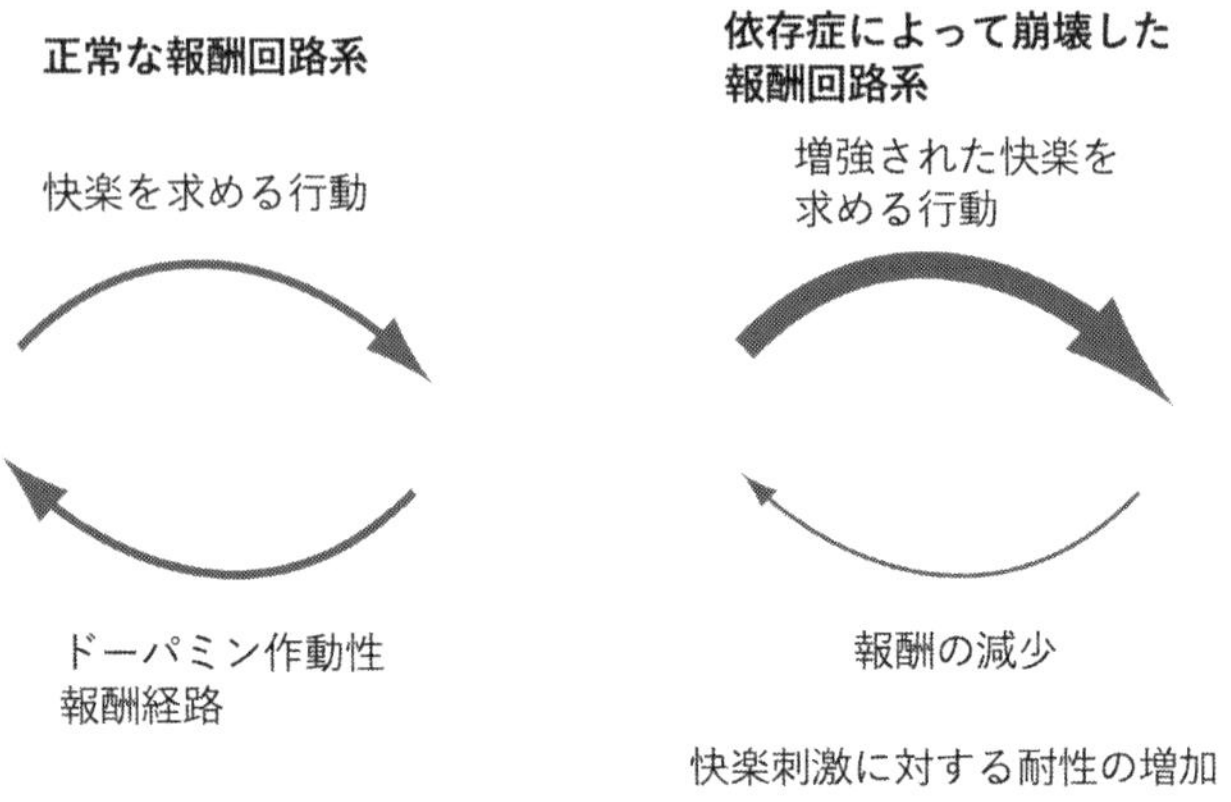

図9-2　依存症によって脳の報酬回路系が崩壊する。

の薬物を、自己投与することを選択し、依存症になる。それればかりか、非常に強力な薬物、たとえばコカインやヘロインに無制限にアクセスできる環境に置かれた動物は、過剰摂取して自らを死に追いやる。

モデル動物により、乱用薬物への反復的な曝露が脳の報酬系にどのように変化を引き起こすかが解明された。変化の一部はドーパミン産生ニューロン内で起こり、その機能や、脳の他の領域にドーパミン関連シグナルを伝える能力を損なわせる。これらの変化は、薬物を繰り返し摂取するうちに、得られる報酬が減少するという薬物耐性に関連している。同時に、薬物からの離脱中に経験する、報酬への反応性の低下とも関連している（図9－2）。

ニューヨーク市にあるマウント・サイナイ・アイカーン医科大学のエリック・ネスラーは、この反応性の低下は、うつ病患者の喜びを感じる能力が欠如するのに似ていると指摘している。ネスラーの研究チームはコカイン依存症のマウスを使った研究で、「マウスの報酬系の神経回路を操作することで、コカインの報酬をもたらす作用を妨げることができただけでなく、驚くべきことに、快楽に喜びを感じない無快感状態にまですることができた」という。ネスラーはその後、うつ病だけでなく依存症における脳の報酬系の役割も研究している。(7)

依存性のある薬物によって誘導される、数々の化学的な変化が動物実験で見つかっている。変化の一部は、報酬系におけるドーパミンへの感度を低下させる薬物の作用と関係がある。他の変化は、強迫的で反復的な行動を促進する薬物の性質と関連している。たとえば、記憶の永続に関与している特定の遺伝子の発現を変える分子が見つかっている。モルヒネ依存症のラットでこの分子の活動を妨げると、ラットの薬物に対する渇望を消滅させることができた。(8) このような研究は、将来的には依存症の治療の対象を、快楽系の神経回路だけでなく、快楽の記憶にも広げることができるかもしれないという、興味深い可能性を示している。

動物の脳内で見つかった薬物によって誘発された他の変化により、薬物使用の体験と、環境的な刺激との間に肯定的な関連づけが生じていた。こういった変化が依存症を引き起こす。したがって、薬物を摂取する動物は、薬物自体に対する耐性ができても、環境中に存在する刺激が引き金となって渇望を感じるため、依存状態が続く。高度な脳イメージング技術と依存症患者の脳の剖検により、モデル動物で得られた知見がヒトにもあてはまることが次々と確認されている。

モデル動物による研究でもっとも驚くべき発見はおそらく、依存症には遺伝的要因の影響が比較的大きいということであろう。約五〇％である。つまり、依存症の遺伝的リスクは、二型糖尿病や高血圧よりも大きいということになる。(9) 残りの五〇％は、環境要因と遺伝的要因の相互作用により生じる。薬物依存症が遺伝子の発現をどのように変化させるのかを研究しているネスラーは、「環境的な刺激が生物に影響を与えることができるかどうかは、最終的には、遺伝子の発現を変えることができるかどうかによる」と述べている。[10] 科学者たちは今まさに、依存症に関与する遺伝子を特定することを可能にする分子遺伝学的手法を開発しつつある。

ネスラーは、動物の報酬系で働く遺伝子のいくつかは、変化させると依存症に対する脆弱性を劇的に減らすことができるのを発見した。[11] 依存症のリスクをもたらす遺伝子を特定し、その遺伝子が環境とどのように相互作用するのかを解明することで、より優れた診断法や治療法が開発できるだろう。

依存症研究の第三の方法は疫学である。これは、特定の期間における特定の人口の中で、特定の依存症の発生率や有病率を追跡する研究である。疫学研究のおかげで、依存性のある特定の薬物を使用すると、他の依存性薬物も使用する可能性が高くなることがわかっている。

コロンビア大学のデニス・カンデルは、こういった関連性を明らかにする上で重要な役割を果たした。若者を対象にした疫学研究により、喫煙が、コカインやヘロイン依存症への大きな第一歩であると示したのである。[12] それでは、若者が喫煙から始めるのは、ニコチンが最初に手に入る薬物だからだろうか。それともニコチンは、他の物質に対してより脆弱になり、依存症が生じやすくなるような、何らかの変化を脳内に生じさせるのだろうか。

カンデルやアミール・レヴィンらの研究チームは、この疑問に対する回答を見つけるためにマウスで実験した。マウスにニコチンを投与すると、ドーパミンを受け取るニューロンが変化し、コカインに対してより強く反応するようになることを発見した。一方、マウスに最初にコカインを与えても、その後のニコチンへの反応には変化がなかった。[13] したがって、ニコチンは、コカイン依存症が生じやすいような環境を脳内につくっていると言える。

喫煙を減らすために社会全体で多大なる労力が費やされてきた。喫煙者の数を減らすことにより、他の種類の依存症も減らすことができる可能性がきわめて高い。

他の依存症

食事やギャンブル、性行動を含めた強迫性障害の一部は、薬物依存症と非常に似ている。依存症は、ある報酬に対する過度の反応である。依存性のある物質によって活性化される脳の領域は、食物や金銭、セックスによっても同じように活性化されるだろうと考えられている。薬物依存症の患者と肥満の人の脳イメージング画像を比較した研究では、脳内に似たような変化が見つかった。薬物依存症患者が薬物を摂取する際には、報酬系の一部の活動が低下する。それは、快楽に慣れてしまったからである。同じように肥満の人も、食事をするときに感じる快楽が減少している。研究により、肥満の人の報酬系はドーパミンに対して反応が鈍く、ドーパミン受容体の密度が低い傾向にあることがわかっている。

行動科学を専門とするオレゴン研究所のカイル・バーガーとエリック・スタイスは、思春期の若者の食習慣について興味深い研究を行った[14]。さまざまな体重の一〇代の一五一人に、まず食習慣と食べ物への渇望感について尋ねることから始めた。次に、脳イメージング画像を撮影するスキャナーに入ってもらい、ミルクシェイクの写真を見せた後、実際のシェイクを少し飲ませた。その後、若者たちの脳の報酬系の活動と、食習慣についての回答を比較した。

もっともたくさんアイスクリームを食べていると回答した若者は、ミルクシェイクを飲んだときの脳内の報酬系の活動がもっとも低かった。これは、食べることによって得られる快楽が減少しているために、それを補おうとしてよりたくさん食べたことを示唆している。以前と同じ程度の報酬を得るためには、より大量（そしてより多くのカロリー）の食品を摂取する必要があったと考えられる。薬物依存症の人がより多くの薬物を欲するように。この発見は、肥満になるのは暴飲暴食や好き放題に暮らしている結果ではなく、脳の報酬系に起きた変化の結果であることを示している。したがって、肥満の人に汚名をきせるのを止めるためには、肥満が起こる生物学的な要因の解明が必要不可欠である。

研究によれば、肥満には社会的な要因も関係していると示唆されている。人から人へと広がる傾向があるようなのである。ハーバード大学のニコラス・クリスタキスとカリフォルニア大学サンディエゴ校のジェームズ・ファウラーは、フラミンガム研究に参加する男女五一二四人の手書きの記録を精査した。フラミンガム研究は一九四八年に始まり、心臓血管疾患の多くのリスク要因を明らかにしてきた。現在も続いている。当初のフラミンガム研究者たちは、参加者の家族だけでなく、親しい友人や同僚についても丁寧な記録を残していた。研究が始まったとき、マサチューセッツ州フラミンガム町の全成人の三分の二が参加し、その後、彼らの子どもや孫も参加したため、フラミンガム町内コミュニティのほぼすべての社会的なネットワークが記録されていた。クリスタキスとファウラーは、これらの記録から個人的なつながりを基にした詳細なネットワークを調べ上げた。そのおかげで、社会的なネットワークが行動にどのような影響を与えるのかを初めて知ることができた[15]。

クリスタキスとファウラーが最初に分析したのは肥満についてであった。彼らは驚くべき発見をした。肥満が、社会的なネットワークを介して、ウイルスのように広がっているごとくみえたのだ。実際、一人が肥満になると、友人も肥満になる可能性は一七一％増加した。クリスタキスとファウラーは、喫煙習慣も人から人へと広がることを発見した。友人が喫煙を始めた人は、タバコを吸い始める可能性が三六％増える。飲酒や幸福感、さらには孤独感についても、同じ程度の割合で身近な人に伝染していた。

肥満を引き起こす生物学的な要因や社会的要因についての研究は、肥満の予防方法を開発するためだけでなく、他の種類の依存症のための治療薬の開発にも役に立つかもしれない。自己の制御は決して容易ではない。しかし、報酬系がうまく機能していない人を助けて、自己制御の困難さを少しだけ緩和することができるようになるかもしれない。

依存症の治療

モデル動物などの研究により、依存症をどう治療すればいいかについて多くの知見がもたらされた。まず第一に、依存症は慢性疾患である。一カ月間リハビリを受ければ治る、という考えは正しくない。それは呪術的な考え方だ。

第二に、依存症は脳の複数の領域と複数の神経回路に影響を及ぼす。このため、多角的な治療が求められる。この点は同時に、複数の疑問を生じさせる。自己破壊的な行動を抑える行動療法や、前頭前皮質の機能を改善する薬剤によって、依存症患者の自己制御を強化することができるだろうか？　依存している物質に関連づけられた刺激に接しても反応しないように、行動療法や薬物療法によって、刺激と依存物質の条件づけを弱めることができるだろうか？　依存症患者が薬物以外のものに興味をもつよう、報酬系が自然な刺激に反応するよう調整することができるだろうか？

これまでもっとも成功している依存症の治療は、アルコール依存症患者の自助団体「アルコホーリクス・アノニマス」の回復のための一二のステップのような、系統立ったプログラムによる行動療法である。しかし、最良と思われるプログラムを終えた後でも、多くの依存症患者は薬物にまた戻ってしまう。高い再発率は、依存症によって脳内で生じた変化が長期的に続いていることを反映している。これまでみてきたように、薬物依存症は長期記憶の一種である。脳は、特定の環境的な刺激と快楽を結びつけるよう条件づけられており、そういった刺激に遭遇すると薬物を使用したいという衝動が引き起こされる。快楽の記憶は、依存症患者が薬物の摂取をやめた後も長期間、続く。それゆえに、再発を繰り返した後でも、治療を続けることが大変、重要である。

薬物療法の目標は、依存症患者が依存性の薬物と結びつけて覚えている快楽を忘れさせ、依存症を引き起こす強力な生物学的作用に逆らい、リハビリテーションや心理社会的な治療の効果を高めることだ。行動療法と薬物療法は、脳内で生物学的な反応が起きることによって効果がもたらされる。多くの場合、両者は相乗効果を発揮する。

依存症の治療における主要な課題の一つは、脳の報酬系回路に関して次々と得られている知識を、新たな治療法の開発へとつなげることである。残念ながら、製薬企業は依存症治療薬の開発にほとんど力を注いでいない。一因は、依存症患者からは研究開発費を回収することができないだろうという認識を製薬企業がもっているからである。それにもかかわらず、基礎研究から、依存性物質への渇望を減少させる重要な薬物がいくつか誕生している。

たとえばニコチン置換薬は、ニコチンと同じ脳の領域に作用するが、タバコへの渇望を軽減する。メサドンは、ヘロインによって活性化されるのと同じ受容体に結合するが、その状態が非常に長い時間、続くため、薬物に対する感情的な反応の強度が弱まる。メサドン自体も依存性のある薬物ではあるが、ヘロイン依存症とは異なり、メサドン依存症は日常生活への支障が少ない。加えて、ヘロインは違法であり、しばしば危険な状況の中でブラックマーケットで購入しなければならないのに対し、メサドンは処方箋によって合法的に入手可能な薬物である。

現在の依存症治療には深刻な欠陥がある。しかし、これまで書いてきたように、脳イメージング研究や依存症のモデル動物による研究、そして疫学研究によって、依存症の背景にある脳の報酬系の変化について多数の知見が得られてきている。多くの研究者が、脳のドーパミン産生ニューロン回路の正常な活動を回復させることを目指して、薬物療法や行動療法、遺伝子治療などの研究に取り組んでいる。いずれ、こういった研究の成果から、依存症を予防する方法も開発することができるかもしれない。

今後の展望

既存の保健医療制度は、薬物依存症患者のスクリーニングや治療にほとんど関与しようとしていない。それは、薬物依存症は悪い人の誤った行動、つまり選択された行動だ、と広く信じられているからである。このような考え方は、依存症患者に汚名をきせている。

依存症における意思の行使について考えるのは難しい。なぜなら、薬物は、意思決定能力を制御する脳の領域を標的にしているからだ。依存症は、意識的な精神プロセスと無意識的な精神プロセスの複雑な相互作用で生じる。薬物を入手しようという意識的な決定から始まるが、薬物はニューロンを刺激して脳内でドーパミンを産生させ、ときには他の化学物質も生成させる。やがて、この無意識の活動と、それが脳機能に及ぼす変化が支配的になる。薬物を試すという選択を最初にしたのは依存症患者かもしれないが、その後に続く脳の障害は、患者の自由に選択する能力を損なう。

依存症に対する差別をなくし、個人や社会が依存症患者に対してもっと理性的な行動をとることができるようにするには、教育と科学が最善の手段である。今や薬物の過剰摂取が、五〇歳以下のアメリカ人の死因の第一位だと推定されている[16]。研究によれば、アメリカでは一八～一九歳の四〇％が少なくとも一度は違法な薬物を使ったことがあり、七五％以上がアルコールを飲んだことがある。そのうちの約一〇％が依存症になる一方、残りの人はそうはならない。依存症になるリスクには遺伝的な要因が大きいことを考えると、我々は、依存症は脳の障害であり、道徳的な失敗ではないということをきちんと認識して、依存症対策に取り組む必要がある。依存症患者に対しては罰を与えるのではなく、治療を提供することが重要である。

第10章　脳の性分化と性自認

　ほとんどの人は人生の早い時期から、自分が男の子か女の子かという性についての強い認識（性自認）をもっている。このため成長するにつれ、社会において他の男の子や女の子と似たりよったりの行動をとるようになることが多い。性自認は、外性器や生殖器官といった解剖学的な性別に一致する場合が多いが、必ずしも常にそうであるとは限らない。男性の身体をもちながらも女の子や女性であると感じることや、女性の身体をもっていても男の子や男性であると感じることもある。この不一致が起こりうるのは、生物学的な性と性自認が、発達過程の異なる時期に決まるためである。

　性自認とは、男性から女性までの連続した性のあり方の中で、自分が男性であるとか女性であるとか、またはその両方である、あるいはどちらでもない、と認識する感覚である。それは生物学的な発達や気持ち、そして行動を包括している。したがって、性自認は個人によって大きく異なりうるもので、その違いは脳の正常な性分化の機能である。ただし、性自認の研究から我々自身について実に多くのことを学ぶことができるため、脳障害という本書の本来のテーマからは逸脱するが、脳の性分化について本章で取り上げたい。

　解剖学的な性別と異なる性自認をもつ人、つまりトランスジェンダーの人にとって、ふさわしくない身体の中にいるという感覚は幼少期から始まり、思春期や成人期になるとその感覚がさらに強まることもある。社会的な期待からつくりだされる立ち居振る舞いや外見と、内面の感覚との間の矛盾は、混乱や苦痛を引き起こし、他の人との交流を困難にすることがある。その結果、トランスジェンダーの人は、不安やうつ状態、またはその他の精神障害を経験するかもしれない。さらに、トランスジェンダーの人は、しばしば深刻な差別や身体的な危険に直面する。

性自認は、異性や同性、あるいは両方に恋愛感情を抱くという性的な指向とは異なる。現在、性的指向の生物学的な基盤についてはほとんど何もわかっていないため、本章では取り上げない。

性自認の感覚はどこから生じるのだろうか？　生まれる前に決まっているのだろうか？　それとも社会によってつくられるのだろうか？　本章ではまず、発達期に起こる、遺伝子やホルモン、そして器質的に生じる変化である性分化について考察する。これは、解剖学的な性を決定する。次に、ジェンダー特異的な行動について考える。男性と女性の行動の違いから、男性と女性の脳の物理的な違いについて何がわかるのかを検討する。そして、性自認と生物学的な性別の違いを生みだす遺伝子について紹介する。これらすべての知見を合わせて考えることで、ヒトの性自認がどのようなもので、それが脳の影響をどのように受けているのかが、より詳細に明らかになりつつある。

本章ではまた、女の子の身体をもちながら男の子として成長していると感じ、やがて女性から男性に移行した、一人の優れた科学者から多くのことを学ぶ。最後に、生まれながらの性とは異なる性自認をもつ子どもや思春期の若者を支援する最良の方法について、いくつかの疑問点を取り上げる。

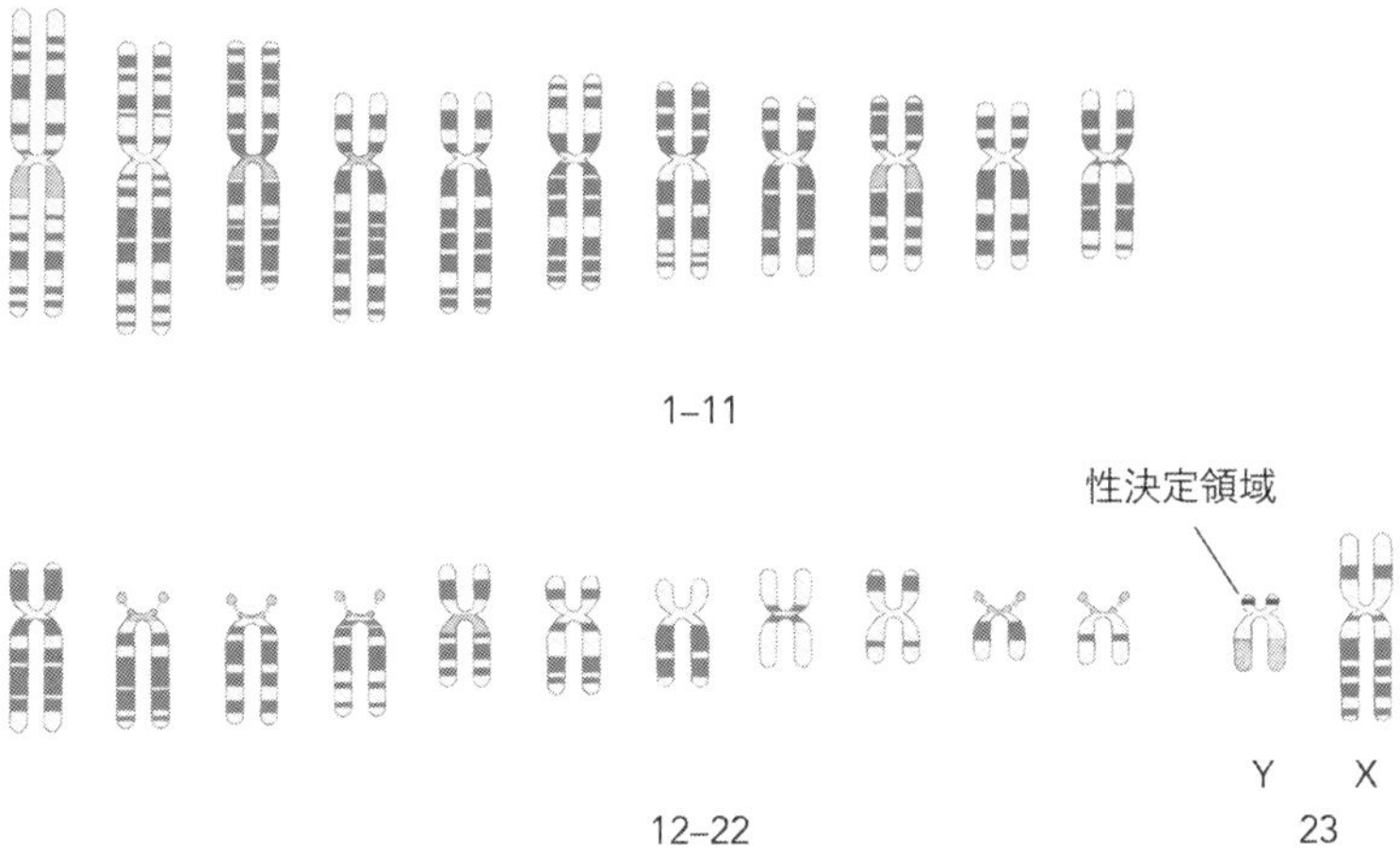

図 10-1 ヒトのゲノムには 23 対の染色体がある。23 番染色体が解剖学的な性を決める。図は、1 〜 22 番染色体は対のうちの 1 本、23 番染色体は、解剖学的な男性の 1 対が描かれている。

解剖学的な性

「性」という言葉は、男性と女性の生物学的な違いを説明するために、三つの意味で使われる。「解剖学的な性」は、外性器や体毛の分布などの外見上の性を指す。「生殖腺の性」は、男性や女性の生殖腺、つまり精巣や卵巣の存在を表す。「染色体の性」は、男性と女性における性染色体の配分を意味する。

我々のDNAは、二三対（ペア）の染色体に分布している（図10－1）。各ペアは、母親由来の染色体一本と父親由来の染色体一本で構成されている。1番染色体から22番染色体までは、どのペアも、同一ではないが類似したDNA配列をもっている。

二三番目のペアの染色体、X染色体とY染色体は非常に異なる。これらは、ヒトの解剖学的な性別を決定する染色体である。女性染色体であるX染色体は、他の四四本の染色体とほぼ同じサイズ

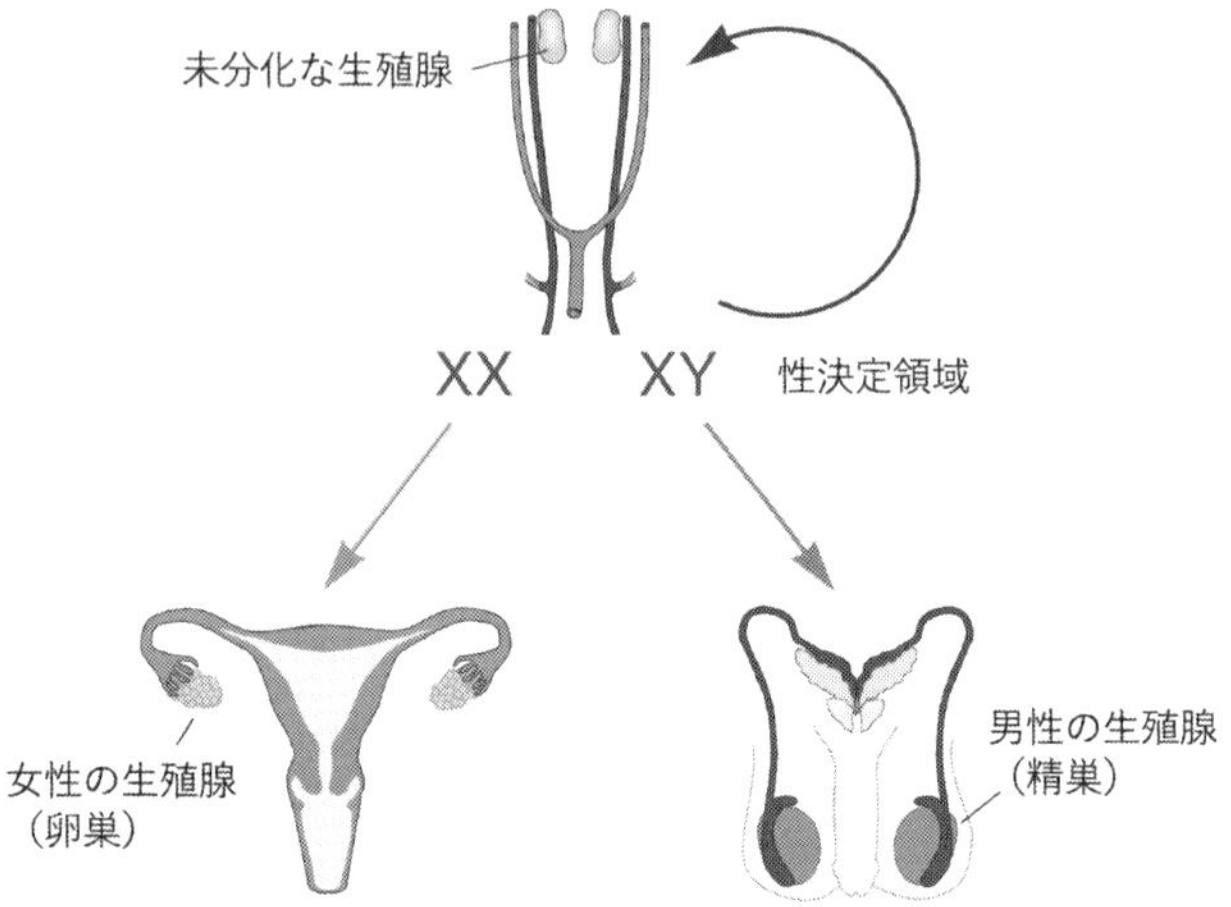

図10-2　妊娠６週目から７週目に胎児の性分化が起こる。

である。一方、男性染色体であるＹ染色体はかなり小さい。女性はＸ染色体を二本もっているため、遺伝学的にはXXである。男性はＸ染色体とＹ染色体を一本ずつもっているため、遺伝学的にはXYである。

Ｙ染色体はどのように男の子を生みだすのだろうか？　受精卵が何回か分裂を重ねたすべての「胚」には、最初は、生殖腺の原基がある。妊娠六週目か七週目になると、Ｙ染色体上にある遺伝子「ＳＲＹ（sex-determining region Ｙ／性決定領域Ｙ）」が発現し、未分化な生殖腺原基が精巣に発達するよう誘導する。これが、男性になっていく過程のスタートである。ひとたび精巣が発達すると、精巣からテストステロンなどの男性ホルモンが分泌され、その作用によって、胚の性分化の運命はさらに加速する。男性胎児の精巣からは妊娠八週目までに、思春期の少年や成人男性にほぼ匹敵する量のテストステロンが放出されるようになる。大量のテストステロンによって、身体や脳の特徴を含め、男性であることのほとんどすべての要素が形成される（図10－２および10－３）。

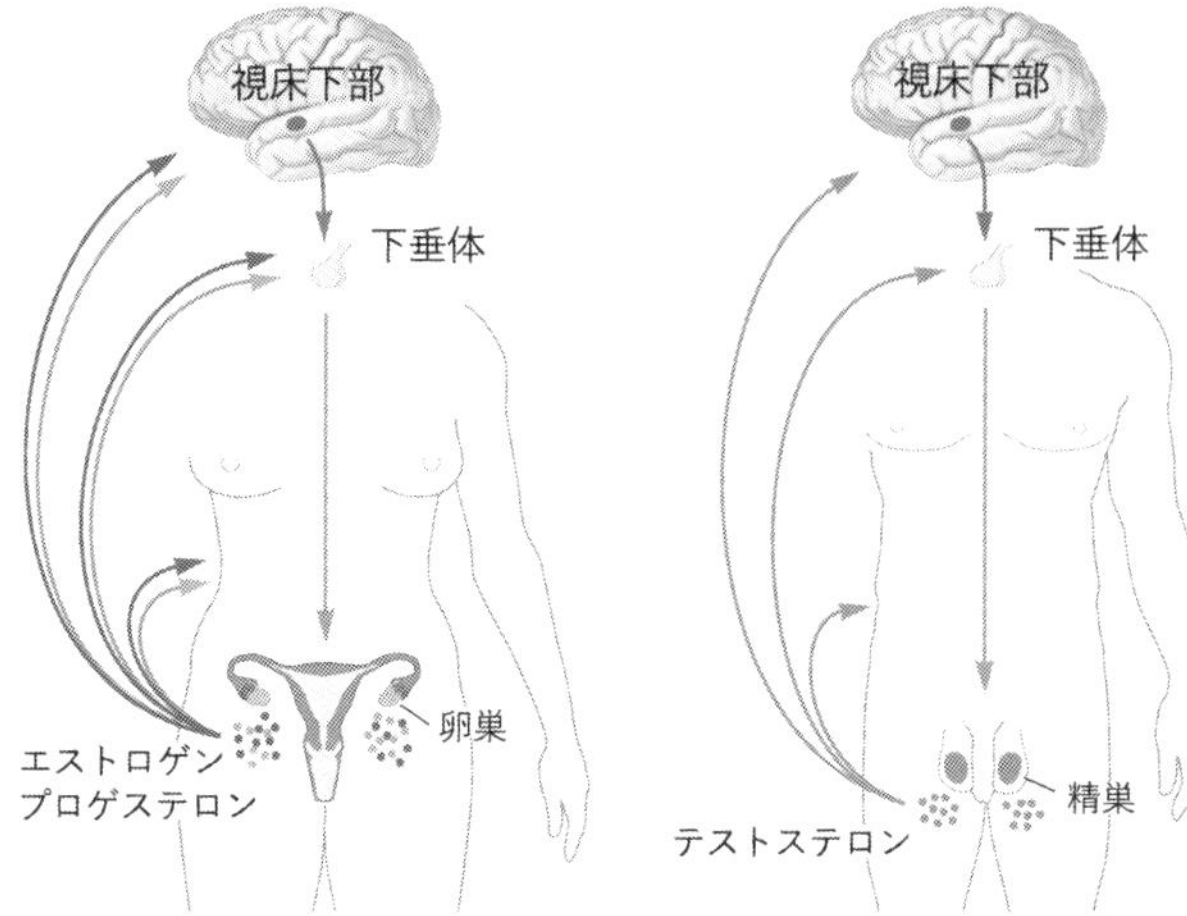

図10-3　男性ホルモンや女性ホルモンの分泌が、男性や女性に特徴的な身体や脳をつくる。

X染色体を二本もつ胚は、妊娠の約六週目に、女性としての性発達の一連の過程が始まる。卵巣が発達し、女性としての身体的な性分化や脳の発達が続く。胚が女性になるには、卵巣から分泌される大量のホルモンは必要ない（図10－2および10－3）。

ジェンダーに特異的な行動

動物のオスとメスは、性的行動や社会的行動において明確な違いを示す。実際、ヒトを含むあらゆる種の動物は、その個体の生物学的な性に特有の一連の行動をとる。生物学的なオスはオスに典型的な行動をとり、生物学的なメスはメスに典型的な行動をとる。

ジェンダーに特有の行動、性的行動と攻撃的な行動は、種を超えて驚くほど類似しており、進化の過程で注意深く保存されてきたことがわかる。行動を制御する脳の神経回路も非常に似ていて、高度に保存されてきたことを示唆している。ただし、ジェンダー特異的な行動を引き起こすきっかけとなるシグナルは、通常、種ごとに固有である。

たとえばハシボソキツツキがジェンダー特異的な行動をとるきっかけとなるシグナルは、たった一つである。それは、口ひげのように見える、オス鳥の顔にある黒い模様だ。オスのハシボソキツツキが口ひげ模様をもつ別のハシボソキツツキを見つけたら、オスだと判断し、攻撃する。もしメスのハシボソキツツキの顔に口ひげ模様を描いたら、オスはそのメスを攻撃するだろう。また、別のオスの口ひげ模様を隠したら、オスはそれをメスだと思い込み、交尾しようとするだろう。同じように、マウスのジェンダー特異的な行動は、他のオスやメスのマウスが発する嗅覚刺激物質、フェロモンによって引き起こされる。また、ヒトは視覚的な刺激や聴覚的な刺激にとくに敏感である。この特徴は、ポルノ産業でうまく利用されている。

ジェンダー特異的な行動を引き起こすシグナルがわかれば、脳がどのようにそういった行動を制御しているのかを研究することができる。ハーバード大学ボストン小児病院のジェンダー管理サービス部門のノーマン・スパックは、我々の身体は、思春期だけでなく出生直後にも性特異的なホルモンを分泌していると発見した[1]。性ホルモンは、脳をジェンダー特異的に形成していく上で不可欠である。男の子の場合、テストステロンの急増が男性特有の行動、とくに攻撃的な行動を制御する神経回路の適切な発達に不可欠である。逆に、女の子ではエストロゲンの放出が性交の準備となる。この早期のエストロゲン分泌がないと、別のジェンダー特異的行動をとる神経回路が発達し、男女間の性交や、母性的な行動に影響を与える。

ハーバード大学のキャサリン・デュラックとカリフォルニア工科大学のデイビッド・アンダーソンは、

新しい遺伝学的手法と分子生物学的な手法を用いて、ジェンダーによって明確に異なる行動をするマウスの脳の、行動制御メカニズムを研究している。それにより、マウスの脳に関していくつかの興味深い特徴が明らかになった。それはヒトの脳にもあてはまる可能性がある。[2]

まず第一の発見は、各性別のジェンダー特異的な行動を制御する神経回路は、どちらの性の脳にも存在しているという点である。つまり、性別にかかわらず、脳にはオスとメスの行動をつかさどる神経回路が存在する。これらの神経回路は、他のマウスが環境中に放出するホルモン様物質、フェロモンによって調節されている。マウスの脳は通常、フェロモンを感知すると、その個体の性に応じた行動をとる神経回路を活性化し、別の性に特異的な行動の神経回路を抑制する。したがってメスのマウスでは、メス特有の性的行動や母親としての行動をになう神経回路が活性化され、オス特有の行動をになう回路が抑制される。オスのマウスの脳ではその逆の現象が起こる。

ただし、遺伝学的な実験によると、特定の状況下では、オスとメスのマウスが逆のジェンダーに特異的な行動をとることもあるとわかった。フェロモンの感知に関与する遺伝子に変異のあるメスのマウスは、オスのように振る舞い、メスの交配相手を求める。また、変異したフェロモン感知遺伝子をもつオスのマウスは、仔ネズミの面倒をみる。通常ならオスは、仔ネズミを殺してしまう。

第二の発見は、オスとメスのマウスの脳は大方、似ており、行動は、生物学的な性に特有の行動だけに限定されるわけではない点である。この点は重要である。なぜなら、動物はときおり、他方の性に特有の行動をとる必要があるからだ。オスは交尾直後と仔ネズミ誕生後の短い期間、父性的な行動をとる。また、多くの種のメスは優位性を示すために、マウンティング行動をとる。

脳に備わった両性具有性は、マウスを始めとする哺乳類だけでなく、魚類や爬虫類でも観察されている。ヒトにおいても性自認を制御するのに非常に重要だと考えられている。

ヒトの脳における性的二型

メスとオスの哺乳類のジェンダー特異的な行動を制御する脳の構造的な違いは、ヒトの脳にも存在するのだろうか？　高解像度のＭＲＩと遺伝工学的技術の進歩により、ヒトの女性と男性の脳は多くの特徴を共有している一方で、いくつかの領域には、性によって構造的な違いや分子的な違いがある、つまり「性的二型（性的二型性）」の存在することが明らかになった。性による違いは、視床下部など性的行動や生殖行動に関与する領域だけでなく、記憶や感情、ストレスに関連する神経回路にもみられる。

したがって、ヒトの脳にも明確な性的二型が存在するのだろうか、という問いに対する答えは、イエスである。ただし、性的二型が行動とどのように結びついているのかはまだよくわかっていない。

とはいえ、いくつかの行動では、関係がかなりわかりやすく明瞭である。たとえば、オスマウスの陰茎勃起をになう神経回路やメスマウスの授乳と関連した神経回路と行動との関係は、ヒトにもそのままあてはまるだろうと考えられている。しかし、それ以外の行動については、動物の研究をどこまでヒトの行動にあてはめて考えていいのか、まだ一致した見解はない。性的二型が、性自認を含めたヒトの脳の認知機能をどのように制御しているのかについては、まだあまりよくわかっていない。さらに、男性と女性の認知機能の違いと、脳の構造的な違いの関係についても、まだほとんど解明されていない。

そもそも男女間に認知機能の差があるのかという論争が存在することにより、この分野の研究がなかなか進まないという側面もある。性特異的な違いは、家族や社会の期待から生じると主張する人もいる。

一方で、違いには生物学的な基盤があると主張する人もいる。認知的な違いが存在するとしても、その差は小さく、非常に変化に富む、男性集団や女性集団における平均値の違いを表しているだけである。別の表現をすれば、性別による差よりもはるかに大きな違いが各性別内の個人間に存在することを科学者は見つけている。

男性の脳と女性の脳に物理的な違いがいくつか存在するということは、脳の神経回路の一部も異なるということであり、ときにはその違いが行動の違いと直接関連している可能性のあることを示唆している。しかしその一方で、男女ともに存在する同じ基本的な神経回路が、異なる方法で活性化されるために性特異的な行動が生じているようにみえることもある。そこで、次のような疑問が生じる。ヒトでもマウスと同様、男女ともに、男性の行動と女性の行動を制御する両方の神経回路が存在しているのか？それともヒトの場合は男性と女性の脳では、異なる神経回路が存在しているのか？

遺伝学的な研究から、性的二型と性自認の関係についての新たな洞察が得られている。いくつかの単一遺伝子の変異は、解剖学的な性と、生殖腺の性や染色体の性が一致しない原因になっている。たとえば、先天性副腎過形成症（ＣＡＨ）の原因遺伝子をもつ女児は、胎児期に過剰なテストステロンにさらされる。通常は出生時に診断を受け、治療が行われるが、テストステロンへの早期の曝露は、出生後のジェンダー関連の行動に変化をもたらす。ＣＡＨの女児は、同年齢の男児と同じようなおもちゃやゲームを好む傾向がある。また、幼少期にＣＡＨの治療を受けた女性においては、少数ながら統計学的には有意に、レズビアンやバイセクシュアルといった性的指向をもつようになる人の比率が高くなる。さらに、自らの性自認と一致する、男性として生きたいと願う人も少なくない。

こういった発見から、出生前に体内で放出される性ホルモンが、染色体や解剖学的な性とは別に、ジェンダー特異的な行動に影響を与えていると考えられる。オランダ神経科学研究所のディック・スワーブとアリシア゠ファルゲラスは、その理由を次のように説明する。「（性自認と性的指向は）我々がまだ母親の子宮内にいる時点で脳の構造にプログラムされる。生殖器の性分化は妊娠二カ月までに生じるのに対し、脳の性分化は妊娠後期に始まる。このため、これら二つの過程は別々に異なる影響を受けることがあり、その結果として、生物学的な性と性自認が異なる状態が生じる」[3]。

同じように男児の場合、完全型アンドロゲン不応症候群（ＣＡＩＳ）や５α－還元酵素欠損症の原因となる遺伝子変異があると、しばしば女性化した外性器をもつ。こういった状態にある男児は誤って女の子として育てられるが、思春期の時点で道が分かれる。５α－還元酵素欠損症の症状は、テストステロンの産生ではなく、それがより活性の強い形に変換されるプロセスに欠陥があるために生じている。このため、症状は外部性器の発達に限定されることが多い。思春期には体内を循環するテストステロンが急増するので、５α－還元酵素欠損症の男子の身体でも、体毛や筋肉の発達、そしてもっとも劇的なのは外部性器の発達といった男性化が進む。この段階で、思春期の５α－還元酵素欠損症の若者の多くは、男性としてのジェンダーを受け入れる。

対照的に、ＣＡＩＳの症状は、全身のアンドロゲン受容体の欠乏が原因で生じる。思春期になって月経が来ないため、医療機関を受診することが多い。女性的な外見と一致して、彼らのほとんどは女性としての性自認をもち、性交の相手として男性を好む。精巣の摘出手術を希望し、女性ホルモンの補充を受ける人もいる。

これまでみてきたように、性自認は幼少期から明らかになるが、解剖学的な性差には基づいていない。このため、子どもであっても、自分がふさわしくない身体に閉じ込められているように感じ、期待されている振る舞いとは違う行動をしたいと感じることがある。生物学的な性に違和感をもつトランスジェンダーの人はしばしば、自らの状態を性自認に近づけようとする。それは、社会的なジェンダーであったり、ホルモンの補充だったり、外科的手術による解剖学的な性であったり、あるいはその組み合わせだったりする。トランスジェンダーとして育ち、最終的には外科的に女性から男性に移行すると決めたベン・バレス（図10－4）や、男性から女性に移行したブルース・ジェンナーの体験を紹介する。

ベンは一九五五年、バーバラ・バレスとして生まれ、一九九七年に女性から男性に性を変えた。彼は非常に才能ある脳神経科学者であり、二〇〇八年から二〇一七年までスタンフォード大学の神経生物学部の学部長を務めた。二〇一三年、性移行を公にした科学者として初めて、米国立科学アカデミー会員に招かれた。

そういった経緯を踏まえれば、デボラ・ルダシルが二〇〇六年に出した著書『ジェンダーの謎（The Riddle of Gender）』の第一章で、バレスとの会話を紹介しているのは驚くことではない。この本は、解剖学的な性と性自認に関する古典とされている。

覚えている限り、私はずっと自分は男の子だと思っていました。男の子のおもちゃで遊びたかったし、姉ではなく、兄や兄の友だちと遊びたかった。なのに私にはいつも、バービーのような女の子のおもちゃが与えられました……私はカブスカウトやボーイスカウトにものすごく入りたかった

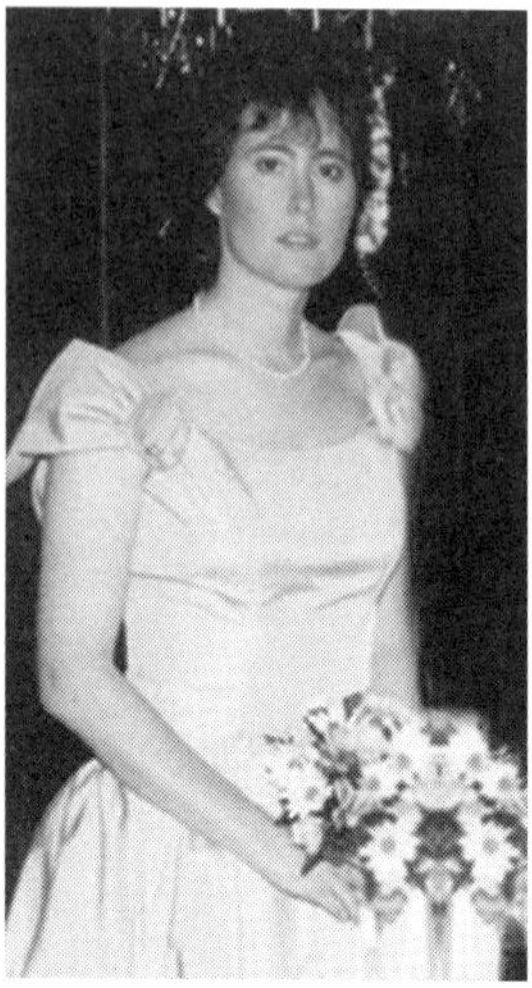

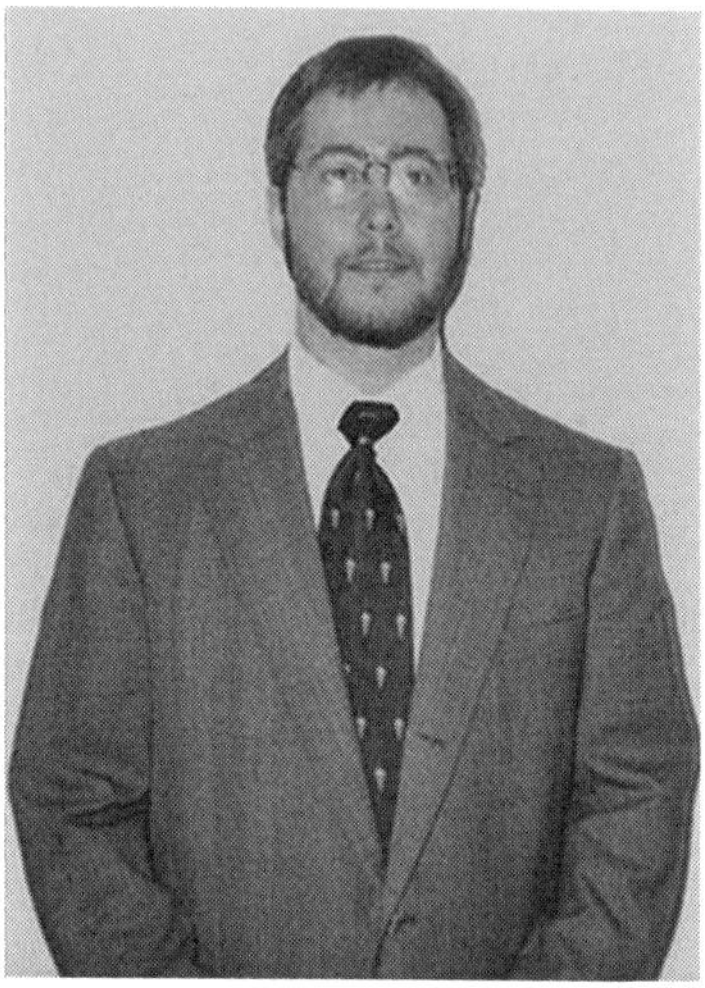

図 10-4　生物学的な性と性自認の違いに違和感があったバーバラ時代（左）と、性自認にふさわしくなるために治療を受け、名前も変えたベン・バレス（右）。

のに、ガールスカウトの年少団ブラウニーに入れられました。でも、嫌でした。クッキーを焼くのではなく、キャンプに行きたかったのです……。

ついこの間、思い出したのですが、ガールスカウトのリーダーからこう怒鳴られたことがありました。「バーバラ、なぜあなたはいつも人と違うことをしなくちゃ気がすまないの？」。彼女は本当に困り果てていました。なぜなら私（私は）ショックを受けました。なぜなら私はいつもいい子だったからです。成績も良く、問題に巻き込まれることもありませんでした。問題を起こそうとしたこともありませんでした……なので、彼女に怒鳴られたことがあまりにもショックで、考え込み、そして自分自身にこう言いました。「私ってやっぱり、他の女の子たちとは少し違うことをしているのかもしれない、という気がする」[4]。

思春期になって乳房が大きくなると、バレスはゆったりとした服を着て、それを隠し、「見えないようにするために」最善の努力を尽くした。バレスはますます強い不快感を覚えるようになった。

とにかくこの体は自分にふさわしくない、という感覚がありました。それを非常に不快に感じるようになり、実際に、それからの人生、ずっと不快でした。なぜなら、ドレスを着なければならなかったからです。医者であれば、診療所に行く際にはそのための服を着なければなりません。同じように、葬式や結婚式に出席する際にはそこにふさわしいドレスを着なければなりません。姉の結婚式で私は花柄のドレスを着なければなりませんでした。こういった体験は、私の人生における大きなトラウマ体験です！

（数年前に性を変えたばかりなので）こういった不快感が、私の人生の大部分の特徴でした。女性であることのあらゆる側面について、非常に、非常に不快感を覚えていたのです。しかし、私はその状態について理解できず、いつも非常に混乱していました。[5]

バレスは大学に在学中に、ミュラー管発育不全と診断された。これは生まれつきの状態で、卵巣はあるものの膣や子宮がなかった。この状態にある若い女性は通常、自分が女性であると認識しており、膣をつくるための医療を受けることを選択する。しかし、自分が女性だと感じたことのなかったバレスにとっては、状況は異なっていた。

医者たちは人工的に膣をつくるつもりだと言い、私には一切、意見を求めず、私がそれを希望するかどうかも尋ねませんした……彼らはいろいろしようとはしてくれましたが、私がどう感じているのかを決して尋ねようとしませんでした。しかし私の気持ちはどうなるのでしょうか！　すべてのことにとても混乱していました。なぜ彼らはそうするのか？　私は女性であると感じないし、とくに膣が欲しいと思ったこともありませんでした。しかしその一方で、私は女の子であり、膣をもつべきだとも思いました。実際、私に選択の余地があるようには思えませんでした……(6)。

バレスはマサチューセッツ工科大学を卒業し、ダートマス医科大学に進んだ。ハーバード大学で神経生物学分野の博士号を取得し、一九九三年にスタンフォード大学の教員になった。一九九七年、性転換手術を受けるという苦渋の決断をする。バレスは、その決断にいたる経緯をこう述べている。

医者になった私がここにいます。私はこれまでの生涯を通じて、自分のジェンダーについて混乱した状態でした……そんなときに、(著名なトランスセクシュアルの男性で、活動家でもあるジェームズ・グリーンについての) この記事を読んで、まるで彼と向き合っているように感じました。記事にとても感動的でした。彼が話したことすべてが、私の人生の物語そのものでした。そして、記事には、すぐ近所の通りにあるクリニックのことが書かれていました……私はクリニックに連絡をとりました……そしてクリニックに行ったところ、まずこう言われたのです。「あなたは典型的なケースですね。性別を変えたいですか？」

それから数週間、非常に悩んで、強いストレスを感じました。「本当にそれをやりたい？」……。私が当時、どのような状態にあったのかを、うまく説明できたと感じたことは一度もないのですが、とにかく私は何日もの間、眠れず、自殺願望がありました……自分の人生が、二つに分かれてしまったような感じでした。不快に感じ続けていたプライベートな側面、そして、喜びを感じ続けてきた職業的な側面……。

ですからクリニックに行ったときには、性転換をするか自殺するか、という選択肢しかないように感じていました。それ以外の選択肢は考えられませんでした。

しかし、すべては非常に速く進みました。診察を受けて数カ月後にはホルモン療法を受けていましたし、その数カ月後には卵巣を摘出する手術を受けました。(7)

バレスは後にこう振り返った。「アイデンティティと職業のどちらかを選ばなければならないと考えていました。性を変えたときには、自分のキャリアはこれで終わりかもしれないと思いました……非常に幸運なことに、大学の同僚たちはびっくりするほど私を支えてくれました。私が抱いていた恐怖は、現実よりもはるかに悪いものでした(8)」。バレスはルダシルに、「私はジェンダーの問題を抱えていましたが、その問題に取り組み、解決したと感じています。もっとも重要なことは、私が以前よりずっと幸せになったことです。今は人生を楽しんでいます」と語っている。

性自認は精神的なものか身体的なものか、生物学的なものか、あるいは社会的なものかと尋ねられ、バレスは次のように答えた。

ジェンダーには二つの形態があると思います。生物学的にはすべての種に明らかに性的二型があります。なぜなら、進化にとってそうあることが重要だからです。男性と女性は異なった形態に設計されており、それはホルモンによって引き起こされるプログラムの影響を受けています。行動をみても、男性と女性は異なり、それがすべて社会的な影響だけによるとは思いません。実際、トランスセクシュアルの人から、そういった考え方を支持する最良の証拠が見つかっています。女性から男性に変わったトランスセクシュアルの人の、テストステロンの投与を受ける前と後の空間認識に関するテスト結果を見ると……テストステロンの投与を受けた後には、空間認識能力がより男性的に変わっています。したがって、ジェンダー特異的なものごとの中には、明らかにホルモンによって制御されている部分が存在します。

……しかし、もちろん、多くの事柄について、その中間的な存在もあると思います。それが生物学的な実態であり、私たちのありのままの姿なのだと考えています。私は、多くのトランスセクシュアルがこう感じているのではないかと想像しています。だからこそ、生まれたときから、何かがふさわしくないと強く感じるのではないでしょうか？　なぜ自分たちの置かれた状況に慣れることができないのでしょうか？　それは、社会からどう扱われているかという問題ではないからです。もっと自分の内なる深いところから来るものなのです[9]。

ブルース・ジェンナーはまた、異なる道を歩んだ。筋肉質でスポーツマンの男性から女性へと移行したのだ。ジェンナーは大学生時代に優れたフットボール選手だったが、膝に深刻なけがを負って手術を受け、ゲームに復帰することができなくなった。オリンピックの十種競技のコーチであるL・D・ウェルドンに説得され、十種競技に取り組み始めた。十種競技は、一〇種類の異なる陸上競技を行う種目である。

ウェルドンの指導のもと、ジェンナーは一九七六年のモントリオール夏季オリンピックにおける十種競技で金メダルを獲得した。十種競技はさまざまなスキルを必要とするため、この種目の金メダリストは非公式に「世界最高のアスリート」と呼ばれる。ジェンナーは金メダルを獲得しただけでなく、十種競技の世界記録をも更新した。その後、彼は放送局NBCやABCのキャスターになり、ABCの朝の情報番組『グッド・モーニング・アメリカ』に定期的に出演した。夕食後の時間帯の番組でも有名なスピーカーとして活躍し、驚異的なオリンピックの成果についても素晴らしい話を展開した。この成功により、ジェンナーはテレビ業界や映画業界でスターになった。

もともとジェンナーは自分を男性であると公表していたが、二〇一五年四月、生物学的には男性であるものの性自認は女性である、トランスウーマンであると発表。名前をブルースからケイトリンに変えた。彼女は二〇一五年七月号の『ヴァニティ・フェア』誌の表紙に登場し、自身のジェンダーの移行に焦点をあてたテレビシリーズ『アイ・アム・ケイト』に出演した。ケイトリンへの名称変更とジェンダーの変更は、二〇一五年九月一五日に公式に認められた。ジェンナーは自分の人生をこう説明している。「自分の核となる本質と魂を否定する状態を想像してみてください。加えて、人々からは、アメリカの男性アスリートの象徴という、ほとんど応えようのない期待を寄せられていたのです[10]」。本来の自分を明らかにした後、ケイトリンは『アイ・アム・ケイト』のエグゼクティブプロデューサーになった。この番組は、トランスジェンダーをめぐる問題に対する一般の人々の認識を高めたと賞賛された。

トランスジェンダーの子どもや思春期の若者

自分の身体は自分にふさわしくない性のものであると感じているトランスジェンダーの子どもたちにとって、思春期は、ベン・バレスが体験したように、ひどい混乱と苦痛を引き起こしうる。身体的にも意思決定能力においても、生物学的な性とは異なるホルモンの投与をしてもいいと考えられるほど成熟するまでの期間、トランスジェンダーの思春期の若者に対して、心理的なトラウマを軽減するために、思春期に起こる身体の変化を止める薬を使う医師が増えている。通常は一六歳になるまで思春期の進展を抑えることが多い。しかし、こういった薬にどのような副作用があるのかについてはまだほとんどわかっていない。

アメリカでは現在、NIHから研究費の提供を受けた、トランスジェンダーの子どもたちに関する研究が進んでいる。この研究によって、出生時に割りあてられた性を変更したいと望む思春期の若者に対し、いつ、どのようにそうするのが最善なのか、知見が得られるかもしれない。研究には、自分はトランスジェンダーであると認識している思春期の若者約三〇〇人が参加しており、少なくとも五年間、経過を追うことを目標にしている。トランスジェンダーの若者についての、これまでで最大規模の研究であり、思春期の到来を人工的に遅延させることへの心理的な影響を調べる二番目の研究である。また、思春期を遅延させる医学的な影響を追跡する最初の研究でもある。参加者の一部のグループは思春期の初期に、思春期を遅延させる薬の投与を受ける。もう一方の、より年長の若者たちのグループは、生物学的な性とは反対の性ホルモンの投与を受ける。

自分のジェンダーに疑問を抱いたことのある子どものうち七五%は、思春期に達するまでに、出生時に割りあてられた性が自分のジェンダーであると自認するようになる。しかし、思春期に自分は生物学的な性とは異なる性であると感じる、トランスジェンダーだと自認する人は、その後もずっと、トランスジェンダーだと認識し続ける。副作用についてまだよくわかっていない時点で、思春期を遅延させる薬を投与することに疑問を呈する人はいる。しかし、この分野の治療にかかわる多くの人は、思春期遅延薬の投与を控えることで思春期のトランスジェンダーの若者から性を変更しうる可能性を奪うのは、非倫理的だと主張している。若者への治療を控えるのは、中立的な行為ではなく、彼らに損害を与えることになると言うのだ。

米内分泌学会は、トランスジェンダーの若者の治療に関する指針の更新に取り組んでいる。そのリーダーである、カリフォルニア大学サンフランシスコ校の小児内分泌学者スティーブン・ローゼンタールは、現行の指針は一六歳まで性ホルモン療法を控えるよう医師に推奨しているが、多くの子どもは一六歳になる前に思春期を迎えるため、使用時期についてはより柔軟な対応を認めるように変わるのではないかと予想している。

あるいは、指針は変更され、子どもたちに、思春期になる前に自分に合う性として生活を送ってみることを奨励するようになるかもしれない。ただし、カリフォルニア大学サンフランシスコ校の心理学者ダイアン・エーレンサフトによると、これは人気の高まっている選択肢ではあるが、論争の的にもなっているという[11]。多くの心理学者は、一〇代になるまでは、そういった社会的な性の移行を勧めていない。

マンチェスター大学の生命倫理学者シモーナ・ジョルダーノは、子どもの性自認に対するアプローチがどのようなものであれ、臨床医と家族は、子どもたちが自分がいま何を体験しているのかを理解できるように、手助けすることが大切だと述べている。「社会的な移行も身体的な移行も長い行程になります」[12]。

今後の展望

脳の性分化は奥が深く重要な研究分野である。性自認といった認知機能的な側面を含む、ジェンダー特異的な行動をになっている神経回路については、ようやく解明が始まったばかりだ。たとえば今では、性自認には生物学的な基盤があり、胎児期の発達過程で解剖学的な性とは異なる道をたどることがあるとわかっている。さらに、スワーブやガルシア゠ファルゲラスはこう指摘している。「出生後の社会的環境が性自認や性的指向に影響を与えているという証拠はない」[13]。

性自認の生物学的側面により鋭く焦点をあてることで、ヒトの性的指向の幅をより明確に解明することができるだろう。それにより、トランスジェンダーの男性や女性をよりよく理解し、受け入れることが可能になる。そして、子どもが「自分にふさわしくない身体の中にいる」と言ったときに、その子が何を言おうとしているのかがよくわかるようになり、成人するまでの過渡期を支援することができるようになるだろう。

第11章　今も残る脳の大いなる謎——意識

現代におけるもっとも偉大な生物学者フランシス・クリックは、人生後半の三〇年間を、脳の働きによって意識がどのように生じるのかを研究することに捧げた。クリックは一九九四年に出版した著書『DNAに魂はあるか——驚異の仮説』でこう書いている。「あなたの喜びや悲しみ、思い出や野心、自分らしさ、自由意志は、実際には、膨大なニューロンと関連分子の集合体による反応にすぎない」。

しかしクリックは、意識が生じる仕組みについて、あまり多くを解明することはできなかった。意識の統一性、つまり自己認識は、今なお脳に関する最大の謎のままである。哲学的な概念としても、意識については一致した見解がいまだ形成されていない。意識を研究し、意識障害について調べた多くの人は、意識というのは心の単一の機能ではなく、さまざまな文脈において異なる状態をとるものであると考えている。

意識に関する現代の研究で得られた、もっとも驚くべき知見の一つは、ジークムント・フロイトが正しかったと判明したことだ。意識的な思考全体に、複雑な無意識の精神的プロセスの影響が及んでいる。この知見を踏まえずに、意識について理解することはできない。すべての意識的な知覚は無意識のプロセスに左右される。そこで、意識に関する謎を掘り下げて探究する際には、脳障害の研究からわかった、精神的プロセスを想起することが大切である。脳は、無意識的なプロセスと意識的なプロセスの両方を使って、外の世界を内面に表象させ、それが行動や思考を導いている。脳の神経回路に障害があると、無意識的なレベルと意識的なレベルの両方で、他の人たちとは異なった程度で異なった種類の世界を体験することになる。

現代の認知心理学と神経科学が融合して誕生した、新しい心に関する生物学により、意識について新たに理解することができた。本章ではまず、脳イメージングで異なる意識状態を解析した結果から明らかになった、脳から心が生みだされる基本的な仕組みをいくつか紹介する。次に、意思決定について再度、取り上げる。今回は、不適切な倫理的判断という視点からではなく、より広い視点から、意思決定という重要な技能が、いかに無意識的なプロセスと意識的なプロセスの両方を使っているのかをみていく。並行して、経済学と細胞生物学という意外な組み合わせによって見出された、意思決定を支配しているルールについても触れる。最後に、精神分析が精神的プロセスを理解する上でどのように貢献しているのかを紹介する。この治療法が、新たな心についての生物学をとり入れることで、いかに新しい力と目的を引きだすことができるのかもみていく。

心についてのフロイトの考察

フロイトは心を意識的な要素と無意識的な要素に分け、意識的な部分を「エゴ（自我）」と命名した。エゴは視覚や聴覚、触覚、味覚、嗅覚といった感覚系を通じて、外の世界に直接、接触する。また、フロイトが「現実原則」と呼んだ原則に支配され、知覚や論考、行動の計画、快楽や痛みの経験に関与するほか、満足感を得るのを先に延ばすことを可能にする資質とも関係している。後述するように、フロイトは後になって、エゴにも無意識的な要素があることに気がついた。

心の無意識の部分は「イド」と命名した。イドは論理や現実に支配されず、快楽原理に支配されている。快楽原理というのは、快楽を求め、苦痛を避けることである。フロイトは当初、無意識を、意識外にあり、主に本能によって構成される単一の存在で、行動や経験に影響を与えるもの、と定義した。

フロイトは、本能は、あらゆる精神的な機能における、主要な動機づけの力であると考えた。そして数限りなく存在するさまざまな本能を、基本的な数種類に分類し、大きく二つのグループに分けた。一つは生の本能、「エロス」である。自己保存と性愛にかかわるあらゆる本能を含有する。もう一つは「タナトス」である。死の本能で、攻撃的かつ自己破壊的で残忍なあらゆる本能を含む。ここで、フロイトがヒトの行動のすべては性的動機から生じると主張している、とみなすのは誤りであることがわかるだろう。タナトスから生じる行動は、性的動機から生じるわけではない。後述するように、生の本能と死の本能が融合することもある。

フロイトは後に、無意識の心を、本能的な無意識イドを超えた領域にも拡張した。まず第二の要素として「超自我（スーパーエゴ）」を追加した。超自我は、良心を形成する、心の倫理的な要素である。さらに第三の要素として「前意識的無意識」も追加し、心の構造モデルを完成させた。前意識的無意識は現在は「適応的無意識」と呼ばれている。この第三の無意識の要素は、エゴの一部であり、自覚されることなしに、意識に必要な情報を処理している（図11－1）。フロイトは、高次の認知過程の多くは、意識したり思案したりすることなしに、無意識のうちに行われると考えた。適応的無意識とその意思決定における役割については、後ほど取り上げる。

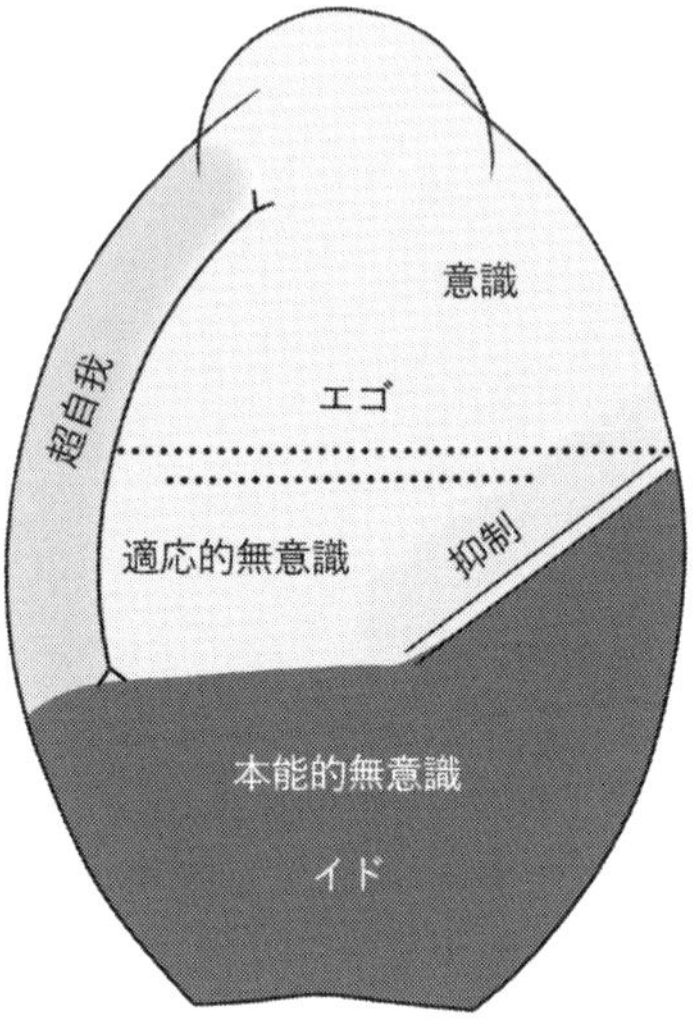

図11-1　フロイトによる心の構造モデル

フロイトの研究の多くは、無意識の貯蔵庫としてのイド、すなわち社会的に不適切な欲望や、トラウマの記憶、苦痛を伴う感情などが保管されている領域についてであった。また、こういった感情などが意識下の思考に入るのを防ぐ防御メカニズムである、抑圧についても盛んに研究した。

脳科学では現在、動機や行動、意思決定が行われる際に、表面下の強力な力として働いている本能の、生物学的基盤についての研究が始まっている。第10章で紹介したカリフォルニア工科大学のデイビッド・アンダーソンは、感情や行動に関する脳神経生物学研究を行い、フロイトが観察した本能のうちの二種類——性衝動と攻撃性——のいくつかの生物学的基盤と、これら二種類の本能の融合を発見した(1)。

前述のように、扁桃体は感情を調整する。同時に、子育てや授乳、性交、恐怖、攻撃といった本能的な行動を制御する視床下部と情報交換している。アンダーソンは、視床下部内部に、異なるニューロンからなる二群の神経核を見つけた。一つは攻撃を制御しており、もう一つは性交を制御している。この二つの神経核の境界に存在する約二〇%のニューロンは、性的行動に際しても攻撃に際しても活性化される。つまり、性的行動と攻撃をになう脳神経回路は、密接につながっていると考えられる(図11-2)。

性交と攻撃。この相容れない二つの行動が、同じニューロン群によって媒介されるのはなぜなのか。

アンダーソンは、ニューロンに加わる刺激の強度によって、違いが生じることを発見した。前戯などの

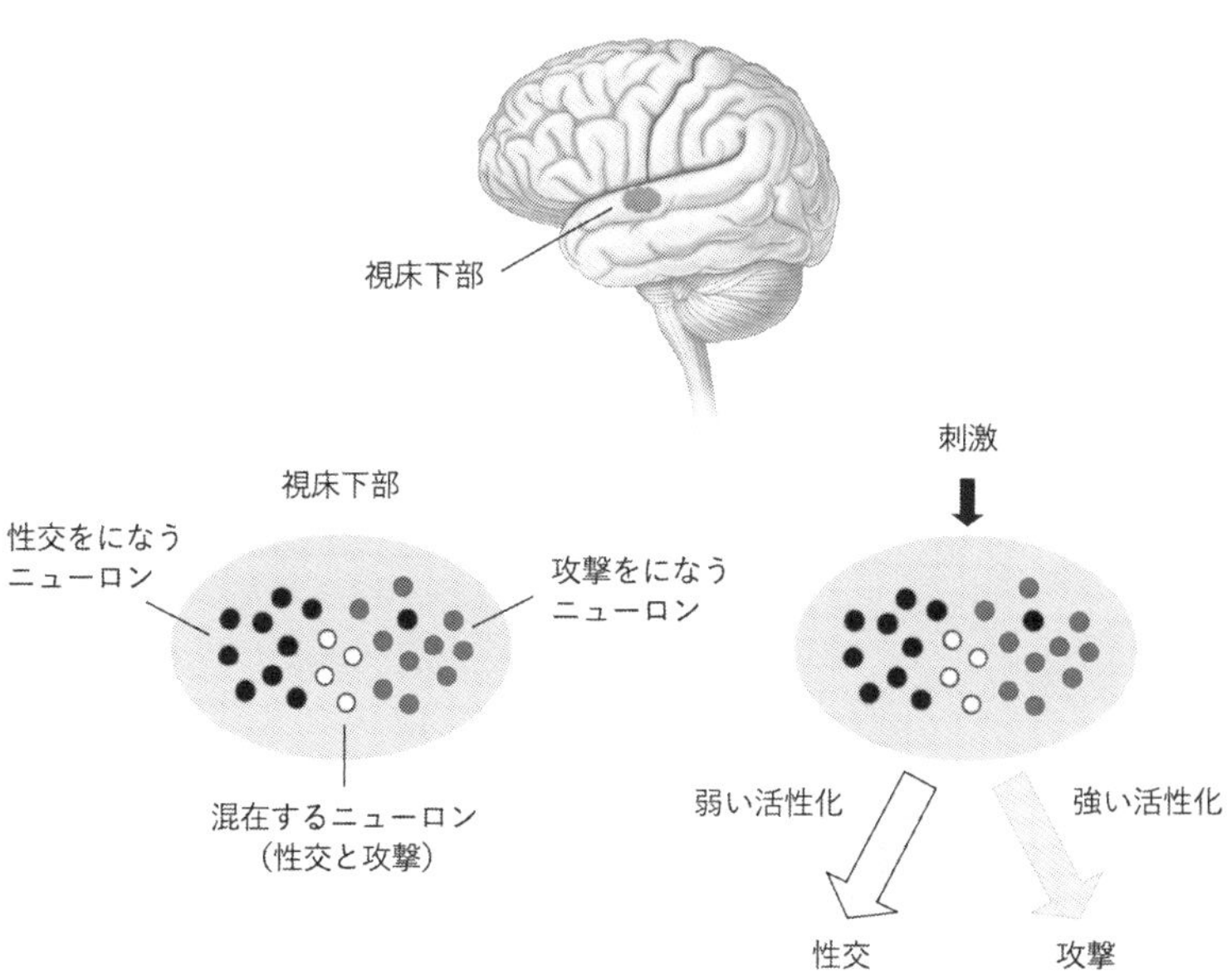

図11-2　視床下部では性交と攻撃を制御する２つのニューロン群が密接に関連している。

弱い刺激では性交をになうニューロンが活性化され、危険などの強い刺激では攻撃をになうニューロンが活性化される。

性衝動と攻撃性という本能的な衝動が簡単に混じりあいやすいのは、これらをになう脳内の領域が近接していて、一部の領域が重なっているからである。喧嘩をした後のカップルのセックスは、ふだんよりも激しく、より大きな快楽がもたらされるのは、混じりあいの一例であろう。

意識についての認知心理学的考察

現代の認知心理学は、心について、フロイトとは異なるアプローチで研究している。本能に焦点をあてるのではなく、無意識の心はどのようにして、自覚されることなしに、多様な認知プロセスを行うことができるのだろうかという点に注目している。ここでは、無意識の認知を考える前にまず、現代の認知心理学が意識をどのようにとらえているのかを紹介する。

認知心理学者が意識と言うときは、異なる状態を、異なる文脈で語っている。たとえば眠りから目覚めること、近づいてくる人に気づくこと、感覚的な知覚、自発的な行動の計画と実行などである。こういった異なる状態を理解するためには、意識下の経験について、二つの独立している、しかし重なりあうこともある視点から分析する必要がある。

第一の視点は、脳の全般的な覚醒状態である。たとえば、目が覚めているときと深い眠りについているときの違いだ。この視点から意識レベルをみると、覚醒度や警戒度の異なる状態がある。たとえば睡眠から覚醒したばかりの時点、警戒している最中、通常の意識的な思考をしている最中といった違いである。一方、意識を失った状態には、睡眠や昏睡、全身麻酔などがある。

第二の視点は、覚醒状態における脳が行う処理の内容である。たとえば、空腹を感じたり、犬を見たり、シナモンの香りを嗅いだりすることがある。内容という視点からは、感覚情報のうちのどのような側面が意識的に処理され、どの面が無意識的に処理されるのか、さらにはそれぞれの処理の仕方の利点は何かを把握する必要がある。

これら二つの視点は明らかに関連している。適切な覚醒状態になければ、感覚情報を意識的または無意識的に処理することはできない。そこで、まずは覚醒の基盤となる生物学についての考察から始めたい。

最近になるまで、覚醒と警戒の状態、つまり目覚めた状態になるのは、感覚からの情報が大脳皮質に入力される結果だとみなされていた。したがって、感覚からの入力が遮断されれば、我々は眠りにつくと考えられていた。一九一八年、インフルエンザの世界的大流行について研究していたオーストリアの精神科医であり神経学者でもあるコンスタンティン・フォン＝エコノモは、何人かの患者が死ぬ前に昏睡状態に陥るのを経験した。死後に剖検を行い、感覚系はほとんど傷ついていないにもかかわらず、上部脳幹の一部の領域が損傷しているのを発見した。彼はこの領域を「覚醒中枢」と命名した。

フォン＝エコノモの発見は一九四九年、イタリアの偉大な科学者ジュゼッペ・モルッツィと、アメリカのよく知られた生理学者ホレス・マグーンによって、実験的に検証された。動物実験で、感覚系から脳に伸びる神経回路、具体的には触覚や位置感覚を媒介する回路を切断しても、意識、つまり覚醒状態には影響しないことが確認された。しかし、上部脳幹にある、フォン＝エコノモが「覚醒中枢」と呼んだ場所を損傷すると、昏睡状態に陥った。さらに、その領域を刺激すると、動物は眠りから目覚めた。

モルッツィとマグーンは、脳には、脳幹や中脳から視床に伸び、さらに視床から大脳皮質にまで及ぶ系統があることに気づき、それを「脳幹網様体賦活系」と命名した。この系統は、意識のある状態に必要な、さまざまな感覚系からもたらされる感覚情報を運び、大脳皮質に広く伝達する（図11－3）。脳幹網様体賦活系は覚醒状態には必要であるが、意識的なプロセスの内容、すなわち自覚されている内容には関係しない。

自覚しているものの内容、つまり意識の状態は、大脳皮質によって媒介されている。カリフォルニア大学バークレー校の哲学の名誉教授ジョン・サールは、意識の定義は難しいと言う人がいるが、常識的な定義はそれほど難しくない、と主張している。意識とは、認識したり知覚したりしている状態である。それは朝、起きたときに始まり、夜に再び眠りにつくか、あるいは意識を失うまで、一日中続く。

意識には注目すべき三つの特徴がある。一つ目は知覚の質である。音楽を聴くことはレモンの香りを嗅ぐこととは異なる。二つ目は主観性である。自覚は私の中で起きている。あなたの中でも似たような

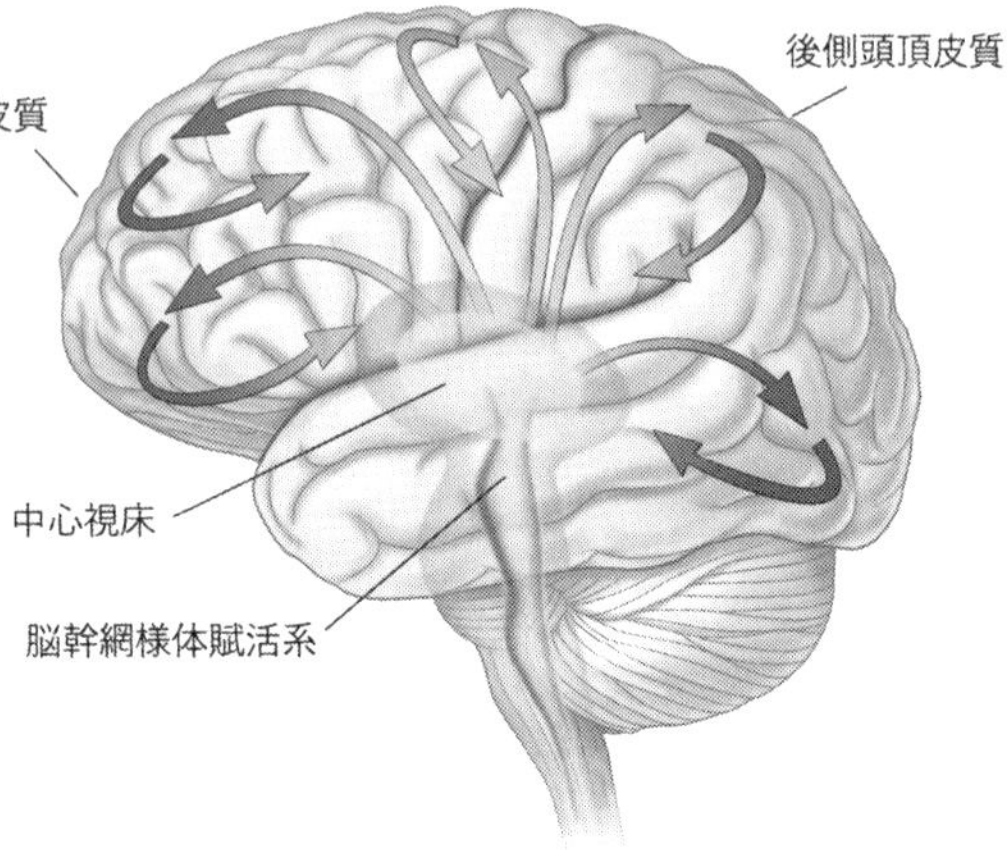

図11-3　脳幹網様体賦活系は、意識状態を保つのに必要な感覚情報を脳幹から大脳皮質まで伝達する。

ことが起きているだろうことは確かだが、自分の意識していることと私自身の関係性は、他の人の意識していることと私との関係性とは異なる。あなたが手にやけどをしたときに、痛みを感じているのはわかる。ただしそれは、私があなたの行動を観察しているからであり、あなたの痛みを私が実際に感じたり、体験したりしているからではない。自分がやけどをしたときにだけ、私自身は痛みを感じる。

意識の三つ目の特徴は、経験の統一性である。私は、首にあたるシャツの感覚や自分の話す声の音、テーブルを囲んで座っている人たちの姿を、一つの統合された意識、つまり私の経験として体験している。それは決して、ばらばらな感覚刺激の寄せ集めではない。そ

意識については簡単な問題と難しい問題がある、とサールは述べている。簡単な問題は、意識状態と関連する脳内の生物学的プロセスを特定することである。バーナード・バースやスタニスラス・ドゥアンヌといった科学者は現在、脳イメージングやその他の新しい技術を使って、意識と脳神経系の関係に

ついて探求し始めている。彼らの研究については後ほど紹介する。

サールによると、意識についての難しい問題は、意識状態と脳神経系の相互の関連が、意識的な経験とどのように関係しているのかを理解する点である。我々のあらゆる経験、たとえばバラの香りやベートーベンのピアノソナタの音響の認識、後期資本主義の脱工業化時代を生きる人の不安などすべては、脳内のニューロンの発火率の変化によって生みだされているものである。しかし、これらの神経的なプロセスや、それと意識状態との相互の関連が、実際に意識を引き起こしているのだろうか？ もしそうなら、どのようにして？ また、なぜ意識的な経験には、こういった生物学的なプロセスが必要なのだろうか？

論理的には、ニューロンの相互関連が意識を引き起こすかどうかは、通常の方法で確かめることができるはずだ。つまり、ニューロンの相互関連を活性化して意識を活性化できるかどうか、また、ニューロンの相互関連を不活化して意識を不活化できるかどうかを調べればいいはずである。しかし、我々はまだ、そのような研究を実行できていない。

意識の生物学的基盤

脳が、感覚系から得られる基本的な情報の小片を集めて整理し、無意識にそれらから推論することに最初に気づいた人物は、一九世紀の生理学者であり心理学者であるヘルマン・フォン・ヘルムホルツであろう。実際に、脳は非常に乏しい情報から複雑な推論を行うことができる。たとえば、そのもの自体は何の意味ももたない連続する黒い線を見た際に、その線が動き始め、前に向かってくると、脳は瞬時にそれを歩く人だと認識する。

ヘルムホルツはまた、情報の無意識下における処理が反射的または本能的であるだけでなく、適応的であり、この世界で生き残っていくのを助けていることも理解していた。さらに、無意識は創造的であることも認識していた。無意識のプロセスは、記憶に保存されている情報と、今まさに知覚している情報の両方を統合し、意識に提供する。脳は部分的な情報を受け取り、それまでの体験と比較し、より経験に基づいた理性的な判断を下す。

これは驚くべき洞察である。フロイトもこのことに気がついた。彼は、「失語症」と総称される、言語に関する能力にさまざまな欠陥がある病気に関心をもち、注目すべき観察を行った。我々は、これから話す言葉を意識的に選んだり、意識的に文法的な構造を組み立てたりしない。すべては無意識のうちに行われていて、我々は単にしゃべっているだけである。話すときに、自分が言おうとしていることの要点は知っているが、実際に口から出るまでは、正確には何と言おうとしているのかわからない。

同様に、顔を見るとき、意識的に目や眉毛、耳、口などを見て、「ああ、これは○○さんだ」と判断しているわけではない。顔をそのまま認識している。このような高次元の適応的な思考は、フロイトの言う適応的無意識の領域で行われる。したがって、フロイトの抱いていた疑問は実際には、複雑なものを認識することを可能にしている、物事を統合する能力の本質は何なのか、ということになるだろう。

この問いに答えるために、図11－4を見てみよう。左側は、四つの黒い円盤の上に白い正方形が載っているように見える。右側は、四つの黒い円盤のそれぞれから一部が取り除かれたように見える。知覚的な経験から意味をなすような解釈をすることに慣れている脳は、左側の図では、黒い円盤の上に白い正方形があると認識する。しかし実際には、白い正方形は存在しておらず、脳がそれをつくりだしただけである。右側の四つの黒い円盤を見ると、それがわかる。脳はさらに、円盤の上にあるように見える

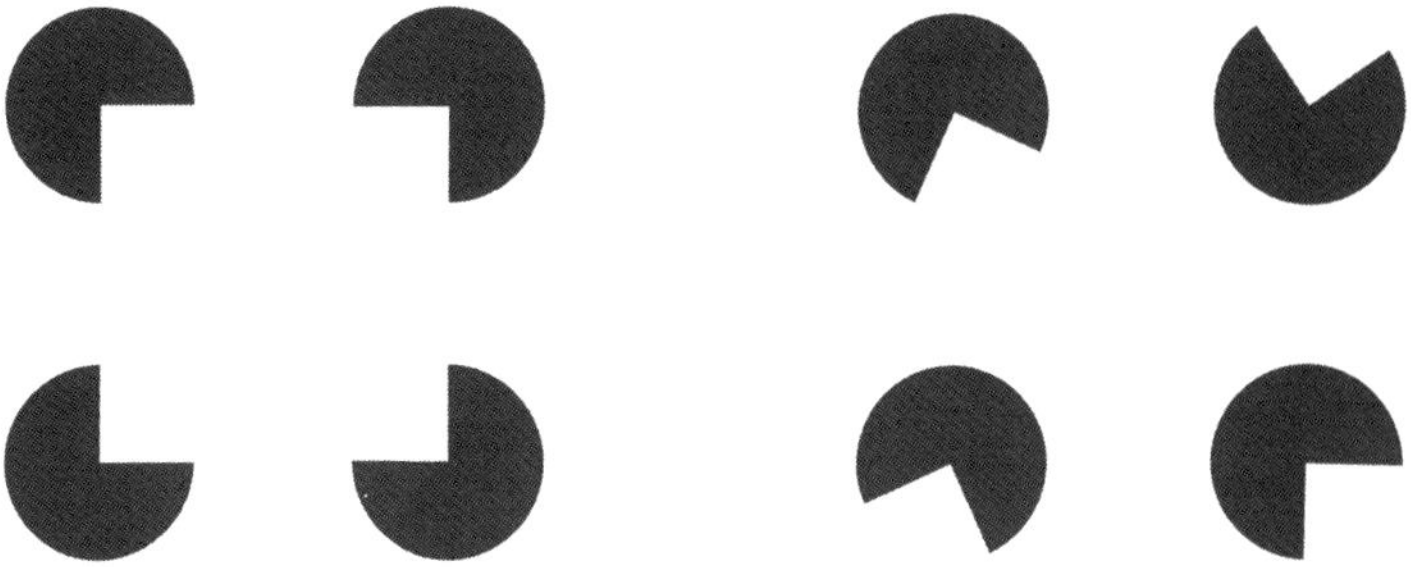

図11-4　カニッツァの四角形。実際に線は存在しないが、意識的な思考が架空の線を創造する（左）。

正方形の白さと、背景の白さの違いさえもつくりだしているが、この差も実際には存在しない。

認知心理学者バーナード・バースは、脳による意識的なプロセスおよび無意識的プロセスの統合、つまり見たものを心がどう解釈するのか、脳神経科学の進展を利用すれば実証的に探求できると考えた。そして、その方向で探求に取り組んだ。

グローバル・ワークスペース

バースは、視覚を研究するために脳イメージングを用いた一連の実験を行い、一九八八年、「グローバル・ワークスペース理論」を提唱した[2]。この理論によると、意識は、前意識にあった情報が、大脳皮質全体に広く伝播されるというプロセスを伴う。バースは、グローバル・ワークスペースは、脳幹から視床に伸び、そこから大脳皮質にいたる神経回路のシステムであると定義した。

バースの実験が行われる前は、ほとんどの厳格な実験心理学者にとって、意識に関する疑問はタブーであった。科学的に検証可能な問題だとは考えられていなかったからである。しかし現在は、心理学には意識について実験室で調べるための多様な技術が存在する。

実験で任意の刺激、たとえば顔の画像や単語を使い、条件を少し変えることで、基本的には自由自在に知覚を意識下に置いたり、意識の外に置いたりすることができる。たとえば、ある人物の顔の写真を見せ、その後、非常に短時間のうちに別の画像を見せると、顔の写真は隠された状態になり、意識的には知覚できない。しかし、同じ写真を数秒間見せれば、意識的に知覚することができる。

これは、意識に関する新たな認知心理学的な知見であった。しかもこれは、意識的な知覚についての心理学と、視床から大脳皮質全体に伝わるニューロンのシグナルに関する脳科学を一つにした。心理学と脳科学のアプローチは切り離すことができない。意識状態に関する優れた心理学なしに、脳における情報伝達に関する生物学は進展することはできず、生物学がなければ意識を裏打ちする基本的なメカニズムを理解することはできない。

フランスの認知神経学者スタニスラス・ドゥアンヌは、バースの心理学モデルを生物学モデルに進展させた[3]。意識的な状態の経験は、情報の一片を選択し、増幅し、大脳皮質に拡散させる、という神経回路の行っている一連のプロセスの結果としてもたらされていることを、ドゥアンヌは発見した。バースの理論とドゥアンヌの発見から、思考には二種類あることがわかる。一つは知覚を伴う無意識の思考である。もう一つは意識下の思考で、知覚した情報の脳内での伝播を伴う。

ドゥアンヌは、無意識のプロセスと意識的なプロセスの違いを対照して目立たせることで、脳内における意識をより具体的に浮かび上がらせる方法を考案した[4]。スクリーンに「ワン、ツー、スリー、フォー」という単語を一瞬、映す。非常に短時間でも、それらを見ることはできる。ところが、最後の単語「フォー」の前後に図形を一瞬、映すと、単語は消えたように見える。画面には表示されているので見た人の網膜には存在しており、脳はその情報を処理しているのに、見た人はそれに気がつかない。

ドゥアンヌはさらに実験を進め、意識と無意識のちょうど境界に単語を配置するようにした。すると、実験の参加者は、半分の回では単語を見たと言い、半分では見ていないと言う。参加者の知覚は純粋に主観的である。一方、客観的な現実はどうかといえば、映しだされた単語を被験者が見たと思ったかどうかにかかわらず、完全に同じままである。

意識の境界より下、つまり潜在意識下で単語を見た場合、脳内では何が起こっているのだろうか? まず、大脳皮質の視覚野が非常に活性化する。これは無意識の神経活動である。見た単語は、大脳皮質で初期的な視覚処理が行われる部位に到達する。二〇〇〜三〇〇ミリ秒後、その情報はゆっくりと消失し、より高次の処理を行う大脳皮質の視覚中枢に到達することはない(図11-5)。

無意識の知覚が大脳皮質に到達するかどうかと尋ねたら、神経科学者たちは三〇年前であれば、ノーと答えただろう。当時は、大脳皮質に到達する情報は自動的に意識下に入ると信じられていたからだ。しかし実際には、知覚が意識的になる際には、まったく異なることが起きている。

意識下の知覚も視覚野の活性化から始まる。しかし、そこでのニューロンの活動は消失するのではなく、増幅される。約三〇〇ミリ秒後、活動は非常に大きくなり、消えかけた波ではなく、津波のようになる。そして脳の高次機能をになう部位にまで伝播し、前頭前皮質にまで到達する。そこから、活動が始まったところに情報は戻り、神経活動の反響回路をつくりだす。これが、我々が何かを見たことを意識するときに起こる情報の伝播である。このプロセスにより、情報はグローバル・ワークスペースに運ばれ、脳の他の領域からもアクセスできるようになる(図11-6)。

簡単に言えば、ある単語を意識したとき、その単語はグローバル・ワークスペースで利用可能になる。ただしそうなるまでのプロセスは、単語を視覚的に知覚することとは異なる。単語が目の前にわずかな瞬間

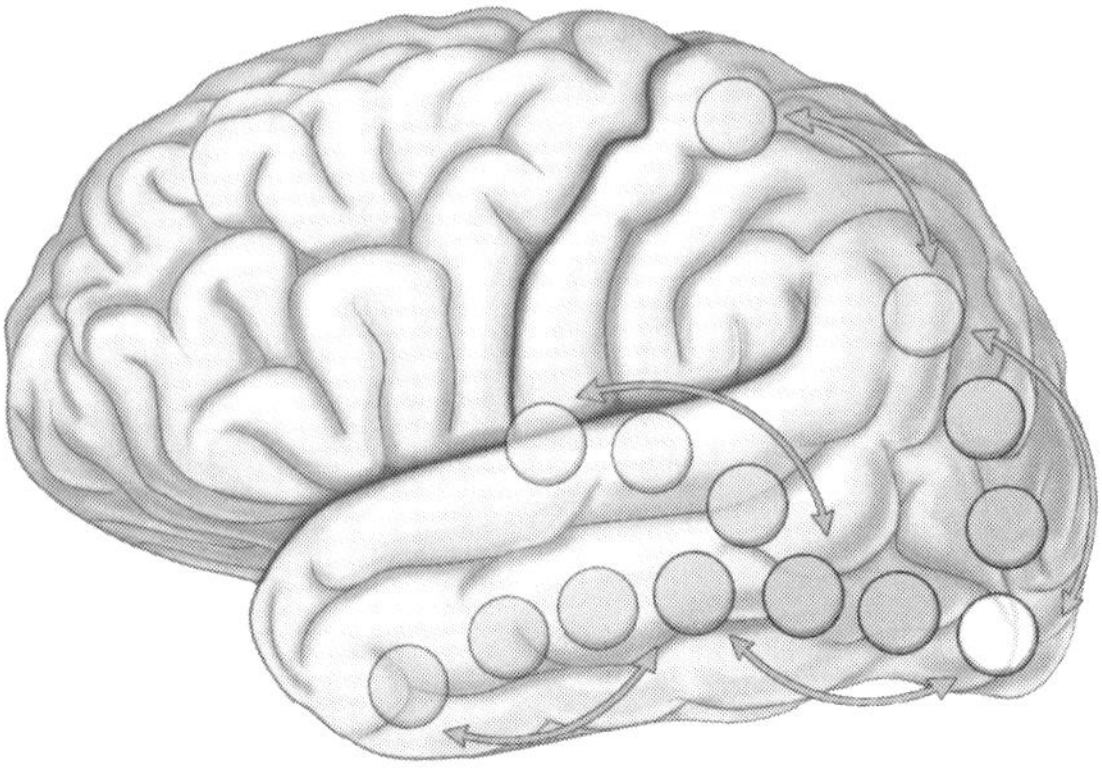

図 11-5　潜在意識下の知覚。視覚野の活動は、高次脳機能をになう脳の部位に達するまでに消える。

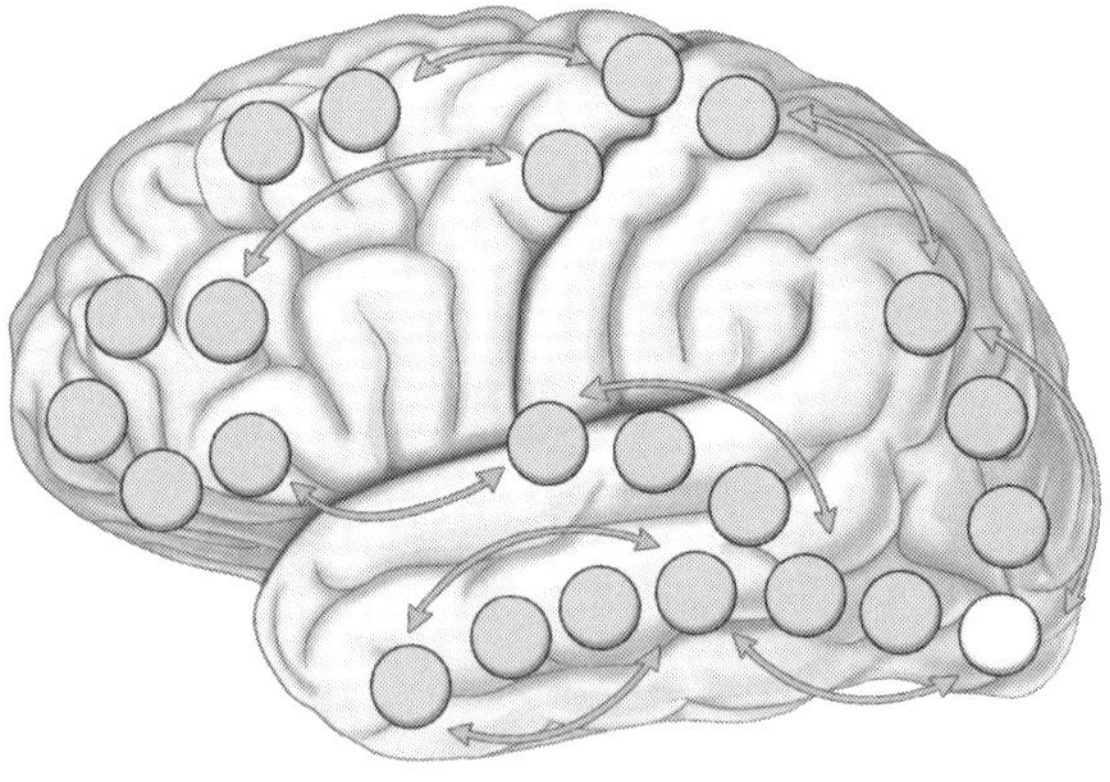

図 11-6　意識的な知覚。視覚野の活動は前頭前皮質に伝播する。すると、脳の他の領域もその情報を使えるようになる。

しか表示されなくても、作業記憶によってその単語を覚えておくことができる。それが視覚的知覚である。その後、その情報が必要になったら、必要とする脳のすべての領域に単語の情報を伝えることができる。

脳イメージングによる基礎的な発見も、これと同じ内容である。意識的な活動の範囲は、焦点をあてることができるものに制約される。意識は一度に一つの項目のみを選択し、それを脳全体に広く伝播する。対照的に、情報の無意識的な処理は、同時に多くの異なる大脳皮質の領域で行われている。しかし、情報は他の領域には伝わらない。たとえば、この文章を読んでいる最中に、あなたは周囲で聞こえる音や温度など、周辺の環境にも気がついている。そういった感覚的な情報は脳で無意識に処理されているが、その情報は脳内に広く伝播されないため、この文章を読んでいる最中にあなたが意識することはない。

前述した実験は、意識下における知覚を引き起こさずに、情報が脳内に入ってくることが可能であると明らかにした。興味深いことに、そのような情報も行動に影響を与えることがある。この点については後ほど詳しく説明するが、それが可能なのは、脳の無意識のプロセスは感覚情報に限定されないからである。単語の単なる認識が無意識で行われている間に、同時に、自覚されることなく、その単語の意味情報は脳の高次機能をになう領域にも到達している。

単語のその他の側面も無意識のうちに評価されている。たとえば発音や単語のもつ感情的なニュアンス、その単語が間違って口に出たのか、その間違いに気がつきたいのか、といった側面などである。数字を見る際にも、脳の数学的な情報を扱う系統を、たやすく利用することができる。無意識のプロセスはどのように働いていて、その影響はどこまで深いのだろうか？　それはまだ解明されておらず、科学者たちは苦労している。

相互関連か因果関係か？

前意識で意識的な活動と相互に関連があるもの、つまり意識と神経的に相互に関連があるものと、実際に意識的な活動を引き起こしているものをどのように区別すればいいのだろうか？　意識の実際の内容を、脳はどのように、ニューロンが受容可能な形にしているのだろうか？　これらの疑問に答えるには、より微細な調整のできる技術が必要になる。

コロンビア大学のダニエル・ザルツマンとスタンフォード大学のウィリアム・ニューサムは、動物の脳を電気で刺激し、情報処理経路を巧みに操作した。[5] 動物は、点が左に移動しているのか右に移動しているのかを合図できるように訓練されている。ものの動きについての視覚的な情報処理をになっている脳の小さな領域をわずかに刺激するだけで、点がどちらに向かって動いているかについての動物の知覚を変化させることができた。知覚の変化は、点の動きについての動物の認識も変化させる。つまり、点が実際には右に移動している場合でも、ニューサムとザルツマンが左への移動に注意を払うニューロンを刺激すると、動物は認識を変え、点が左に移動していると合図する。

一方、ニコス・ロゴセティスとジェフリー・シャルは一九八九年、「両眼視野闘争」について研究した。[6] 両眼視野闘争とは、片方の目にある画像が提示され、もう一方の目には別の画像が提示される状況のことである。このとき、両方の画像が重なり合わさるのではなく、知覚は片方の画像からもう一方の画像に切り替わる。我々は、一度に一つの画像しか意識して見ることができない。

動物でも同じ現象が観察できる。認識している画像が切り替わったときに合図するよう、サルを訓練して実験した。一部のニューロンは物理的な画像にのみ反応し、他のニューロンは動物が知覚しているという状態に反応することが明らかになった。既述したように、知覚は、単に感覚的な刺激への反応であるだけではなく、記憶を参照するなど認知的な機能も伴っている。

ロゴセティスとシャルの研究はさらなる研究も生みだした。そして、あるものを知覚したという精神的な表象に関与するニューロンの数は、情報が脳の一次視覚野から高次機能をになう領域に移動するにつれて増加する、という発見ももたらした。

ロゴセティスは自身の研究や関連した研究から、次のような結論が得られるとしている。「これらの研究から明らかになりつつある脳の実像は、感覚的な情報を処理するだけでなく、過去の経験に基づいた予測を表す内部のシグナルにも反応し、意識するという状態をつくりだす過程を備えたシステムである」[7]。そしてこう続けた。「意識と関係のあるニューロンを同定するのに成功したことは、意識の基礎にある神経回路を解明する上でのいいスタートを切ったと言える」。

意識についての生物学研究はまだ始まったばかりではあるが、意識の状態を探究するための有用なパラダイムを提供してくれている。

意識の生物学的基盤に関する総合的な展望

意識とは、電気的な信号が前頭前皮質に伝播されること、つまり無意識の情報がグローバル・ワークスペースに伝達されることであると結論づけたくなるが、意識はそれほど単純なものではないだろう。情報が伝播されるという活動の一部は、確かに意識的ではあるが、他の部分は、関連づけられたものを表象しているだけという可能性がある。

たとえば、ジョン・レノンが何者であるかを知らない人が彼の写真を見たとしよう。その人の脳は、視覚野から前頭前皮質に情報が伝達されるという通常のプロセスを経て、丸いメガネをかけた長髪の、感じのいい男性を見るだろう。しかし、ジョン・レノンが誰であるかを知っている人の場合、レノンの写真を「エリナー・リグビー」などの曲や、他のビートルズのメンバー、ポール・マッカートニーやジョージ・ハリスン、リンゴ・スターと関連づけるかもしれない。脳のそういった追加の活動は、レノンの顔の知覚とは別に起こる。脳は、レノンの写真を認識し、それを過去の記憶と関連づけている。こういった関連づけは無意識に行われるが、それらもまた、視覚系から送られてきた情報に反応して起こる、前頭葉の活動の結果である。

最後の非常に重要な点は、意識は、外から入ってくる刺激とは無関係に機能することができるということである。一般的には、脳は、感覚から入ってくる情報を受け取り、それに反応して応答を生みだすと考えられている。多くの場合、その考え方は正しいが、そうではない場合もある。

完全な暗闇の中で視覚刺激がまったくなくても、我々は、高次機能をになう大脳皮質がトップダウン的に行う、認知という性質をもつ、非常に複雑な活動状態を維持することができる。また、睡眠中には外部世界からのシグナルが大脳皮質に到達しないよう阻止されているにもかかわらず、非常に色彩豊かで感情的に興奮する出来事を夢の中で認識することができる。

ときには、周囲の出来事を無視して、思考や計画に集中することもできる。空想にふけったり、将来の出来事を想像したりする最中も、脳は一時的に感覚刺激をブロックし、代わりに脳の内部で生成されたアイデアなどで遊ぶ。これらのアイデアや空想は、外の世界からの刺激が入ってこなくても、独自に生成される。確かに、大きな音や煙のにおいがすれば、脳は現実世界に引き戻されるが、内部の思考に集中している最中は、新しい感覚刺激が入ってこないようにしている。

意思決定

よい意思決定ができる能力は、無意識と意識下の両方における精神的プロセスに左右される。第8章では、意思決定において感情の果たす重要な役割について触れた。本章では考察をさらに深め、認知心理学と生物学からもたらされた知見について検討し、意識下および無意識のプロセスが意思決定においてどのように相互作用しているのかを探求する。

前述の適応的無意識という概念を提唱したのは、認知心理学者のティモシー・ウィルソンである。これは、一連の高次の認知プロセスであり、本人が気づかないうちに素早く情報を解釈する、フロイトの提唱した前意識的無意識に似ている(8)。生存に不可欠である。我々は周囲で起きていることに意識を集中する一方で、適応的無意識では、精神活動がそれ以外のところで何が起こっているのかを追跡し、重要なことを見逃さないようにしている。適応的無意識には複数の機能があり、その一つが意思決定である(9)。

重要な選択を迫られると、多くの人はどうするか決めるために、紙を取りだして選択肢のプラス面とマイナス面を書きだす。しかし、複数の実験から、この方法は意思決定には必ずしも最適な方法ではないと判明している。あまりにも意識しすぎると、自分が実際には好きではないものを選択するよう、自分を説得する可能性があるからだ。むしろ、決定にかかわる情報をできるだけ集めた上で、その情報を無意識の領域に任せるのが一番いい。選択が自然と湧き上がってくる。睡眠は感情のバランスをとる上で有益であるため、重要な意思決定をする際には、文字通り寝て考えるのが最善である。我々が意識的に行う意思決定は、無意識に選択された情報に基づいているものである。

適応的無意識は非常に賢く、洗練された一連のプロセスだが、完璧ではない。物事を迅速に分類するので、やや硬直的になることもある。偏見が生じる一因は、そこにあると考えている人もいる。素早く刺激に反応する際には、過去の経験に基づいて判断するが、いま起きている新しい状況には過去の経験はあてはまらないかもしれない。そのような新しい状況では、意識が介入し、「ちょっと待って。この迅速な、否定的な反応は間違っているかもしれない。再考する必要がある」と、素早くなされた判断を修正する。このように適応的無意識は意識と協働して、人類を地球上でもっとも賢い種たらしめている。これら二つの精神的なプロセスは、さまざまな種類の情報を扱うためにどのように進化してきたのか？それをどこまで遡ることができるのかを探るのは興味深い。

適応的無意識の生物学的な役割は、カリフォルニア大学サンフランシスコ校のベンジャミン・リベットによる単純な実験で明らかになった。ドイツの神経学者ハンス・ヘルムート・コルンフーバーは、手を動かすといった自発的な動作を始めると、「運動準備電位」と呼ばれる電気信号が生成されることを発見した。これは、頭部の表面で検出できる。しかも、運動準備電位は、実際の動作の少し前に現れることが判明した。

リベットは実験をさらに進めた。被験者に動くという意図を意識的にもってもらい、その意図がいつ起こったかを正確に記録した。彼は、動作が開始されたことを示す信号である運動準備電位よりも前に意図が起こると考えていた。しかし驚いたことに、意図は運動準備電位の後に生じていた。複数の実験結果を平均したデータに基づき、リベットは脳を観察することで、本人が自覚する前にその人が動くかどうかを判断することができるようになった。(10)

この驚くべき結果は、我々が無意識の本能と欲望のなすがままに行動している可能性があることを示唆する。実際には脳内の活動は、ある動作をすることを意思決定する前に始まっている。しかし、リベットによれば、自発的な動作が起こるプロセスは脳の無意識の領域で迅速に始まるが、実際にその動作が始まる直前に意識が介入してきて、その動作を承認、または否認する。意識が生じるプロセスは、無意識のプロセスよりゆっくりしているため、介入できるのがこの時点になる。指を上げる一五〇ミリ秒前に、意識が、実際に指を動かすかどうかを決定する。リベットは、脳内の活動は、動作にも先行して始まることを発見した。こういった知見を考慮すると、意識に関与する脳の活動の性質について、より詳細な検討が必要だと考えられる。

ダニエル・カーネマンとエイモス・トベルスキーは一九七〇年代、直感的な判断は、知覚と推論の間にある中間的な段階で機能しているのではないかと思いついた。そこで意思決定がどのように行われているのかを探求し、やがて、無意識のうちに行う間違いが、判断を大きくゆがめ、行動に影響を与えていることに気がついた[11]。彼らの研究は、行動経済学という新たな学問領域の基本的な枠組みの一部を築いた。

カーネマンとトベルスキーは、精神的な近道とも言えるようなプロセスを特定した。それは、迅速な行動を可能にする一方で、最適ではない判断をもたらすこともある。たとえば、選択肢がどう表現されるか、またはどう構成されるかによって、意思決定は影響を受ける。なぜなら選択肢を考慮する際に、同等の利得よりも損失の方をはるかに重く考えがちだからだ。たとえば手術を必要とする患者に対し、外科医が「九〇％の患者が完全に回復しますよ」と説明すれば、「死亡率は一〇％です」と説明するよりも、患者が手術を受ける可能性ははるかに高くなる。数字は同じだが、我々はリスクを毛嫌いする傾向があるため、可能性の低い死亡する確率よりも、可能性の高い生存率を聞かされる方を好む。

カーネマンはさらに、一般的な思考について、二つの系（システム）があると説明している。[12]「システム1」は、大部分が無意識で、迅速で、反射的で、直感的であり、適応的無意識のようなものである。認知心理学者のリーダーの一人であるウォルター・ミッシェルは、これを「ホットな思考」と呼ぶ。システム1は一般的に、連想や比喩を使って問題や状況に対する回答や対応法の草案を素早く作成する。カーネマンは、もっとも高度な技能には、多くの直感を必要とするものがあると言う。名人レベルのチェスの試合や、社会的な状況の迅速な察知などがそうである。しかし、直感は偏見や間違いを起こしやすい。「システム2」は対照的に、意識に基づき、比較的時間がかかり、慎重で、分析的であり、ミッシェルが「クールな思考」と呼ぶものである。システム2は、はっきりとした確信と、代替案の合理的な評価に基づいて状況を評価する。システム2により自分で意識的に判断した上で選択し、何を考慮し、何をするか決めていると我々は思っているが、実際のところ我々の人生はシステム1に導かれている、とカーネマンは論じる。

システム生物学的な意思決定についての研究は、無意識の感情や意識下における気持ち、それらの身体的な症状の解析から始まった。一九世紀末まで、感情は特定の一連の出来事から生じると考えられていた。すなわち、恐ろしい状況を認識することによって大脳皮質で恐怖を意識的に経験し、その恐怖は無意識のうちに自律神経系に変化を引き起こし、心拍数が増加し、血管が収縮し、血圧が上昇し、手のひらが湿っぽくなると考えられていた。

前述したように、ウィリアム・ジェームズは一八八四年、この一連の流れを覆す見解を提唱した。ジェームズは、脳が身体とコミュニケーションをとるだけでなく、同じように重要な特質として、身体も脳とコミュニケーションをとっていることに気がついた。彼は、我々が感情を意識的に経験するのは、身体の生理的反応の後からであると考えた。つまり、道で熊に出くわしたとき、熊の凶暴性を意識的に評価してから恐怖を感じるのではなく、本能的に逃げだし、後から恐怖を感じるのである。

三つの異なる研究グループが最近、ジェームズの理論を科学的に確認した。[13] 脳イメージングを使った研究では、前部島皮質を発見した。島皮質は、頭頂葉と側頭葉の間にある大脳皮質の小さな島である。感情を伴う外部刺激に対する身体反応についての自覚、つまり気持ちは、ここに表象される。島皮質は、外部の刺激について、感情的な重要性や動機としての重要性を評価し、統合する。また、外部の感覚情報と内部の動機づけの状態も調整する。このように身体的な状態を意識することは、自己についての感情的な自覚、つまり「私は」という気持ちの尺度になっている。

第8章でも触れた、感情に関する神経生物学のパイオニアの一人ジョセフ・ルドゥーは、刺激が扁桃体に到達するのに二つの経路があると発見した。最初の経路は迅速で直接的で、無意識の感覚的な情報を処理し、出来事の感覚的な側面を反射的に結びつける。二番目の経路は、島皮質を含む大脳皮質のいくつかの部位を通って情報を伝え、その情報の意識的な処理に貢献する。ルドゥーは、直接的経路と間接的経路はどちらも一緒になって、状況に対する無意識の即時反応や、後から起こる、意識による無意識反応の精査を媒介していると論じた。

これらの研究により、精神的な生活の表面下にある、意識的な経験と無意識的な経験が、どのように関連しているのかを調べ始めることができるようになった。実際、最近の意識に関するもっとも魅力的な研究のいくつかはジェームズの考察に沿っており、その他の精神的プロセスにおける、意識の果たす役割についても調べている。たとえば、エリオット・ウィマーとダフナ・ショハミーによる脳イメージング研究は、意識的に記憶を思い出そうとする際に海馬で起こるのと同じメカニズムが、無意識の意思決定を導き、また偏見を生みだすことを明らかにした[14]。

ウィマーとショハミーは、まず実験参加者に一連のペアになった画像を見せた。その後、ペアになっていた画像をバラバラにし、条件づけ学習の手法を用いて、一部の画像を金銭的な報酬とともに参加者に提示した。最後に、金銭的報酬を伴わない画像を参加者に見せ、どの画像を好むか尋ねた。参加者は、最初に見せられた画像のペアを意識的には思い出せなかったものの、報酬と関連づけられた画像とペアになっていた画像を好む傾向があった。ウィマーとショハミーは、海馬が、いま見ている画像と、もともとペアになっていた画像の関連づけを再活性化し、線条体と共働して、それを報酬の記憶に結びつけ、参加者の選択を偏向させたと結論づけた。

意思決定や選択について生物学的に研究できるようになり、ニューサムら脳神経科学者たちは、経済学のモデルを使って動物実験を行い、意思決定を支配する法則を細胞レベルで理解しようと研究を始めた。一方、経済学者たちは、生物学的な研究成果を経済学の理論に組み入れ始めた。

脳神経科学者は、霊長類の単一ニューロンを調べることで、意思決定の研究を進展させた。マイケル・シャドレンに代表されるような研究者たちは、意思決定にかかわる大脳連合野のニューロンは、感覚野のニューロンとはかなり異なる反応特性をもっている、という重要な発見をした。感覚野のニューロンは現在の刺激に反応するのに対し、連合野のニューロンはもっと長く活性化された状態が続く。それはおそらく現在の知覚と、それに対する反応としての暫定的な行動の計画を結びつける機序の一部をになっているためであろう[15]。

シャドレンの実験結果は、連合野のニューロンが、選択に関連した確率を正確に追跡していることを示唆している。たとえば、右にある標的から報酬がもらえる確率が高いことを示唆する根拠をサルが何度も何度も目撃するにつれ、右に進むという選択を好むニューロンの活動が増加する。このようにしてサルは根拠を蓄積し、正しい選択をする確率が一定の閾値《いきち》、たとえば九〇％を超えたとき、その選択をする。ニューロンの活動と、それによって導かれる意思決定は、非常に迅速に行われることが多く、しばしば一秒未満である。適切な状況下では、迅速な決定でも最適な決定となる。迅速で無意識的な、システム1型思考が生き残っている理由はこのためかもしれない。この思考型は、状況によっては誤った選択をしてしまうが、他の状況下では非常に適応的である。

精神分析と新しい心の生物学

精神分析は二〇世紀前半、無意識の精神的プロセスに関して、驚くべき新しい洞察を提供した。心的決定論や幼児性欲、そしておそらくもっとも重要な洞察は、ヒトの動機の非合理性についてであろう。研究方法も非常に新しく、強力であった。このため、フロイトだけでなく、他の知的で創造的な精神分析家たちも長年にわたって、精神療法における患者と分析者の出会いが、ヒトの精神に関する科学的探求に最良の場面を提供してくれると主張してきた。

しかし、二〇世紀後半における精神分析学の業績は、あまりはかばかしくはなかった。精神分析的な思考は引き続き進展したが、目覚ましい新たな洞察は比較的少なかった。もっとも重要であり、もっとも落胆させられたことは、精神分析学が科学的に進化しなかった点である。具体的には、精神分析により編みだされた、胸を躍らせるような刺激的な見解について、客観的に検証する方法をとらなかった。その結果、二一世紀に入ると、精神分析学は影響力を低下させた。

何がこのような残念な衰退をもたらしたのだろうか？　第一に、精神分析学は、その大部分の力を探索に使い果たした。フロイトは患者の話を注意深く、しかも新しい方法で聞いた。また、一見、無関係で矛盾した、患者の連想の意味するところを説明するために、暫定的な推論も提示した。しかし、現代においては、個々の患者の話を注意深く聞くだけでは、新たな仮説を生みだせない。さらに、精神分析では観察者の予断が入りやすいため、個々の患者の臨床的な観察だけでは、心を科学するための基盤としては十分ではない。

第二に、精神分析学はしばしば自らを科学的な学問領域だとみなしてきたにもかかわらず、科学的な研究方法をほとんど使用せず、長年にわたり、検証可能な実験で仮説を確かめることに失敗してきた。実際、精神分析学は、科学的に検証することよりも、仮説を生みだすことの方にはるかに優れていた。一因は、まれな例外を除き、精神分析で収集される情報が患者の個人情報だからである。患者のコメントや連想、沈黙、姿勢、動作、およびその他の行動もすべて個人情報である。実際のところ個人情報の秘匿は、精神分析療法において、患者と分析者の間の信頼を確立する上で重要な役割を果たしている。その結果、精神分析で何が行われたかについては、通常、分析者の主観的な報告によってしか知ることができない。そのような報告は、科学的データとは言えない。

第三に、特別な例外を除いて、精神分析者たちは、過去五〇年の間に進展した、脳そのものと、脳がいかに行動を支配しているのかについての生物学的な知識を受け入れてこなかった。

もし精神分析学が再びその理知的な力と影響力を取り戻そうとするなら、新しい心の生物学を創造的に取り込む必要があるだろう。新しい生物学は、精神分析学が将来的に成長するために必要な、さまざまな概念の科学的基盤を提供することができる。精神分析学が精神的プロセスと行動を脳の機能がいかに媒介しているかについての考え方を科学的な実験によって検証し、研究する上で、生物学的な洞察はいい刺激となる。精神分析だけでなく他の形態の精神療法も、脳と行動に実際に検出可能で持続的な物理的変化をもたらす生物学的な治療であることが、脳イメージング研究によってわかっている。今後は、精神療法がどのようにして生物学的変化を起こすのかを解明する必要がある。

幸いにも、実証的な研究がこの学問領域の未来のためには不可欠であると認識している精神分析学者もいる。そのおかげで、過去数十年の間に、二つの動向が顕著になってきた。一つ目は、上述したように、新しい心の生物学と緊密に協力しあいながら精神分析学を進めようとする努力である。二つ目は、第3章で触れたように、科学的な根拠にこだわった精神療法である。ほとんどすべての精神的機能は、意識と無意識のプロセスの相互作用を必要とするため、新しい心の生物学は、精神分析の理論と現代の認知神経科学を結びつけることができる。このような結びつきは貴重である。認知神経科学が、無意識に関する精神分析理論を探究し、修正し、必要であれば否定することを可能にする。また、精神分析の考え方によって認知神経科学の質を高めることもできる。

ドゥアンヌの操作的な研究方法を使えば、たとえばフロイトの提唱した本能的無意識が、社会的行動や攻撃に関する現代の生物学的な知見ではどこに位置づけられるのかを探求することもできるだろう。これらの無意識のプロセスは、意識されなくても、大脳皮質に到達しているのか？　昇華や抑圧、歪曲といった防御的な機構を支配している神経系はどれなのか？

二一世紀の生物学はすでに、意識下や無意識的な精神的プロセスの性質に関する疑問にかなり答えられるようになってきている。しかし、新しい心の生物学と精神分析学を統合して得られた解答の方が、より豊かで意味のあるものになるだろう。両者の統合は、精神障害の理解に多くの知見を加え、健全な脳機能をになう脳神経回路についての理解も大きく深めるだろう。健全な脳機能についての新たな洞察は、脳障害のある人々を理解し、効果的な治療法を開発する上でも大きな貢献をするはずだ。

今後の展望

意識はいまだに謎である。意識は静的ではなく、変化することはわかっている。さらに、無意識の知覚情報が広範囲の大脳皮質、とくに前頭前皮質に提供されることが意識には必要である。前頭前皮質は、知覚や記憶、認知の統合をになっている脳の領域である。我々はどのように脳内の無意識の活動から自己を意識するようになるのだろう。それを探究する、つまり意識の本質を解明することは、二一世紀の科学における最大の挑戦の一つである。解答は容易に得られるものではない。

脳の障害は、認知や記憶、気分、社会的な交流、意志、行動といった、意識下におけるさまざまな経験に混乱を引き起こす。したがって、ここまでみてきたような脳障害から意識について得られた知見のほとんどは、意識と無意識のプロセスの相互作用にあてはまる。その相互作用のさらなる解明こそが、意識がどのように生じるのかについて最終的に理解するために重要であると考えられる。

むすびの言葉——一巡してまた初心にかえる

過去一世紀の間に得られた脳と脳障害についての知識は、それ以前の長い人類の歴史で得られた知識よりも多い。ヒトゲノムの解読により、遺伝子がいかに脳の構造を決定し、遺伝子の変化が脳障害にどのような影響を与えるかが明らかになった。記憶など特定の脳機能の背景にある分子的な経路や、どのような遺伝子の欠陥によってそれらの機能が損傷され、アルツハイマー病などが発症するのかについても多くの洞察が得られている。また、ストレスが気分障害やPTSDに与える影響など、脳障害における、遺伝子と環境の強力な相互作用についても多くのことがわかってきた。

同じように注目すべきなのは、最近の脳イメージング技術の進展である。これにより、特定の精神的プロセスや精神障害と、脳のどの領域の活動が関係しているのかを追跡できるようになった。また、活性化したニューロンを明るく光らせて映すことで、脳機能の地図をつくりだすこともできる。そして、脳障害のモデル動物は、患者にとって必要な新しい研究の方向性を教えてくれる。

これまでみてきたように、脳障害は、脳の神経回路の一部、つまりニューロンのネットワークとそれを形成するシナプスが過剰に活動したり、不活性化したり、効果的にコミュニケーションできなかったりすることで生じる。脳障害は、外傷やシナプス接続の変化、または成長期に脳神経のネットワークが誤って形成されることなどが原因で起こる。脳のどの領域に影響が及んでいるのかによって、感情や認知、記憶、社会的交流、創造性、選択の自由、運動、またはこれらを組み合わせた経験の仕方を変化させるような脳障害が生じる。

脳障害の研究によって、脳の健全な機能に関するいくつかの一般原則を確認することができた。それが可能だったのは、遺伝子研究や脳イメージング、モデル動物の技術的な進展のおかげである。たとえば、脳イメージング研究は、脳の左右の半球が精神的機能の異なる側面をになない、両半球はお互いに抑制しあっていることを、可視化して示してくれた。左半球の損傷は、右半球の創造的な能力を解き放つ可能性がある。もう少し一般論で言えば、脳のある神経回路が不活性化すると、その回路によって抑制されていた他の回路が活性化することがある。

劇的に異なる症状が現れるので、一見、何の関連性もないようにみえる障害の間に、驚くべきつながりがあることも判明した。パーキンソン病やアルツハイマー病などの運動障害や記憶障害は、たんぱく質の異常な折りたたみによって引き起こされていた。これらの障害の症状は幅広く、多様である。なぜなら影響を受けるたんぱく質とそのたんぱく質の機能が異なるからである。同じように、自閉スペクトラム症と統合失調症は、どちらもニューロンの余分な樹状突起を取り除く、刈り込みの問題と関係していることもわかった。自閉スペクトラム症では、樹状突起が十分に刈り込まれず、統合失調症では樹状突起が過剰に刈り込まれている。また別の例を挙げると、自閉スペクトラム症と統合失調症、双極性障害という三つの異なる障害で、遺伝子の変異が共通していることがある。つまり、統合失調症のリスクを高めるいくつかの遺伝子変異が、双極性障害のリスクも高め、また、自閉スペクトラム症のリスクも高めている。

無意識および意識下の精神的プロセスの相互作用は、この世界で活動していく上で不可欠である。創造性の発揮や意思決定において、それはとくに明白である。人類が生来もっている創造性をどれだけ発揮できるかは、どのような領域においても、いかに意識による抑制を緩め、無意識の領域にアクセスできるようになるかにかかっている。ある人にとっては容易であるが、別の人にとっては困難なこともある。プリンツホルン・コレクションの統合失調症の芸術家たちは、抑制と社会的な束縛が減少した状態にあるため、無意識の葛藤や欲望に自由にアクセスすることができたが、シュルレアリストの芸術家たちは、アクセスする方法を模索せねばならなかった。意思決定は状況がまた異なる。意思決定における無意識の感情の役割やその必要性について、ほとんど誰も気がついていない。しかし、研究から、感情に関与する脳の領域に損傷を受けた人は、意思決定に大きな困難を抱えることが多いとわかっている。

新しい心の生物学は、脳と脳障害についての理解を革命的に向上させた。しかし、現代の認知心理学と脳神経科学の統合は、我々の未来の生活にどのような影響を与えるのだろうか？ 新しい心の生物学は、二つの側面で医療に根本的な変化をもたらすと考えられる。第一に、脳神経科学と精神医学は融合し、共通した臨床診療科になるであろう。そして、患者は健康状態や疾患に関する特定の遺伝的背景をもつ個人である、という前提条件に、これまで以上に焦点をあてた治療を行うようになるだろう。この前提条件に焦点をあてるようになると、生物学に導かれる、個別化医療が進むと考えられる。

第二に、脳障害で不具合をきたした精神的プロセスと、健全に機能するプロセスの違いについて、初めて、有意義で詳細な生物学的知見を得ることができるようになるであろう。また、脳における性差や性自認についての生物学的知見も、もたらされる可能性がある。

個別化医療では、個人間の小さな遺伝子の違いを検索する、臨床的なＤＮＡ検査に焦点をあてることになるだろう。そして、特定の疾患のリスクを抱える人を同定し、徴候や症状が現れる何年も前に、食生活や手術、運動、薬物療法によって、その疾患の進行を抑えることができるようになる可能性がある。

現在、新生児には、たとえばフェニルケトン尿症のように、主に治療可能な遺伝性疾患のスクリーニング検査が行われている。おそらく将来的には、それもさほど遠くない将来には、統合失調症やうつ病、多発性硬化症などを発症するリスクの高い子どもたちが同定され、年齢を重ねた先の人生で起こるであろう変化を予防するための治療を受けることができるようになるかもしれない。中年成人や高齢者は、アルツハイマー病やパーキンソン病などのように人生の後期に発症する疾患の個人的な発症リスクを調べることで、恩恵をこうむることができるかもしれない。さらに、DNA検査で、副反応も含めた個人の薬剤に対する反応が予測できるようになれば、患者一人ひとりの必要に応じた薬剤を提供することも可能になるだろう。

私自身の研究は、学習、つまり経験が、脳のニューロン間の接続を変化させることを明らかにした。それは、一人ひとりの脳が他の人の脳とは少しずつ異なるということを意味する。同一のゲノムをもつ一卵性双生児でも、異なる経験をしているために、わずかに異なる脳をもっている。脳イメージング技術は、脳機能を明らかにする過程で、精神的な活動における一人ひとりの生物学的基盤を解明する可能性が非常に高い。それが実現すれば、脳障害の診断や精神療法を含めたさまざまな治療の効果の評価において、強力な新しい手段が得られることになる。

ここまで記述してきた観点からみれば、脳障害の生物学的な研究は、何世代にもわたって学者や思想家たちが継続的に取り組んできた、新たな言語で人類の思考や行動を理解しようという試みの一部であるととらえることができる。これは、新しいヒューマニズムをつくるための真剣な試みである。生物学的な個性に関する知見に基づいた新たなヒューマニズムは、我々の経験を豊かにし、お互いについての理解を深めてくれるに違いない。

謝辞

出版社ファラー・ストラウス&ジルーのエリック・チンスキーの素晴らしい批評的洞察から、私は大きな恩恵を受けた。コロンビア大学の同僚たちにも感謝している。トム・ジェセル、スコット・スモール、ダニエル・ザルツマン、ミッキー・ゴールドバーグ、エレノア・シンプソンには、初期の草稿を懇切丁寧に読んでもらった。ブレア・バーンズ・ポッターは、これまでの三冊の本でも私と一緒に仕事をしてくれたが、今回も彼女の批評的な目と洞察に満ちた編集を本書にもたらしてくれた。最後に、編集作業とアート・プログラムの開発をしてくれたサラ・マックと、本書の多くのバージョンを辛抱強くタイプし、完成まで巧みに導いてくれたポーリン・ヘニックに大いに感謝している。

訳者あとがき

本書の著者エリック・カンデルは、脳神経科学の代表的な教科書『カンデル神経科学』の主要な著者である。二〇〇〇年には、記憶や学習に関する神経メカニズムの研究でノーベル生理学医学賞を受賞した。生涯の研究テーマとしてヒトの心、つまり精神の本質を解明しようと取り組んできた。

心と身体の関係について、一七世紀の哲学者デカルトは、「我思う、故に我あり」と述べ、心は身体とは別にあり、身体とは無関係に動く、とする心身二元論を唱えた。しかし二〇世紀後半、現実はデカルトの考えとは逆で、「我あり、故に我思う」、つまり我々の身体、とくに脳があってこその心の動きであり、意識も含めた心の動きは脳内の神経回路の一連のプロセスによって生じる、と認識されるようになった。

カンデルは、この認識の転換がもたらされたのは、哲学と認知科学、そして脳神経科学が融合して誕生した、「新しい心の科学」の成果であると説明する。そして本書で、新しい心の科学によって心の本質がどこまで解明されたのかを、「心の病（精神疾患）」という視点から記した。

なぜ心の病なのか。カンデルはその理由を、次のように書いている。「コンピューターの部品が壊れたときにその部品のになう本来の機能が明らかになるように、脳の神経回路も、衰弱したり正しく回路が形成されなかったりするときに、その機能が劇的に明白になる」。

本書が取り上げる精神疾患は自閉スペクトラム症からうつ病、双極性障害、統合失調症、認知症、パーキンソン病、ハンチントン病、PTSD、依存症など幅広い。こういった精神疾患を通して、人間の社会性や感情、気分、意思決定、記憶、動作、意識、無意識といったさまざまな精神的活動が、脳のどの神経回路から生じているのか、あるいはどんな遺伝子が関与しているのかといった生物学的な基盤について、どこまで解明されているのかを紹介している。さらには、精神疾患の患者の芸術作品を介して、創造性にも生物学的な基盤があり、創造性も脳の活動から生じている点についても解説している。

例外的に心の病以外で本書に含まれるテーマは、性分化と性自認である。生物学的な性と性自認が一致しない状態は病気ではないものの、不一致が生じる過程をひもとくことで脳の性分化についての理解が深まるために、本書で扱われている。

本書は、最先端の研究だけを紹介しているわけではない。精神疾患についても脳の働きについても治療法についても、過去にどのように理解されていたのか、それがどう推移してきたのかという歴史も紹介している。そのおかげで読者は、現在の認識や治療法について、より深く理解することができる。しかも、自閉スペクトラム症やうつ病などさまざまな精神疾患や、トランスジェンダーの当事者や家族の詳細な体験談がいきいきとした自伝やインタビューを引用しながら紹介されているため、それぞれの疾患やトランスジェンダーの当事者について、より身近に知ることができる。

歴史的にみて、精神疾患には多くの偏見がつきまとってきた。たとえば親の愛情が足りないから、心が弱いから、といったように。しかし、それぞれの精神疾患の特徴や原因が生物学的に解明されるにつれ、いかに偏見が誤った根拠に基づくもので、いわれのないものであるかが科学的に立証されてきた。

ただ、薬物依存症については、意思の弱い、違法薬物を使うような悪い人の病気といった偏見がいまだに根強く残っているのではないだろうか。そのような見方がいかに科学的に誤っているのかは、本書を読むとよくわかる。

薬物によって快楽が得られるのは使い始めの初期だけである。その後は、薬物によって「報酬系」と呼ばれる神経回路に変化が生じ、快楽が得られにくくなる。それでも薬物の使用をやめられない、あるいはいったんやめても再発するのは、脳内に長期記憶が刻まれたがゆえだ。つまり、快楽を得られていた時期に薬物を使った環境、たとえば場所や人、状況などと薬物が関連づけられて記憶されているがゆえに、そういった環境に接すると、薬物が連想され、実際には快楽は得られないのに薬物を使いたいという渇望が生じる。この渇望は、無意識のレベルで生じる。つまり、意思の強さとは無関係である。

薬物依存症に限らず、ゲーム依存症やアルコール依存症など、ほかの依存症で起きている脳内の変化も、ほぼ共通していると考えられている。

自閉スペクトラム症から依存症まで、多くの精神疾患の発症に遺伝的要因、つまり遺伝子の変異（変化）などゲノムの変異の果たす役割が大きいことが明らかになっている。ただし、本書に記されているように、遺伝子の変異は必ずしも親子が共通してもっているものだけでなく、父親の精子の遺伝子に生じた、新しい変異であることも少なくない。また、自閉スペクトラム症をはじめとして遺伝的要因が大きな役割を果たしている心の病でも、多くは関連する遺伝子の数は百種類以上にのぼるなど多数である。遺伝に対しては、精神疾患と並んで偏見が多いが、心の病の発症には遺伝的要因が大きいと言っても、それは家族に原因があるという意味ではない。

精神疾患を生物学的に解明することは、より効果的な治療法の探索や開発につながると同時に、すでに行われている治療の効果を検証することにもつながる。たとえばうつ病に対する認知行動療法を含めた精神療法の効果である。かつては、薬物療法は脳に働きかけ、精神療法は心に働きかけると考えられていたが、脳から心の動きが生じると明らかになった現在、どちらも脳に働きかけていることがわかった。そして、対照グループを置いた客観的な臨床研究や、脳イメージングなどを使い、精神療法の効果が明らかにされつつある。さらに、うつ病の治療では、治療を始める前の脳の特定の部位の活動量によって、薬物療法と認知行動療法のどちらが効果的かを判定することも可能になってきている。

ところで、精神療法の一分野である精神分析についてカンデルは、二〇世紀後半の精神分析学は科学的な検証をおこたり、脳神経科学の知見もとり入れようとしてこなかったと批判する。精神分析医として臨床に携わった経験があるだけに、その批判には説得力がある。ただし、カンデルは苦言を呈する一方で、最近は科学的になりつつある精神分析を含めた精神療法が、さまざまな精神疾患の治療においていかに重要であるかについて、繰り返し強調している。精神療法を生物学的にみれば、学習や経験によってニューロン間の接続に解剖学的な変化をもたらす、学習と記憶という一連のプロセスであるという。批判すべき点は批判し、評価すべき点は評価する、という是々非々の姿勢は科学的である。

精神疾患の生物学的基盤の解明により、予防についても新しい可能性が考えられるようになっている。たとえば、薬物依存症については、著者が本書を捧げるデニス・カンデルらの疫学研究と動物実験から、喫煙によってニコチンに曝露されると、脳内が変化し、より薬物依存症が起きやすくなるということがわかったという。思春期の子どもたちに禁煙教育をより徹底的に行うことが、薬物依存症の予防にもつながることになる。

脳神経科学は、人類の倫理的な判断の背景にある生物学的なプロセスについても明らかにしつつある。アメリカの刑事裁判で、そういった脳神経科学の知見がとり入れられつつあるというのには驚く。思春期の子どもは、行動を制御する際に、成人とは異なる脳の領域を使っているという脳科学の知見を踏まえ、米連邦最高裁判所は、未成年犯罪者に対する、仮釈放の無い終身刑の判決は違憲であると判断したという。将来的には、倫理的判断をになう脳の神経回路に損傷があり、適切な倫理的判断ができない人が犯した犯罪について、罪を問えるのかどうか、という新たな議論が必要になるのかもしれない。

カンデルは、新しい心の科学を牽引してきた主要な要因として、遺伝子を含めたヒトゲノムに関する知見と、機能的MRIなどの脳のイメージング技術、そしてモデル動物による実験をあげる。

そして、新しい心の科学のさらなる進展によって、脳機能と精神との関係がさらに解明されれば、やがて神経科と精神科は融合し、一つの診療科になるだろうと予想する。日本ではまだ精神科を受診することに抵抗を感じる人がいることを考慮すれば、神経科と一つの診療科になることは、心の病に悩むより多くの人が、早期に専門的な治療を受けられるきっかけになり、好ましいことではないだろうか。

新しい心の科学は、創造性を生みだす生物学的な基盤についても解明しつつある。そういった知見を踏まえ、カンデルは将来的には自然科学と人文科学が融合し、新たなヒューマニズムが誕生する可能性があると展望する。そして、新たなヒューマニズムは、脳機能の差異を生みだす生物学的な背景を踏まえており、自己や第三者についての理解が、これまでと根源的に変わるだろうと予見する。そのような理解が深まれば、生物学に根づいた一人ひとりの人間性を、心の病も含めてよりよく理解できるようになる。それが実現すれば、心の病に対する偏見や差別も解消されると期待できる。

訳者にとって本書は、カンデルの著書の二冊目の翻訳である。カンデルの経歴については、前の翻訳書『芸術・無意識・脳――精神の深淵へ　世紀末ウィーンから現代まで』（九夏社、共訳）の訳者あとがきに詳しく書いたので、本書では、カンデルが生涯の研究テーマであるヒトの心になぜ興味を持つようになったのか、そしてどのように研究してきたのかについて簡単に紹介する。

カンデルがヒトの心に興味をもつようになったきっかけは、ユダヤ人一家の子どもとしてウィーンに住んでいた一九三〇年代の体験だ。ナチスが台頭し、とくにオーストリア侵攻後は、それまで仲良くしていた学校の友だちが急に口をきいてくれなくなったり、いじめられたりするようになった。実家のおもちゃ屋は略奪にあった。そんな体験から、ヨーロッパの知識人がナチス時代に突然、非道で野蛮な行動をとるようになり、洗練された文化をもつ社会が急に悪に向かって突き進んだのはなぜか、そしてその背景にある、矛盾だらけの動きをする、ヒトの心の本質は何かを知りたいと思った。

大学の学部生時代には、一九世紀から二〇世紀にかけてのヨーロッパの歴史を専攻した。その後、精神分析医を目指すようになった。精神分析医になるには医師免許が必要であるため、ニューヨーク大学医学校に進学。そこで基礎生物学にひかれるようになる。しばらくは、精神分析の臨床医として働きながら脳神経学の基礎研究も行う生活を続けた。しかし、臨床医を続けながら基礎研究を究めるのは困難だと痛感し、基礎研究に専念するようになった。

本書の原題は「The Disordered Mind」である。現在、英語の専門用語では、「Dipressive Disorder」「Integration Disorder」など、精神疾患の多くにdisorderがつく。研究社の新英和大辞典によると、disorderは、（心身機能の）不調、障害、（軽微な）病気、疾患といった意味をもつ。

国内ではこれまで、disorderは原則的に「障害」と訳されてきた。しかし、世界保健機関（ＷＨＯ）の「疾病及び関連保健問題の国際統計分類　第11版」（ＩＣＤ‐11）が二〇一九年のＷＨＯ総会で採択されたのを機に、厚生労働省が関連学会の意見を参照しながら和訳の見直し作業を進めている。日本精神神経学会など精神疾患関連学会の見解によると、ＩＣＤ‐11では、うつ病のようにすでに社会的に広く根づいている病名を除き、disorderは「障害」ではなく「症」と和訳されることになる見通しだ。

日本語の障害は、disabilityの意味でも使われるため、治療によって治ることもある精神疾患に使うと、不可逆的に治らないという偏見を助長する恐れがあることや、患者にとっても「〇〇障害」と診断されることは負担感が大きいという懸念などがあるのが変更の理由だ。Autism Spectrum Disorderについてはすでに「自閉スペクトラム症」という訳が使われている。

本書の翻訳にあたっては、原則として二〇二三年時点で日本精神神経学会が一般向けの解説で使用している精神疾患名を使った。今後、疾患名の変更がある点はお含みおきいただきたい。

カンデルが書いているように、精神疾患は、落ち込んだり、気分が高揚したり、何かを忘れたりといった誰でもが日常的に経験する精神状態が極端に高じたり、過剰に長く続いたりして、日常生活に支障が出るときに診断される。つまり病気と病気ではない状態は連続的で、どこで境界線を引くのかは難しい。歴史的にみると、時代によって境界線の位置は変わってきた。

したがって、正常、標準的、典型的な状態と、そうではない異常な状態を線引きするのも難しい。また、日本語で「異常」という言葉は、何か好ましくないこと、というニュアンスで使われることが多い。そのため、翻訳にあたっては、なるべく「正常・健常」「異常」という言葉を使わないように心がけた。ただし、使わないと意味が伝わりにくい場合には使用した。本書で使用した「異常」には、好ましくない状態というニュアンスは一切含まれない点もご理解いただきたい。同様に、遺伝子の欠陥などに使った「欠陥」にも、好ましくないというニュアンスは含まれない。あくまで生物学的な状態を中立的に表現している。

本書に記されているように、カンデルは、「感情（emotion）」と「気持ち（feeling）」という言葉について、感情は「観察可能な無意識の行動に関与する要素に限定」、気持ちは「感情の主観的な体験」と使いわけている。これは神経学者アントニオ・ダマシオの見解に沿っている。emotionは、医学や心理学では「情動」と訳されることが多いが、あまり一般的な言葉ではないので、「感情」と訳した。

「genetics」は「遺伝学」が定訳である。遺伝学は、親から子孫に伝わる遺伝に関する学問という意味で使われることが多いが、本書のgeneticsは、本来の遺伝学という意味だけでなく、遺伝子やヒトゲノムの分子生物学的な研究も含めた、幅広いゲノムに関連した研究という意味で使われていることが多い。できるだけその意味が伝わるような訳を心がけたが、読みにくくなる部分などは「遺伝学」という訳を、広義の遺伝学として使っている。

最後に、本書の引用文は、邦訳された書籍がある場合も含め、すべて訳者が原書に記載されている英文から翻訳した。

大岩（須田）ゆり

二〇二三年一二月

図表・写真のクレジット

とくに断りのない限り、イラストはサラ・マックによって作成または改変されたもの、あるいは自由に引用できるものである。脳のイラストはテレーズ・ウィンズローによって作成された。

p. 23: Photograph of Golgi stain. Picture by Bob Jacobs.
p. 48: Photograph of Uta Frith. Used with permission.
p. 52: Diagram of eye movement patterns. Used with permission from Springer; courtesy of Kevin A. Pelphrey.
p. 55: Diagram of theory of mind. Used with permission from Elsevier Books.
p. 66: Diagram of single-nucleotide variation and diagram of copy number variations. Courtesy of Chris Willcox.
p. 67: Photograph of child with Williams Syndrome. Courtesy of Terry Monkaba.
p. 67: Photograph of child with autism. Courtesy of Ursa Hoogle.
p. 84: Photograph of Andrew Solomon. Used with permission from Andrew Solomon; courtesy of Timothy Greenfield-Sanders.
p. 105: Photograph of Kay Redfield Jamison. Used with permission.
p. 117: Photograph of Elyn Saks. Courtesy of USC Gould School of Law.
p. 145: Photograph of H.M.'s brain and an intact brain. Courtesy of Press et al.
p. 157: Photograph of an amyloid plaque and a neurofibrillary tangle in the brain. Picture by Nigel Cairns.
p. 159: Diagram of amyloid plaque creation. Courtesy of Chris Willcox.
p. 161: Diagram of tau protein misfolding. Courtesy of Chris Willcox.
p. 174: *Big Self-Portrait* © Chuck Close; courtesy of Pace Gallery.
p. 176: *Roy II* © Chuck Close; courtesy of Pace Gallery.
p. 176: Detail of *Roy II* © Chuck Close; courtesy of Pace Gallery.
p. 186: *The Flamingoes* by Henri Rousseau. Used with permission from Dennis Hallinan / Alamy Stock Photo.
p. 197: *Remorse, or Sphinx Embedded in the Sand* by Salvador Dalí. Used with permission from Gala- Salvador Dalí Foundation / Artists Rights Society (ARS).
p. 227: The brain of the fruit fly. Used with permission from Columbia University; courtesy of Pavan K. Auluck, H. Y. Edwin Chan, John Q. Trojanowski, Virginia M. Y. Lee, and Nancy M. Bonini.
p. 235: Diagram of the valence of emotion. Courtesy of Paul Ekman.
p. 242: Photograph of marine. Courtesy of the U.S. National Archives.
p. 250: Diagram reconstructing the iron bar's pathway through Gage's brain. Adapted, with permission, from H. Damasio et al. 1994.
p. 251: Diagram of the trolley problem. Courtesy of Luigi Corvaglia.
p. 268: Diagram of the brain's normal reward circuitry disrupted by addiction. Courtesy of Eric Nestler.
p. 288: Photograph of Ben Barres. Used with permission.

引用許諾への謝辞

以下の書籍や文書からの引用を許可していただいたことに感謝する。

第11章　今も残る脳の大いなる謎

1. Hyosang Lee et al., "Scalable Control of Mounting and Attack by Esr1+ Neurons in the Ventromedial Hypothalamus," *Nature* 509 (2014): 627–32.
2. Bernard J. Baars, *A Cognitive Theory of Consciousness* (Cambridge, U.K.: Cambridge University Press, 1988).
3. Stanislas Dehaene, *Consciousness and the Brain: Deciphering How the Brain Codes Our Thoughts* (New York: Viking, 2014).
4. Ibid.
5. C. D. Salzman et al., "Microstimulation in Visual Area MT: Effects on Direction Discrimination Performance," *Journal of Neuroscience* 12, no. 6 (1992): 2331–55; C. D. Salzman and William T. Newsome, "Neural Mechanisms for Forming a Perceptual Decision," *Science* 264, no. 5156 (1994): 231–37.
6. N. K. Logothetis and Jeffrey D. Schall, "Neuronal Correlates of Subjective Visual Perception," *Science*, n.s., 245, no. 4919 (1989): 761–63.
7. N. K. Logothetis, "Vision: A Window into Consciousness," *Scientific American*, September 1, 2006,www.scientificamerican.com/article/vision-a-window-into-consciousness/.
8. Timothy D. Wilson, *Strangers to Ourselves: Discovering the Adaptive Unconscious* (Cambridge, MA: Harvard University Press, 2002).
9. Timothy D. Wilson and Jonathan W. Schooler, "Thinking Too Much: Introspection Can Reduce the Quality of Preferences and Decisions," *Journal of Personality and Social Psychology* 60, no. 2 (1991): 181–92.
10. Benjamin Libet et al., "Time of Conscious Intention to Act in Relation to Onset of Cerebral Activity (Readiness-Potential): The Unconscious Initiation of a Freely Voluntary Act," *Brain* 106 (1983): 623–42.
11. Amos Tversky and Daniel Kahneman, "The Framing of Decisions and the Psychology of Choice," *Science*, n.s., 211, no. 4481 (1981): 453–58.
12. Daniel Kahneman, *Thinking, Fast and Slow* (New York: Farrar, Straus and Giroux, 2011).
13. A. D. (Bud) Craig, "How Do You Feel— Now? The Anterior Insula and Human Awareness," *Nature Reviews Neuroscience* 10 (2009): 59–70; Hugo D. Critchley et al., "Neural Systems Supporting Interoceptive Awareness," *Nature Neuroscience* 7, no. 2 (2004): 189–95.
14. G. Elliott Wimmer and Daphna Shohamy, "Preference by Association: How Memory Mechanisms in the Hippocampus Bias Decisions," *Science* 338, no. 6104 (2012): 270–73.
15. Michael N. Shadlen and Roozbeh Kiani, "Consciousness As a Decision to Engage," in *Characterizing Consciousness: From Cognition to the Clinic?*, eds. Stanislas Dehaene and Yves Christen (Berlin and Heidelberg: Springer- Verlag, 2011), 27–46.

9. Jocelyn Selim, "Molecular Psychiatrist Eric Nestler: It's a Hard Habit to Break," *Discover*, October 2001, http://discovermagazine.com/2001/oct/breakdialogue.
10. Nestler, "On a Quest to Understand and Alter Abnormally Expressed Genes," 10–11.
11. Eric J. Nestler, "Genes and Addiction," *Nature Genetics* 26, no. 3 (2000): 277–81.
12. Eric R. Kandel and Denise B. Kandel, "A Molecular Basis for Nicotine As a Gateway Drug," *New England Journal of Medicine* 371 (2014): 932–43.
13. Yan-You Huang et al., "Nicotine Primes the Effect of Cocaine on the Induction of LTP in the Amygdala," *Neuropharmacology* 74 (2013): 126–34.
14. Kyle S. Burger and Eric Stice, "Frequent Ice Cream Consumption Is Associated with Reduced Striatal Response to Receipt of an Ice Cream–Based Milkshake," *American Journal of Clinical Nutrition* 95, no. 4 (2012): 810–17.
15. Nicholas A. Christakis and James H. Fowler, "The Spread of Obesity in a Large Social Network over 32 Years," *New England Journal of Medicine* 357 (2007): 370–79.
16. Josh Katz, "Drug Deaths in America Are Rising Faster Than Ever," *The New York Times*, June 5, 2017.

第10章　脳の性分化と性自認

1. Norman Spack, "How I Help Transgender Teens Become Who They Want to Be," TED, November 2013, www.ted.com/talks/norman_spack_how_i_help_transgender_teens_become_who_they_want_to_be; Abby Ellin, "Elective Surgery, Needed to Survive," *The New York Times*, August 9, 2017.
2. David J. Anderson, "Optogenetics, Sex, and Violence in the Brain: Implications for Psychiatry," *Biological Psychiatry* 71, no. 12 (2012): 1081–89; Joseph F. Bergan, Yoram Ben- Shaul, and Catherine Dulac, "Sex- Specific Processing of Social Cues in the Medial Amygdala," *eLife* 3 (2014): e02743.
3. Dick F. Swaab and Alicia Garcia- Falgueras, "Sexual Differentiation of the Human Brain in Relation to Gender Identity and Sexual Orientation," *Functional Neurology* 24, no. 1 (2009): 17–28.
4. Deborah Rudacille, *The Riddle of Gender: Science, Activism, and Transgender Rights* (New York: Pantheon, 2005), 21–22.
5. Ibid., 23.
6. Ibid., 24.
7. Ibid., 27.
8. Sam Maddox, "Barres Elected to National Academy of Sciences," *Research News*, Christopher and Dana Reeve Foundation, May 2, 2013, www. spinalcordinjury-paralysis.org/blogs/18/1601.
9. Rudacille, *Riddle of Gender*, 28–29.
10. Caitlyn Jenner, *The Secrets of My Life* (New York: Grand Central Publishing, 2017).
11. Diane Ehrensaft, "Gender Nonconforming Youth: Current Perspectives," *Adolescent Health, Medicine and Therapeutics* 8 (2017): 57–67.
12. Sara Reardon, "Largest Ever Study of Transgender Teenagers Set to Kick Off," *Nature* News, March 31,2016,www.nature.com/news/largest-ever-study-of-transgender -teenagers-set-to-kick-off-1.19637.
13. Swaab and Garcia-Falgueras, "Sexual Differentiation of the Human Brain."

PTSD," *Annual Review of Clinical Psychology* 12 (2016): 1–28.
5. Barbara O. Rothbaum et al., "Virtual Reality Exposure Therapy for Vietnam Veterans with Posttraumatic Stress Disorder," *Journal of Clinical Psychiatry* 62, no. 8 (2001): 617–22.
6. Mark Mayford, Steven A. Siegelbaum, and Eric R. Kandel, "Synapses and Memory Storage," *Cold Spring Harbor Perspectives in Biology* 4, no. 6 (2012): a005751.
7. Alain Brunet et al., "Effect of Post-Retrieval Propranolol on Psychophysiologic Responding during Subsequent Script-Driven Traumatic Imagery in Post-Traumatic Stress Disorder," *Journal of Psychiatric Research* 42, no. 6 (2008): 503–6.
8. William James, *The Principles of Psychology*, vol. 2 (New York: Henry Holt and Company, 1913), 389–90.
9. Antonio R. Damasio, *Descartes' Error: Emotion, Reason, and the Human Brain* (New York: G. P. Putnam's Sons, 1994), 34ff.
10. Ibid., 43.
11. Ibid., 44–45.
12. Joshua D. Greene et al., "An fMRI Investigation of Emotional Engagement in Moral Judgment," *Science* 293 (2001): 2105–8.
13. Kent A. Kiehl and Morris B. Hoffman, "The Criminal Psychopath: History, Neuroscience, Treatment, and Economics," *Jurimetrics* 51 (2011): 355–97.
14. Ibid. See also L. M. Cope et al., "Abnormal Brain Structure in Youth Who Commit Homicide," *NeuroImage Clinical* 4 (2014): 800–807, and interview with Kent Kiehl in Mike Bush, "Young Killers' Brains Are Different, Study Shows," *Albuquerque Journal*, June 9, 2014.

第9章　快楽の原理と選択の自由

1. James Olds and Peter Milner, "Positive Reinforcement Produced by Electrical Stimulation of Septal Area and Other Regions of Rat Brain," *Journal of Comparative and Physiological Psychology* 47, no. 6 (1954): 419–27.
2. Wolfram Schultz, "Neuronal Reward and Decision Signals: From Theories to Data," *Physiological Reviews* 95, no. 3 (2015): 853–951.
3. Nora D. Volkow et al., "Dopamine in Drug Abuse and Addiction: Results of Imaging Studies and Treatment Implications," *Archives of Neurology* 64, no. 11 (2007): 1575–79.
4. Lee N. Robins, "Vietnam Veterans' Rapid Recovery from Heroin Addiction: A Fluke or Normal Expectation?," *Addiction* 88, no. 8 (1993): 1041–54.
5. N. D. Volkow, Joanna S. Fowler, and Gene-Jack Wang, "The Addicted Human Brain: Insights from Imaging Studies," *Journal of Clinical Investigation* 111, no. 10 (2003): 1444–51.
6. N. D. Volkow, George F. Koob, and A. Thomas McLellan, "Neurobiologic Advances from the Brain Disease Model of Addiction," *New England Journal of Medicine* 374, no. 4 (2016): 363–71.
7. Eric J. Nestler, "On a Quest to Understand and Alter Abnormally Expressed Genes That Promote Addiction," *Brain and Behavior Research Foundation Quarterly* (September 2015): 10–11.
8. Eric R. Kandel, "The Molecular Biology of Memory: cAMP, PKA, CRE, CREB-1, CREB-2, and CPEB," *Molecular Brain* 5 (2012): 14.

第７章　運動

1. Charles S. Sherrington, *The Integrative Action of the Nervous System* (New Haven, CT: Yale University Press, 1906).
2. James Parkinson, "An Essay on the Shaking Palsy. 1817," *Journal of Neuropsychiatry and Clinical Neurosciences* 14, no. 2 (2002): 223–36.
3. Arvid Carlsson, Margit Lindqvist, and Tor Magnusson, "3,4-Dihydroxyphenylalanine and 5-hydroxytryptophan as Reserpine Antagonists," *Nature* 180, no. 4596 (1957): 1200.
4. A. Carlsson, "Biochemical and Pharmacological Aspects of Parkinsonism," *Acta Neurologica Scandinavica, Supplementum* 51 (1972): 11–42.
5. A. Carlsson and B. Winblad, "Influence of Age and Time Interval between Death and Autopsy on Dopamine and 3-Methoxytyramine Levels in Human Basal Ganglia," *Journal of Neural Transmission* 38, nos. 3–4 (1976): 271–76.
6. H. Ehringer and O. Hornykiewicz, "Distribution of Noradrenaline and Dopamine (3-Hydroxytyramine) in the Human Brain and Their Behavior in Diseases of the Extrapyramidal System," *Parkinsonism and Related Disorders* 4, no. 2 (1998): 53–57.
7. George C. Cotzias, Melvin H. Van Woert, and Lewis M. Schiffer, "Aromatic Amino Acids and Modification of Parkinsonism," *New England Journal of Medicine* 276, no. 7 (1967): 374–79.
8. Hagai Bergman, Thomas Wichmann, and Mahlon R. DeLong, "Reversal of Experimental Parkinsonism by Lesions of the Subthalamic Nucleus," *Science*, n.s., 249 (1990): 1436–38.
9. Mahlon R. DeLong, "Primate Models of Movement Disorders of Basal Ganglia Origin," *Trends in Neurosciences* 13, no. 7 (1990): 281–85.
10. D. Housman and J. R. Gusella, "Application of Recombinant DNA Techniques to Neurogenetic Disorders," *Research Publications—Association for Research in Nervous and Mental Disorders* 60 (1983): 167–72.
11. The Huntington's Disease Collaborative Research Group, "A Novel Gene Containing a Trinucleotide Repeat That Is Expanded and Unstable on Huntington's Disease Chromosomes," *Cell* 72 (1993): 971–83.
12. Stanley B. Prusiner, "Novel Proteinaceous Infectious Particles Cause Scrapie," *Science* 216, no. 4542 (1982): 136–44.
13. Stanley B. Prusiner, *Madness and Memory: The Discovery of Prions— A New Biological Principle of Disease* (New Haven, CT: Yale University Press, 2014), x.
14. Mel B. Feany and Welcome W. Bender, "A Drosophila Model of Parkinson's Disease," *Nature* 404, no. 6776 (2000): 394–98.

第８章　意識と無意識の感情の相互作用

1. William James, "What Is an Emotion?" *Mind* 9, no. 34 (April 1, 1884), 190.
2. Aristotle, Lesley Brown, ed., and David Ross, trans., *The Nicomachean Ethics* (Oxford: Oxford University Press, 2009).
3. Sandra Blakeslee, "Using Rats to Trace Anatomy of Fear, Biology of Emotion," *New York Times*, November 5, 1996.
4. Edna B. Foa and Carmen P. McLean, "The Efficacy of Exposure Therapy for Anxiety-Related Disorders and Its Underlying Mechanisms: The Case of OCD and

/372299/.
25. Jamison, *Touched with Fire*.
26. Ruth Richards et al., "Creativity in Manic- Depressives, Cyclothymes, Their Normal Relatives, and Control Subjects," *Journal of Abnormal Psychology* 97, no. 3 (1988): 281–88.
27. Catherine Best et al., "The Relationship Between Subthreshold Autistic Traits, Ambiguous Figure Perception and Divergent Thinking," *Journal of Autism and Developmental Disorders* 45, no. 12 (2015): 4064–73.
28. Oliver Sacks, *An Anthropologist on Mars: Seven Paradoxical Tales* (New York: Alfred A. Knopf, 1995), 203.
29. Ibid.
30. David T. Lykken, "The Genetics of Genius," in *Genius and Mind: Studies of Creativity and Temperament*, ed. Andrew Steptoe (Oxford, U.K.: Oxford University Press, 1998), 15–37.
31. Francesca Happé and Uta Frith, "The Beautiful Otherness of the Autistic Mind," *Philosophical Transactions of the Royal Society B: Biological Sciences* 364, no. 1522 (2009): 1346–50.
32. Darold A. Treffert, "The Savant Syndrome: An Extraordinary Condition. A Synopsis: Past, Present, Future," *Philosophical Transactions of the Royal Society B: Biological Sciences* 364, no. 1522 (2009): 1351–57.
33. Allan Snyder, "Explaining and Inducing Savant Skills: Privileged Access to Lower Level, Less-Processed Information," *Philosophical Transactions of the Royal Society B: Biological Sciences* 364, no. 1522 (2009): 1399–1405.
34. Pia Kontos, "The Painterly Hand: Rethinking Creativity, Selfhood, and Memory in Dementia," Workshop 4: Memory and/in Late-Life Creativity (London: King's College, 2012).
35. Bruce L. Miller et al., "Enhanced Artistic Creativity with Temporal Lobe Degeneration," *Lancet* 348, no. 9043 (1996): 1744–45.
36. Wil S. Hylton, "The Mysterious Metamorphosis of Chuck Close," *The New York Times Magazine*, July 13, 2016.
37. Ibid.
38. Ibid.
39. Rudolf Arnheim, "The Artistry of Psychotics," in *To the Rescue of Art: Twenty- Six Essays* (Berkeley: University of California Press, 1992), 144–54.
40. Andreasen, "Secrets of the Creative Brain."
41. Jamison, *Touched with Fire*, 88.
42. Andreason, "Secrets of the Creative Brain."
43. Ibid.
44. Robert A. Power et al., "Polygenic Risk Scores for Schizophrenia and Bipolar Disorder Predict Creativity," *Nature Neuroscience* 18, no. 7 (2015): 953–55.
45. Ian Sample, "New Study Claims to Find Genetic Link Between Creativity and Mental Illness," *The Guardian*, June 8, 2015, www.theguardian.com/science/2015 / jun/08/new-study-claims-to-find-genetic-link-between-creativity-and-mental-illness.
46. Andreason, "Secrets of the Creative Brain."

13. Thorlakur Jonsson et al., "A Mutation in *APP* Protects against Alzheimer's Disease and Age-Related Cognitive Decline," *Nature* 488, no. 7409 (2012): 96–99.
14. Bruce L. Miller, *Frontotemporal Dementia*, Contemporary Neurology Series (Oxford, U.K.: Oxford University Press, 2013).

第6章　生来の創造性

1. Ann Temkin, personal communication, 2016.
2. Howard Gardner, *Multiple Intelligences: New Horizons*, rev. ed. (New York: Basic Books, 2006).
3. Benjamin Baird et al., "Inspired by Distraction: Mind Wandering Facilitates Creative Incubation," *Psychological Science* 23, no. 10 (2012): 1117–22.
4. Ernst Kris, *Psychoanalytic Explorations in Art* (New York: International Universities Press, 1952).
5. Bruce L. Miller et al., "Emergence of Artistic Talent in Frontotemporal Dementia," *Neurology* 51, no. 4 (1998): 978–82.
6. John Kounios and Mark Beeman, "The Aha! Moment: The Cognitive Neuroscience of Insight," *Current Directions in Psychological Science* 18, no. 4 (2009): 210–16.
7. Charles J. Limb and Allen R. Braun, "Neural Substrates of Spontaneous Musical Performance: An fMRI Study of Jazz Improvisation," *PLOS One* 3, no. 2 (2008): e1679.
8. Philippe Pinel, "Medico-Philosophical Treatise on Mental Alienation or Mania (1801)," *Vertex* 19, no. 82 (2008): 397–400.
9. Benjamin Rush, *Medical Inquiries and Observations, upon the Diseases of the Mind* (Philadelphia: Kimber and Richardson, 1812).
10. Cesare Lombroso, *The Man of Genius* (London: W. Scott, 1891).
11. Rudolf Arnheim, "The Artistry of Psychotics," *American Scientist* 74, no. 1 (1986): 48–54.
12. Thomas Roeske and Ingrid von Beyme, *Surrealism and Madness* (Heidelberg, Germany: Sammlung Prinzhorn, 2009).
13. Hans Prinzhorn, *Artistry of the Mentally Ill: A Contribution to the Psychology and Psychopathology of Configuration*, 2nd German ed., trans. by Eric von Brockdorff (New York: Springer-Verlag, 1995).
14. Ibid., 266.
15. Ibid., 265.
16. Ibid., vi.
17. Ibid., 150.
18. Ibid., 181.
19. Ibid., 160.
20. Ibid., 168–69.
21. Birgit Teichmann, Universität Heidelberg, personal communication, May 12, 2009.
22. Danielle Knafo, "Revisiting Ernst Kris' Concept of Regression in the Service of the Ego in Art," *Psychoanalytic Review* 19, no. 1 (2002): 24–49.
23. Kay Redfield Jamison, *Touched with Fire: Manic- Depressive Illness and the Artistic Temperamen*t (New York: The Free Press, 1993).
24. Nancy C. Andreasen, "Secrets of the Creative Brain," *The Atlantic*, July/August 2014,www.theatlantic.com/magazine/archive/2014/07/secrets-of-the-creative-brain

1. Elyn R. Saks, *The Center Cannot Hold: My Journey through Madness* (New York: Hyperion, 2007), 1–2.
2. Irwin Feinberg, "Cortical Pruning and the Development of Schizophrenia," *Schizophrenia Bulletin* 16, no. 4 (1990): 567–68.
3. Jill R. Glausier and David A. Lewis, "Dendritic Spine Pathology in Schizophrenia," *Neuroscience* 251 (2013): 90–107.
4. Daniel H. Geschwind and Jonathan Flint, "Genetics and Genomics of Psychiatric Disease," *Science* 349, no. 6255 (2015): 1489–94.
5. David St. Clair et al., "Association within a Family of a Balanced Autosomal Translocation with Major Mental Illness," *Lancet* 336, no. 8706 (1990): 13–16.
6. Qiang Wang et al., "The Psychiatric Disease Risk Factors DISC1 and TNIK Interact to Regulate Synapse Composition and Function," *Molecular Psychiatry* 16, no. 10 (2011): 1006–23.
7. Aswin Sekar et al., "Schizophrenia Risk from Complex Variation of Complement Component 4," *Nature* 530, no. 7589 (2016): 177–83.
8. Ryan S. Dhindsa and David B. Goldstein, "Schizophrenia: From Ge ne tics to Physiology at Last," *Nature* 530, no. 7589 (2016): 162–63.
9. Christoph Kellendonk et al., "Transient and Selective Overexpression of Dopamine D2 Receptors in the Striatum Causes Persistent Abnormalities in Prefrontal Cortex Functioning," *Neuron* 49, no. 4 (2006): 603–15.

第５章　自己の貯蔵庫である記憶

1. Larry R. Squire and John T. Wixted, "The Cognitive Neuroscience of Human Memory Since H.M.," *Annual Review of Neuroscience* 34 (2011): 259–88.
2. Eric R. Kandel, "The Molecular Biology of Memory Storage: A Dialogue Between Genes and Synapses," *Science* 294, no. 5544 (2001): 1030–38.
3. D. O. Hebb, *The Organization of Behavior: A Neuropsychological Theory* (New York: John Wiley and Sons, 1949).
4. Bengt Gustafsson and Holger Wigström, "Physiological Mechanisms Underlying Long-Term Potentiation," *Trends in Neurosciences* 11, no. 4 (1988): 156–62.
5. Elias Pavlopoulos et al., "Molecular Mechanism for Age-Related Memory Loss: The Histone-Binding Protein RbAp48," *Science Translational Medicine* 5, no. 200 (2013): 200ra115.
6. Ibid.
7. Ibid.
8. Franck Oury et al., "Maternal and Offspring Pools of Osteocalcin Influence Brain Development and Functions," *Cell* 155, no. 1 (2013): 228–41.
9. Stylianos Kosmidis et al., "Administration of Osteocalcin in the DG/CA3 Hippocampal Region Enhances Cognitive Functions and Ameliorates Age-Related Memory Loss via a RbAp48/CREB/BDNF Pathway" (in preparation).
10. Ibid.
11. Rita Guerreiro and John Hardy, "Genetics of Alzheimer's Disease," *Neurotherapeutics* 11, no. 4 (2014): 732–37.
12. R. Sherrington et al., "Alzheimer's Disease Associated with Mutations in Presenilin 2 is Rare and Variably Penetrant," *Human Molecular Genetics* 5, no. 7 (1996): 985–88.

23. Sarina M. Rodrigues et al., "Oxytocin Receptor Genetic Variation Relates to Empathy and Stress Reactivity in Humans," *PNAS* 106, no. 50 (2009): 21437–41.
24. Simon L. Evans et al., "Intranasal Oxytocin Effects on Social Cognition: A Critique," *Brain Research* 1580 (2014): 69–77.
25. Tang et al., "Loss of mTOR-Dependent Macroautophagy."

第3章　感情と自己の統一感

1. William Styron, *Darkness Visible: A Memoir of Madness* (New York: Random House, 1990; repr. Vintage, 1992), 62.
2. Andrew Solomon, "Depression, Too, Is a Thing with Feathers," *Contemporary Psychoanalysis* 44, no. 4 (2008): 509–30.
3. Helen S. Mayberg, "Targeted Electrode-Based Modulation of Neural Circuits for Depression," *Journal of Clinical Investigation* 119, no. 4 (2009): 717–25.
4. Eric R. Kandel, "The New Science of Mind," *Gray Matter*, *Sunday Review, New York Times*, September 6, 2013.
5. Mayberg, "Targeted Electrode-Based Modulation."
6. Francisco López-Muñoz and Cecilio Alamo, "Monoaminergic Neurotransmission: The History of the Discovery of Antidepressants from 1950s until Today," *Current Pharmaceutical Design* 15, no. 14 (2009): 1563–86.
7. Ronald S. Duman and George K. Aghajanian, "Synaptic Dysfunction in Depression: Potential Therapeutic Targets," *Science* 338, no. 6103 (2012): 68–72.
8. Sigmund Freud and Josef Breuer, "Case of Anna O," in *Studies on Hysteria*, trans. and ed. James Strachey and Anna Freud (London: Hogarth Press, 1955).
9. Steven Roose, Arnold M. Cooper, and Peter Fonagy, "The Scientific Basis of Psychotherapy," in *Psychiatry,* 3rd ed., eds. Allan Tasman et al. (Chichester, UK: John Wiley and Sons, 2008), 289–300.
10. Aaron T. Beck et al., *Cognitive Therapy of Depression* (New York: Guilford Press, 1979).
11. Ibid.
12. Kay Redfield Jamison, *An Unquiet Mind: A Memoir of Moods and Madness* (New York: Alfred A. Knopf, 1995), 89.
13. Solomon, "Depression, Too, Is a Thing with Feathers."
14. Mayberg, "Targeted Electrode-Based Modulation."
15. Sidney H. Kennedy et al., "Deep Brain Stimulation for Treatment-Resistant Depression: Follow-Up After 3 to 6 Years," *American Journal of Psychiatry* 168, no. 5 (2011): 502–10.
16. Jamison, *An Unquiet Mind*, 67.
17. Jane Collingwood, "Bipolar Disorder Genes Uncovered," *Psych Central*, May 17, 2016, https://psychcentral.com/lib/bipolar-disorder-genes-uncovered/.

第4章　思考、決断、実行する能力

For a general discussion on schizophrenia, see Steven E. Hyman and Jonathan D. Cohen, "Disorders of Thought and Volition: Schizophrenia," in Kandel et al., *Principles of Neural Science*, 1389–1401.

1. David Premack and Guy Woodruff, "Does the Chimpanzee Have a Theory of Mind?" *Behavioral and Brain Sciences* 1, no. 4 (1978): 515–26.
2. Simon Baron-Cohen, Alan M. Leslie, and Uta Frith, "Does the Autistic Child Have a 'Theory of Mind'?" *Cognition* 21 (1985): 37–46.
3. Uta Frith, "Looking Back," https://sites.google.com/site/utafrith/looking-back-.
4. Kevin A. Pelphrey and Elizabeth J. Carter, "Brain Mechanisms for Social Perception: Lessons from Autism and Typical Development," *Annals of the New York Academy of Sciences* 1145 (2008): 283–99.
5. Leslie A. Brothers, "The Social Brain: A Project for Integrating Primate Behavior and Neurophysiology in a New Domain," *Concepts in Neuroscience* 1 (2002): 27–51.
6. Stephen J. Gotts et al., "Fractionation of Social Brain Circuits in Autism Spectrum Disorders," *Brain* 135, no. 9 (2012): 2711–25.
7. Cynthia M. Schumann et al., "Longitudinal Magnetic Resonance Imaging Study of Cortical Development through Early Childhood in Autism," *Journal of Neuroscience* 30, no. 12 (2010): 4419–27.
8. Leo Kanner, "Autistic Disturbances of Affective Contact," *The Nervous Child: Journal of Psychopathology, Psychotherapy, Mental Hygiene, and Guidance of the Child* 2 (1943): 217–50.
9. Alison Singer, personal communication, March 24, 2017.
10. Ibid.
11. Erin McKinney, "The Best Way I Can Describe What It's Like to Have Autism," *The Mighty,* April 13,2015,themighty.com/2015/04/what-its-like-to-have-autism-2/.
12. Ibid.
13. Ibid.
14. Beate Hermelin, *Bright Splinters of the Mind: A Personal Story of Research with Autistic Savants* (London and Philadelphia: Jessica Kingsley Publishers, 2001).
15. Stephan J. Sanders et al., "Multiple Recurrent De Novo CNVs, Including Duplications of the 7q11.23 Williams Syndrome Region, Are Strongly Associated with Autism," *Neuron* 70, no. 5 (2011): 863–85.
16. Thomas R. Insel and Russell D. Fernald, "How the Brain Processes Social Information: Searching for the Social Brain," *Annual Review of Neuroscience* 27 (2004): 697–722.
17. Niklas Krumm et al., "A *De Novo* Convergence of Autism Genetics and Molecular Neuroscience," *Trends in Neuroscience* 37, no. 2 (2014): 95–105.
18. Augustine Kong et al., "Rate of *De Novo* Mutations and the Importance of Father's Age to Disease Risk," *Nature* 488 (2012): 471–75.
19. Guomei Tang et al., "Loss of mTOR-Dependent Macroautophagy Causes Autistic-like Synaptic Pruning Deficits," *Neuron* 83, no. 5 (2014): 1131–43.
20. Mario De Bono and Cornelia I. Bargmann, "Natural Variation in a Neuropeptide Y Receptor Homolog Modifies Social Behavior and Food Response in *C. elegans*," *Cell* 94, no. 5 (1998): 679–89.
21. Thomas R. Insel, "The Challenge of Translation in Social Neuroscience: A Review of Oxytocin, Vasopressin, and Affiliative Behavior," *Neuron* 65, no. 6 (2010): 768–79.
22. Ibid.

注

For a general introduction to the biology of the brain, see Eric R. Kandel et al., eds., *Principles of Neural Science*, 5th ed. (New York: McGraw Hill, 2013).

まえがき

1. René Descartes, *The Philosophical Writing of Descartes*, trans. John Cottingham, Robert Stoothoff, and Dugald Murdoch, vol. 1 (Cambridge, U.K., and New York: Cambridge University Press, 1985).
2. John R. Searle, *The Mystery of Consciousness* (New York: The New York Review of Books, 1997).
3. Charles R. Darwin, *The Expression of the Emotions in Man and Animals* (London: John Murray, 1872).

第1章　脳障害からわかる人類の本質

1. Eric R. Kandel and A. J. Hudspeth, "The Brain and Behavior," in Kandel et al., *Principles of Neural Science*, 5th ed., 5–20.
2. William M. Landau et al., "The Local Circulation of the Living Brain: Values in the Unanesthetized and Anesthetized Cat," *Transactions of the American Neurological Association* 80 (1955): 125–29.
3. Louis Sokoloff, "Relation between Physiological Function and Energy Metabolism in the Central Nervous System," *Journal of Neurochemistry* 29 (1977): 13–26.

第2章　人類のもつ強力な社会性

For a general discussion on autism, see Uta Frith et al., "Autism and Other Developmental Disorders Affecting Cognition," in Kandel et al., *Principles of Neural Science*, 1425–40.

【な行】

【は行】

【ま行】

【や行】

【ら行】

事項索引

【ま行】

【や行】

【ら行】

【た行】

【な行】

【は行】

【さ行】

索引

人名索引

【あ行】

【か行】

著者紹介

エリック・R・カンデル（Eric R. Kandel）

1929年、ウィーン生まれ。前コロンビア大学フレッド・カブリ冠教授、ハワード・ヒューズ医学研究所上級研究員。学習と記憶の研究で2000年ノーベル生理学医学賞を受賞。著書『In Search of Memory: The Emergence of a New Science of Mind』でロサンゼルス・タイムズ・ブックプライズを受賞。『The Age of Insight : The Quest to Understand the Unconscious in Art, Mind, and Brain, from Vienna 1900 to the Present』（須田年生／須田ゆり訳『芸術・無意識・脳——精神の深淵へ：世紀末ウィーンから現代まで』九夏社、2017年）でオーストリア最高の文学賞であるブルーノ・クライスキー賞受賞。その他の著書は『Reductionism in Art and Brain Science: Bridging the Two Cultures』（高橋洋訳『なぜ脳はアートがわかるのか——現代美術史から学ぶ脳科学入門』青土社、2019年）など。また、脳神経科学の標準的な教科書である『Principles of Neural Science』（『カンデル神経科学　第2版』メディカル・サイエンス・インターナショナル、2022年）の主要な著者でもある。

訳者紹介

大岩（須田）ゆり（おおいわ　すだ　ゆり）

科学医療ジャーナリスト。翻訳家。朝日新聞社科学医療部専門記者（医療担当）などとして医療と生命科学を中心に取材・執筆し、2020年4月からフリーランスに。同社在籍中に執筆した連載「清原和博、薬物依存と向き合う」は2022年、「依存症問題の正しい報道を求めるネットワーク」のグッド・プレス賞受賞。

医学監修者紹介

須田年生（すだ　としお）

シンガポール国立大学医学部教授、熊本大学国際先端医学研究拠点卓越教授。臨床医として勤務した後、幹細胞・発生学の基礎研究に専念するようになる。現在はシンガポールと日本を行き来しながら研究を続ける。慶應義塾大学名誉教授。

脳科学で解く心の病
うつ病・認知症・依存症から芸術と創造性まで

2024年4月10日　初版発行
2024年9月13日　3刷発行

著者　エリック・R・カンデル
訳者　大岩（須田）ゆり
医学監修　須田年生
発行者　土井二郎
発行所　築地書館株式会社
〒104-0045 東京都中央区築地 7-4-4-201
TEL.03-3542-3731　FAX.03-3541-5799
https://www.tsukiji-shokan.co.jp/
振替 00110-5-19057
印刷・製本　中央精版印刷株式会社
装丁　吉野愛

　ISBN978-4-8067-1664-8